これからの健康とスポーツの科学

Health and Sports Science 第5版

Abe Takashi　Ryushi Tomoo
安部 孝・琉子友男 【編】

講談社

執筆者一覧

＊安部　孝　　順天堂大学大学院スポーツ健康科学研究所　客員教授　（3章，4章，8章，9章）

　楠原慶子　　元 立教女学院短期大学　准教授　　　　　　　　　　　　　　　　　（10章）

　小谷泰則　　東京工業大学リベラルアーツ研究教育院　助教　　　　　　　　　　（15章）

　鈴木志保子　神奈川県立保健福祉大学保健福祉学部栄養学科　教授　　　　　　　（16章）

　八田秀雄　　東京大学大学院総合文化研究科　身体運動科学　教授　　　　　　　（7章）

　兵頭圭介　　元 大東文化大学スポーツ・健康科学部　教授　　　　　　　　　　　（1章）

　平野裕一　　法政大学スポーツ健康学部　教授　　　　　　　　　　　　　　　　（12章）

　深代千之　　日本女子体育大学　学長　　　　　　　　　　　　　　　　　　　　（14章）

　藤田　聡　　立命館大学スポーツ健康科学部　教授　　　　　　　　　　　　　　（11章）

　安松幹展　　立教大学コミュニティ福祉学部スポーツウエルネス学科　教授　　　（13章）

　山崎先也　　西南学院大学人間科学部　教授　　　　　　　　　　　　　　　　　（2章）

＊琉子友男　　大東文化大学スポーツ・健康科学部　名誉教授　　　　　　　　　　（5章，6章）

（五十音順，＊印は編者，かっこ内は担当章）

まえがき

　ある程度年をとったら腹部が突出し，肥満状態になり，はては高血圧や高脂血症，糖尿病などが徐々に現われてくるのはやむを得ないことだ，と考えていないだろうか．確かに現実はそうかもしれない．めざましい経済成長を遂げ，豊富な食料がいつでも手軽に手にはいるようになり，食習慣は洋風化した．外食や加工食品の利用者がめっきり増加し，食卓を囲んだ家族団らんの食事は喪失ぎみで，過食，偏食，欠食などの不適切な食事が増えてきている．コンピューターを用いた産業の機械化や交通機関の整備，家庭電化製品の普及など，日常の身体活動量は激減してしまった．このような運動不足や不適切な食習慣，あるいは生活リズムの乱れやストレスなど，からだをむしばむ要因が身の周りにあまりにも多い．結果的に世界一の長寿国と言われるようになったものの，長生きはしていても，すべての人が健康で充実した時を過ごしているわけではない．

　40 歳前後から急激に死亡率が高まる脳卒中，がん，心臓病などの病気を「成人病」と以前は呼んでいた．しかし，現在ではそれらを「生活習慣病」と呼ぶようになった．加齢によって病気が発症するのはやむを得ないこと，というニュアンスは捨て，若い頃から生活習慣を改善することによって疾病の発症や進行が予防できるという事実を前向きに表すことが必要だからである．

　適度な運動は，糖尿病，高血圧，動脈硬化，あるいは骨粗鬆症などの予防や改善に効果が期待できる．しかし，どんなスポーツや運動でも効果が確実に現われ，それが健康に結び付くというものではない．過激すぎる運動は呼吸・循環器系に多大な負担を与え，逆に健康を害することになりかねない．また，不適切な運動負荷は，強すぎれば筋肉や関節の障害を招き，逆に弱すぎれば期待される効果が現われない事だってある．肥満の予防や改善には運動だけでなくバランスのとれた食事と栄養が欠かせない．したがって，健康の維持・増進には，スポーツや運動を実施するうえでの正しい知識をもつことはもとより，ストレスなどの生活環境と上手に共存してゆく術を理解する必要がある．

　本書は，2000 年 3 月の初版発行から 5 年ごとに改訂を繰り返し，今回が改訂第 5 版となる．幸いにも各版発行後，一般教養課程にある多くの学生はもとより，スポーツや運動に携わる指導者の方々，さらには広く健康なライフ・スタイルをめざす一般の方々など，多くの皆さんに読んでいただき延べ 25 刷を数えた．多くの学問がそうであるように，健康やスポーツにかかわる科学も日進月歩の学問である．したがって，基本的な事実はしっかりふまえたうえで，新たな知見を盛り込む努力は常に必要になってくる．今回の改訂にあたっては，いくつかの章で新たな知見を追加するとともに最新の資料を掲載し，内容の充実を図るよう努めた．この分野の発展に少しでも役に立てれば幸いである．

　2020 年 2 月

編者　安部　孝

琉子友男

1章

健康を推進するための
生活スタイルとは

1.1 日本人は健康といえるのか？

日本人の平均寿命は戦後以来上昇を続けており，近年，その伸びはゆるやかになったが，2018（平成30）年の日本人の平均寿命は男性が81.25年，女性が87.32年である．また，65歳まで生存する者の割合は男性で89.5%，女性で94.5%と推定されている（2018年簡易生命表による）．日本はまさに長寿社会を迎えているといえるが，寿命が延びたからといって，日本人の健康状態は良好になってきたといえるだろうか．

A. 増える医療費

初診料から薬代，処置料，入院料など，国民が医療機関で傷病治療のために支払う費用（医療保険で負担する分も含む）を国民医療費という（表1.1）．1960（昭和35）年には4095億円であった国民医療費は，年々増加の一途をたどり，2015（平成27）年は総額42兆3644億円に達した（図1.1）．その後薬価引き下げなどにより2016（平成28）年は総額42兆1381億円と減少したが依然高水準で，国民経済への大きな圧迫要因になるといわれている．医療費の内訳をみると，心疾患，脳血管疾患などの生活習慣病*（2章参照）や悪性新生物（がん）などの治療に関連するものが多くなっている．寿命が延びたからといって，医者いらずの健康なからだになったとはいえない．

* 従来は「成人病」と呼ばれていたが，生活習慣に起因するところが大きいことなどから1996年より「生活習慣病」と改められた．

B. ヘルスプロモーション

ヘルスプロモーションとは，人々が自らの健康をコントロールし，改善するための過程である．これからの社会では，各人が健康に対して病気の治療だけではなく，その予防，および健康の増進を目指して積極的に働きかけていくことが求められている．

疾病の予防，および健康の増進には，運動や栄養はもとより，睡眠などの休養も大きな要素となり，これらは日々の生活習慣を反映したものといえよう．した

表 1.1
国民医療費の範囲
(資料　厚生労働省「国民医療費」)
＊1　患者等負担分を含む.
＊2　保険外併用療養費分は国民医療費に含まれる.
＊3　上記の評価療養等以外の保険診療の対象となり得ない医療行為(予防接種等)の費用.

医療機関	国民医療費の範囲*1	範囲外のもの
病　　　院 一般診療所 歯科診療所	● 医科診療にかかる診療費 　　入院・入院外 ● 歯科診療にかかる診療費 　　(公費・医療保険等・ 　　後期高齢者医療制度分) ● 入院時食事・生活医療費 　　(公費・医療保険等・ 　　後期高齢者医療制度分)	● 評価療養(先進医療(高度医療を含む)等)の費用*2 ● 選定療法(特別の病室への入院, 歯科の金属材料等)の費用*2 ● 不妊治療における生殖補助医療の費用 ● 美容整形費 ● 正常な妊娠・分娩・産じょくの費用 ● 集団健診・検診費 ● 個別健診・検診費・人間ドック等の費用 ● 短期入所療養介護等介護保険法における居宅サービスの費用 ● 介護療養型医療施設における施設サービスの費用 ● その他*3
介護老人 保健施設		● 介護保険法における居宅・施設サービスの費用
訪問看護事業所	● 訪問看護医療費 ● 訪問看護療養費基本利用料	● 介護保険法における訪問看護費 ● 基本利用料以外のその他の利用料等の費用
助　産　所		● 正常な妊娠・分娩・産じょくの費用
薬　　　局	● 薬局調剤医療費 　　(公費・医療保険等・ 　　後期高齢者医療制度分)	● 買薬の費用
あんま・はり・ きゅうの施術 業・接骨院等	● 柔道整復師・はり師等による治療費(健保等適用分)	● 医師の指示以外によるあんま・マッサージ等の費用(健保等適用外部分)
そ　の　他	● 移送費(健保等適用分) ● 補装具(健保等適用分)	● 間接治療費(交通費・物品費, 補装具, めがね等(健保等適用外部分))

図 1.1
国民医療費と対国民
所得比の年次推移
(資料　厚生労働省「国民医療費」)

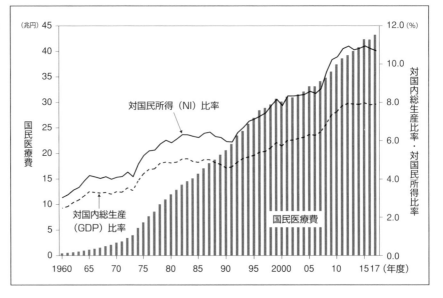

□	1	毎日朝食を食べている
□	2	1日平均7〜8時間は眠っている
□	3	栄養摂取バランスを考えて食事をしている
□	4	たばこは吸わない
□	5	定期的な運動，スポーツをしている
□	6	毎日，多量のお酒を飲んではいない（日本酒2合以下，ビール大ビン2本以下）
□	7	労働時間（勉強時間）は1日9時間以内にとどめている
□	8	自覚的なストレスはそんなに多くない

健康状態の判定：該当数7〜8個→良好　　5〜6個→普通　　0〜4個→不良

表1.2
あなたのライフスタイルは健康を推進しますか？[1]
（森本兼曩，1991）

がって，日々の生活習慣を見直すことが，健康を手に入れるための第一歩になる．

C. からだにやさしいライフスタイルとは

若い頃の生活習慣はその後の生活習慣を方向づけることが多い．表1.2のチェックシートで，自分のライフスタイルが健康的かどうかまず確認してみてほしい．

「定期的な運動，適正な睡眠時間などの生活習慣をもっている人は健康状態がいい」という調査報告がある．特に運動については，持久的な運動を長期にわたって続けていると，生活習慣病（とりわけ心疾患）にかかりにくいことが多くの調査により示されている（2章参照）．また，若いときに運動習慣を身につけることは，生活習慣病の予防だけでなく，骨粗鬆症の予防など，老年期の健康度向上に大きく寄与する．

また，性格的な要因として心疾患（心筋梗塞，狭心症など）を起こしやすい行動パターン（タイプA行動パターン）があることも知られている（p.184参照，心と健康の問題やストレスについては15章参照）．

本章では，栄養と休養を中心に健康的なライフスタイルのあり方を探る[1]．

1.2 食生活

A. 現代日本の栄養状態，栄養のバランス

現代日本の栄養状態・バランスについての最新の情報は「国民健康・栄養調査[2]」から得ることができる．

(1)野菜摂取不足続く　　2017（平成29）年国民健康・栄養調査によると，国民1人1日あたりの栄養素等摂取量について，エネルギーはほぼ適正摂取であり，カルシウムを除く栄養素については必要な基準量を上回っている．脂肪エネルギー比率は，男性26.9%，女性28.4%である．

成人の食品群別摂取量（1日当たり）をみると，野菜288.2 g（「健康日本21[3]（第二次）」での目標値350 g），緑黄色野菜87.7 gであり，目標とされる値には遠い．世代別にみると，20歳代で最も少なく，242.8 g（緑黄色野菜は66.8 g）である．食塩摂取量は男性10.8 g，女性9.1 g（「健康日本21（第二次）」での目標値8 g）と

*1　運動については2章を参照のこと．

*2　国民の身体状況，栄養摂取状況，生活習慣の状況を明らかにすることを目的に，政府により毎年実施されている．厚生労働省などのHPから，結果の概要を知ることができる．2003（平成15）年以前は，国民栄養調査という名称．

*3　健康日本21：21世紀における国民健康づくり運動．国民の健康の増進と総合的な推進を図るための基本的な方針をまとめたもの．2000年から10年間で目標達成を目指しスタート．2013年から第二次．

この 10 年間で有意な減少傾向にはあるが（2017（平成 29）年国民健康・栄養調査），目標の数値には達していない．

　世代別にみると，15 〜 19 歳，20 歳代で摂取量が高いのが油脂類，肉類である．一方，緑黄色野菜，その他の野菜，海藻類，魚介類は，若い世代で摂取量が低く，50 〜 70 歳代での摂取量が高い．乳類は 7 〜 14 歳で 320.7 g であるが，20 歳代以降は 114.6 g と少ない．

　（2）若年層に多い朝食欠食　　2017（平成 29）年の国民健康・栄養調査では過去 10 年間の朝食欠食率が報告されている（図 1.2）．2009（平成 21）年を境に，多くの年代でわずかながら減少傾向にある．しかし農水省による食育白書 2018 年度版では 20 〜 30 代の若い世代や小中学生で増加傾向にあると報告されており，社会全体での取り組みが望まれる．

　年代別にみると 15 〜 19 歳から欠食率が高まって 20 〜 29 歳がピークとなり，中学・高校から欠食の習慣が始まることが推察される．また，朝食を食べないグループは，食べるグループに比べて，夕食開始時刻が遅い傾向にあることや野菜の摂取量が少ない者の割合が多いことなども報告されており，朝食を食べないことが，1 日の生活リズムや食事内容にも悪い影響を与えていることがうかがわれる．

　「健康日本 21」でも，朝食の欠食率について，「20，30 歳代男性 15％以下，中学・高校生でなくす」と目標を定めているが，2017（平成 29）年の国民健康・栄養調査では，20 歳代男性 30.6％，30 歳代男性 23.3％，15 〜 19 歳男性 14.9％，15 〜 19 歳女性 11.3％と目標には達していない．わが国の大学の中には，学生の生

図 1.2
朝食欠食率
（資料　厚生労働省「国民健康・栄養調査」）

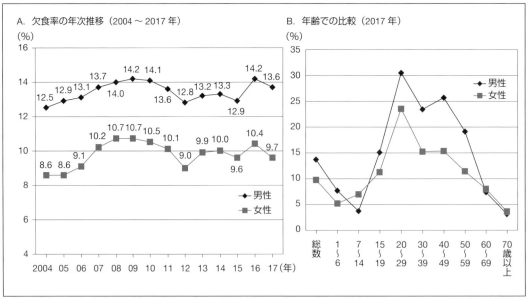

（注）この調査報告でいう「欠食」とは，下記の 3 つの場合である．
①食事をしなかった場合，②錠剤などによる栄養素の補給，栄養ドリンクのみの場合，③菓子，果物，乳製品，嗜好飲料などの食品のみを食べた場合

活支援や生活習慣改善の目的で，学生に朝食を無料または低価格で提供しているところ，あるいは実施検討中のところが増えてきている.

カロリーから BMI へ

厚生労働省が 2014（平成 26）年 3 月 14 日に発表した「日本人の食事摂取基準」2015 年版（5 年ごとに改定）では，これまで年齢・性別・活動レベルごとにまとめていたエネルギー摂取量の基準を改めて，エネルギーの摂取量および消費量のバランス（エネルギー収支バランス）の維持を示す指標として，「体格（BMI：body mass index：体重（kg）÷身長（m）÷身長（m））」を採用することとした*. これまでの研究成果をもとに，年齢ごとに望ましい BMI の範囲を設定. 従来通り年齢・性別・活動レベルごとのエネルギー必要量は定めるが，その量を維持すればよいのではなく，BMI が上限を超えていれば摂取過剰，下限を下回れば不足と判断して摂取量や活動量を調整し，BMI が望ましい範囲におさまるようにすることを奨励する. 糖尿病対策を主眼においたための変更と思われる.

＊「日本人の食事摂取基準」（2020 年版）においても BMI が指標とされている.

B. 食生活の乱れと健康

食生活のリズムの乱れは，夜更かしや遅い食事などの生活の乱れが影響している場合が多い. 食生活のリズムが乱れると，食生活そのものが乱れる結果となり，肥満や貧血，胃腸障害，抵抗力の低下など数々の健康問題を生じる可能性がある. 肥満や高血圧は，脳卒中や虚血性心疾患などの危険因子となることから，疾病予防のためには肥満の予防が第一といえるが，"肥満"の者は脂質エネルギー比率が高率であるとともに，食塩の摂取量も高いという結果が出ている.

したがって，若い時期から適正な食生活を実践する必要がある. 表 1.3 には日常の食生活における指針を示した. 食塩・脂肪の摂取を控えながら野菜・果物・豆・乳製品・魚などの摂取に留意する，身体活動量にあわせて摂取量を定めるなど，生活習慣病予防を念頭におくほか，食文化・環境問題（ごみ問題や省資源など）にも配慮した内容になっている.

・食事を楽しみましょう.
・1 日の食事のリズムから，健やかな生活リズムを.
・適度な運動とバランスのよい食事で，適正体重の維持を.
・主食，主菜，副菜を基本に，食事のバランスを.
・ごはんなどの穀類をしっかりと.
・野菜・果物，牛乳・乳製品，豆類，魚なども組み合わせて.
・食塩は控えめに，脂肪は質と量を考えて.
・日本の食文化や地域の産物を活かし，郷土の味の継承を.
・食料資源を大切に，無駄や廃棄の少ない食生活を.
・「食」に関する理解を深め，食生活を見直してみましょう.

表 1.3
健康づくりのための食生活指針
（文部省（当時），厚生省（当時），農林水産省 2000 策定，2016 一部改正）

C. 食の安全性

a. 食の安全性を脅かした事件

食の安全性を脅かす要件として，以下のようなケースが考えられる．

（1）環境汚染による汚染物質が食物連鎖やエコサイクルを通じて食材に入り込む場合；熊本県水俣湾・新潟県阿賀野川流域（第二水俣病）の有機水銀中毒事件，富山県神通川流域のイタイイタイ病事件（カドミウム中毒），チェルノブイリ原発事故による農産物の放射能汚染事件など

（2）食品加工の過程で事故などにより有害物質が混入する場合；ライスオイル製造過程で熱媒体（製造過程で生じる熱を逃がす）として使われた PCB（ポリ塩化ビフェニル）が製品に混入したカネミライスオイル事件，粉ミルク製造過程でヒ素が混入したヒ素ミルク事件など

（3）添加物や防腐剤の発がん性・催奇形性を事前に十分検討せずに導入してしまう場合；かまぼこや練り物の防腐剤として用いられていた AF−2 に発がん性が認められて問題になった例など

現在では環境管理，化学物質の有害性についての検討が進んできているので上記のような事件が再び起こるような可能性は低くなってはいるものの，輸入果物のポストハーベスト問題（輸入果物の輸送中の虫・ネズミなどの害を防ぐために，収穫後の果物に大量の農薬を散布する）や，アメリカからの輸入レモンに日本国内で禁止されていた防腐剤が使用されていた問題など，農産物の輸入がさかんになったことによる問題が起きている．

b. 遺伝子組換え食品

最近のバイオテクノロジーの発達を反映しているものとして，遺伝子組換え食品の問題がある．これは，農作物の遺伝子操作により，作物の品質（収量や病気への耐性など）を改良するもので，何世代にもわたって交配を繰り返す従来の品種改良よりも時間がかからないという利点があるものの，その安全性についてはまだ十分な検討がなされているとはいいがたい．なお，遺伝子組換え食品およびそれが含まれることが実証できる食品は表示が義務づけられ（JAS 法による），また遺伝子組換え食品は安全性審査*（食品衛生法による）が義務づけられている．

　＊　厚生労働省が安全性評価を確認したものは，2019 年 11 月現在で 322 品種．

1.3 飲酒と喫煙

A. アルコールとからだ

a. 急性の影響

アルコールは中枢神経の活動を低下させる働きがあるので，適量であればいわゆる「抑制のとれた」状態をもたらす．しかし適量を過ごして血中アルコール濃度が上昇すると，皮膚感覚や平衡感覚に障害を起こし，やけどや転落などで大けがをすることがある．さらにアルコール濃度が高まると大脳の働きが低下して意識障害を起こし，さらには小脳の働きが抑えられると，呼吸や心停止に至ることがある．

血中アルコール濃度は，飲酒後しばらくたってから上昇する．そのため，イッキ飲みなどで一度に大量のアルコールを体内に入れると，直後は影響が出なくても，時間がたつにつれて血中アルコール濃度は上昇する．アルコールは肝臓でアルデヒドになり，最後は水と二酸化炭素に分解されるが，肝臓のアルコール処理能力が弱い場合は血中アルコール濃度が致死レベルに高まることがある．新聞などで報道されるイッキ飲みによる急性アルコール中毒死である．

いわゆる二日酔いはアルコールが体内で分解されてアルデヒドになり，それが血中に残るために起こるもので，吐き気，頭痛などがおもな症状である．このようなときに「迎え酒」と称してアルコール摂取により頭痛などを抑えようとする習慣があるが，アルコールによる感覚麻痺で一時的には楽になることも起こり得るが，根本的な解決にはならない．

b. 慢性の影響

ブラックウェルダーらはハワイ在住の中年男性を対象に，1日あたりのアルコール摂取量を調査したうえで10年間追跡調査を行って，総死亡率のほか，脳卒中，虚血性心疾患などの生活習慣病の罹患率と1日あたりのアルコール摂取量との関係を調べた．その結果，少量摂取群（酒類の1日平均摂取量が純粋アルコールに換算して30 mL以下）が最も総死亡率が低いという結果を得た（図1.3）．純粋アルコールで30 mLという量は，ビールでは大ビン1本，日本酒では1合，ウイスキーではダブル1杯に相当する．これは，アルコール摂取も適量を守れば健康への悪影響は少ないことを示しているが*，量を過ごせばさまざまな弊害があることを意味している．とりわけアルコール依存症は家族や職場での人間関係を損ない，家庭崩壊にもつながる．表1.4にアルコールによる健康への悪影響をまとめた．

c. アルコールパッチテスト

アルコールが苦手で，少量の酒で酔う人を日本では「下戸」というが，これはアルコール脱水素酵素の活性不足によるもので，血中に入ったアルコールの分解能力が低いために，少量のアルコール摂取でも酩酊状態になってしまう．

欧米と比較すると，日本ではアルコール分解能の低い人の割合が多いといわれ，

*最近の研究では，安全な摂取レベルの飲酒は存在ないことが報告されている[4]．つまり，アルコールを摂取しない群の死亡率が最も低いらしい．

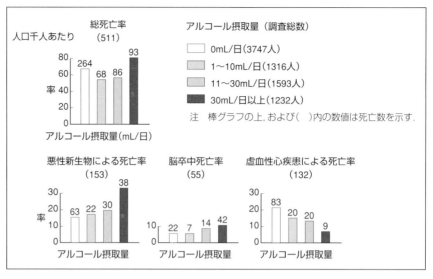

図 1.3
年齢調整（訂正）した 8 年間における疾病別，飲酒量（純アルコール）別死亡率 [2]
（Blackwelder ら，1980 より一部改変）

表 1.4
アルコール飲用が及ぼす健康への悪影響

急性	意識消失，二日酔い，イッキ飲みによる急性中毒死
事故・災害	転倒，外傷，交通事故，溺死，火災
依存症	飲まずにはいられなくなる，記憶障害，睡眠障害，手指のふるえ，妄想，幻覚出現
慢性的な消化器への影響	繰り返す刺激による咽頭・食道・胃の発がん，アルコール性肝炎，脂肪肝，肝硬変，膵臓炎
妊娠・胎児関係	流産，胎児の発育不良，奇形，低体重児
その他	脳の萎縮，末梢神経炎，心臓血管疾病（脳卒中や心筋梗塞）

調査対象のほぼ半数近くを占めたという報告もある．

　アルコールが苦手かどうかを調べる手段としてエタノールパッチテストがある．これはエタノール（アルコール）で湿らせた布を皮膚に密着させて一定時間放置し，皮膚の変化をみるもので，アルコール分解能が低いと，皮膚のエタノールと接触した部分が赤くなる．このエタノールパッチテストは保健所などのほか，大学によっては保健室で実施している．

B. たばことからだ

a. 急性の影響

　たばこの葉はニコチンを豊富に含み，喫煙によってこのニコチンは粘膜から吸収されて，神経に作用を及ぼす．ニコチンは一種の神経毒であり，神経の活動を低下させるので，喫煙者にとっては「やすらぎの一服」となる．たばこの原産地といわれているアメリカ大陸では，種族間の争いの後，和平の会議で互いの気持ちの昂ぶりを鎮めるために用いられたと伝えられている．しかし 1962 年の英国王室内科医学会の報告書をはじめとして，たばこ（喫煙）が健康に悪い影響を及ぼしているという報告が数多く出されている．

たばこの煙には数千 ppm の一酸化炭素(CO)が含まれており，この CO が血中でヘモグロビン(Hb)と結びついて一酸化炭素ヘモグロビン(HbCO)となり，酸素がヘモグロビンと結合するのを阻害する．このため，各組織への酸素供給が阻害され，持久性運動能力に影響が出る．また，ニコチンの作用により，めまい，吐き気，皮膚や腎臓の血管の収縮などがもたらされる．

b. 慢性の影響

たばこの煙は口腔や気道粘膜を刺激するので喫煙者は舌の荒れ，痰がからむなどの症状が多かったり(非喫煙者の 2 倍以上)，中高年になって慢性気管支炎や胃・十二指腸潰瘍にかかる確率が高くなったりする．また，喫煙者の血中一酸化炭素ヘモグロビンは，たばこをくわえていないときでも常に非喫煙者よりはるかに高い値を示す．喫煙する妊産婦は胎児への酸素供給能力が低くなるために流産，死産，早産が増える．

たばこの煙の中には約 1500 種の化学物質があるといわれ，発がん物質も数十種類確認されている．12 年間にわたる調査により得られた 10 万人以上のがん死亡者のデータから，喫煙者のほうががんによる死亡率が高いことが示されている(図 1.4)．

また，喫煙者のそばにいて否応なくたばこの煙を吸い込んでしまうことを受動喫煙というが，受動喫煙者においても，がんの発生などの悪影響が確認されている．このため近年では，公共の場において喫煙場所の規制が強まって，2002 年に健康増進法が制定されてからは，公共の建物の中は禁煙となった*．喫煙の害については多くの報告があるが，日本での男性喫煙率は先進諸国のなかでも高く(図 1.5)，低下傾向にはあるものの(図 1.6)，禁煙教育の一層の普及が望まれる．一方，女性の喫煙率は 1960 〜 90 年代まではアメリカ・イギリスに比べて低かったが，近年はあまり差がなくなってきている．

近年，煙を出さない喫煙法(非燃焼・加熱式タバコや電子タバコ)が普及してきているが，日本呼吸器学会は，従来の喫煙法と同様の健康影響や受動喫煙のリスクが否定できないとして，規制を呼びかけている．

＊ 2018 年 7 月，健康増進法の一部を改正する法律が成立．2020 年 4 月 1 日より全面施行．望まない受動喫煙の防止を図るため，特に健康影響が大きい子ども，患者等に配慮し，学校，児童福祉施設，病院，診療所では，建物の中だけでなく，敷地内禁煙となった(屋外で受動喫煙を防止するために必要な措置がとられた場所に，喫煙場所を設置することはできる)．

図 1.4
毎日喫煙者の標準化死亡率
(平山雄，1990)

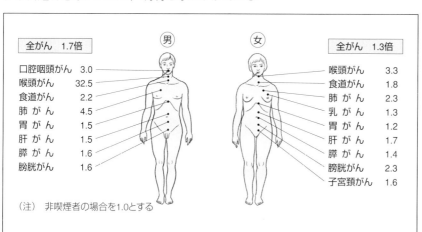

全がん　1.7倍		男	女		全がん　1.3倍
口腔咽頭がん	3.0			喉頭がん	3.3
喉頭がん	32.5			食道がん	1.8
食道がん	2.2			肺 がん	2.3
肺 がん	4.5			乳 がん	1.3
胃 がん	1.5			胃 がん	1.2
肝 がん	1.5			肝 がん	1.7
膵 がん	1.6			膵 がん	1.4
膀胱がん	1.6			膀胱がん	2.3
				子宮頚がん	1.6

(注)　非喫煙者の場合を1.0とする

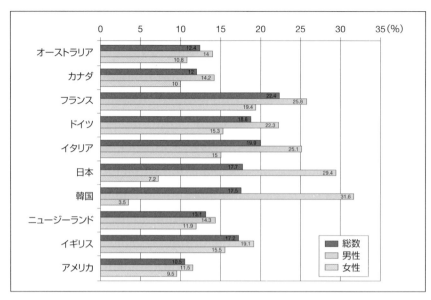

図 1.5
喫煙状況の国際比較
（15 歳以上の喫煙率）
［データ：OECD Health Data：Non-medical determinants of health］
フランスは 2014 年，オーストラリアは 2016 年，カナダ・ドイツ・イタリア・日本・韓国・イギリス・アメリカは 2017 年，ニュージーランドは 2018 年の数字.

図 1.6
日本の成人喫煙率の変化
［データ：全国たばこ喫煙者率調査，日本たばこ産業株式会社］

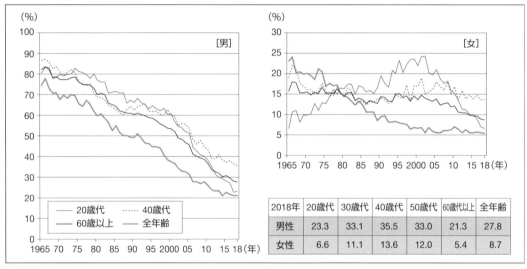

2018年	20歳代	30歳代	40歳代	50歳代	60歳代以上	全年齢
男性	23.3	33.1	35.5	33.0	21.3	27.8
女性	6.6	11.1	13.6	12.0	5.4	8.7

1.4　休養のとりかた

A.　睡眠

a.　睡眠のサイクル

　図 1.7 に示すように一般に睡眠のリズムは 90 分サイクルであるといわれている．覚醒（目覚めている）状態から徐々に熟睡状態に近づき，40 〜 50 分で眠りの深さは最深部に達し，そしてちょっとした刺激で目覚めてしまうほど眠りの浅い状態が 20 分ほど現れる．これを 5 回ほど少しずつ覚醒に近づきながら繰り返すと多くの場合，覚醒状態になる．

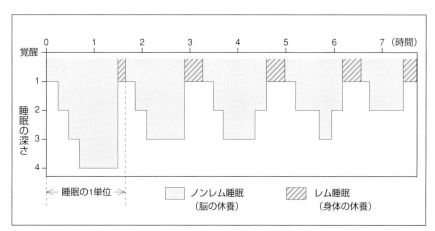

図 1.7
睡眠のリズム（ノンレム睡眠とレム睡眠）

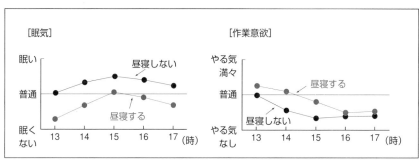

図 1.8
20 分間の昼寝をとる効果
（堀忠雄ら，1997）

　睡眠中に数回出現する眠りの浅い状態をレム（rapid eye movement；REM）睡眠といい，眼球筋（眼を動かす筋肉）の筋電図を調べると，レム睡眠時には眼は閉じていても，まぶたの下で眼球が活発に動いている．夢もレム睡眠期にみているといわれている．それ以外の部分をノンレム睡眠といい，深いノンレム睡眠期では，少々の刺激では目覚めない．したがってノンレム期にある状態で無理に起こすと強い疲労感が残り，「寝覚めの悪い」状態になる．反対にレム睡眠状態で起こされた場合は，睡眠時間が 6 時間程度でも比較的「寝覚めのよい」状態で起きることができる．十分な睡眠時間がとれない場合は，昼休みなどを利用して数十分でも仮眠をとり，睡眠時間を補うとよい．

b. 昼寝の効用

　図 1.8 は昼寝の効用を調べた実験結果で，昼休みに 20 分程度の睡眠をとったグループは，昼寝をしなかったグループよりも作業意欲の低下が少なく，眠気の感じ方も少なかったことを示している．

　最近は 24 時間営業のコンビニエンスストアや量販店が増えて，深夜から明け方にかけて勤務する夜勤労働が増えている．中高年者で夜勤労働のために血圧が高くなる例もあり，生活習慣病を起こす危険性が増える．したがって夜勤労働をする者は，1)自分にあった睡眠のリズムを確立する，2)バランスのとれた食事をする，3)定期的な運動をする，などを心がけるとよい．

図 1.9
積極的休養の効果
(Fox, 1979)

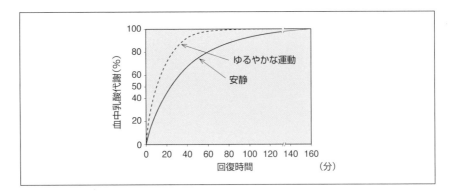

B. 疲労回復の方法

　激しい身体活動や長時間の労働などで疲労した場合は疲労回復のために休養が必要であるが，ごろ寝するだけでは疲労回復が十分にできない場合がある．疲労困憊の状態になると，血液中に乳酸が蓄積するが，これをすみやかに代謝することが疲労回復につながる．図 1.9 は疲労困憊になるまで運動した後，安静にして疲労回復をはかった場合と，自分のペースでできるごくゆるやかな運動を続けながら疲労回復をはかった場合とで，血液中の乳酸が代謝される速さを比較したものである．ただ安静にしているよりも，ゆっくりしたペースでも体を動かしながら疲労回復をはかる(積極的休養)ほうが乳酸の代謝が速いことを示したものである．最近の研究では，運動によって生じた乳酸が回復過程のエネルギー源となっていることも示唆されている．

1.5　健康を脅かすものから身を守る

A. 薬害

　2018 年の医薬品の生産金額は 6 兆 9077 億円で，2001 年から 6 兆円を超える．内訳をみると，医療用医薬品とその他の医薬品(一般用，配置用)の割合は約 9：1 で，前者の第 1 位はその他の代謝性医薬品*，2 位は循環器官用薬となっている．日常用いられる薬として最も知られているのはいわゆる「かぜ薬」であるが，ピリン製剤によるショック死事件以来，非ピリン系のものが普及している．

＊その他の代謝性医薬品：糖尿病用剤，痛風治療剤，総合代謝性製剤など．

　薬は一種の毒物であり，特定の病原微生物や症状に選択的に効果があるために薬として用いられるが，副作用についての検討が十分でないと，予期しない副作用が生じることがあり，この場合「薬害」と呼ばれる．薬害を起こす原因としては，(1)一般には副作用を起こさない薬であるが，適用する患者の特異な体質により副作用を起こすケースと，(2)副作用についての検討が十分でなかった薬を大量投与したことにより副作用を起こすケースが考えられる．

　(1)の事例としては 1956 年に起きたペニシリンによるアレルギー性のショック死事件がある．当時はペニシリンに対するアレルギー体質に関してはほとんど

知られていなかったため，このような事件が起きた．現在ではショックを起こしにくい製剤が開発され，またペニシリン・アレルギーについては，投与前に皮膚テストなどのチェックが行われるようになってきている．

また，(2)の事例としては，消化器疾患の薬として用いられたキノホルムを投与された患者に神経障害が出たキノホルム事件(スモン病事件，1970年キノホルムの販売中止)や，つわりを抑える薬として開発されたサリドマイドを服用した妊婦の多くから四肢の短い奇形児が生まれたサリドマイド事件(1962年薬の販売中止)がある．

B. 感染症

ウイルスや病原菌などの病原体が体内に侵入して増殖することによって引き起こされる病気を感染症という．人類の病気との戦いは感染症との戦いであったといっても過言ではない．

a. かぜ

かぜはウイルスによって引き起こされることが多い．現在のかぜ薬は熱や咳などを抑える対症療法薬であり，かぜウイルスそのものを抑える特効薬はまだ開発されていない．かぜウイルスの中でも強力なのがインフルエンザウイルスであり，その特性が少しずつ変化するために，既製のワクチンが効かなくなることがある．過去にしばしば大流行があり，多数の死者を出した(スペインかぜ，ホンコンかぜなど)．

b. 結核

結核は半世紀以上前の日本では若年者を中心に流行し，国民病とまでいわれたこともあるが，抗生物質による治療法の開発，ツベルクリン反応やX線検査，BCG接種による早期発見・早期治療システムの開発と普及，国民の栄養状態や体位の向上などにより1960年代以降患者が激減した．60年以上前は青年期の患者・死亡者が大きな割合を占めていたが(図1.10)，現在の患者はほとんどが高齢者であり，昔の流行時に感染して保菌していた者が高齢になって抵抗力が弱

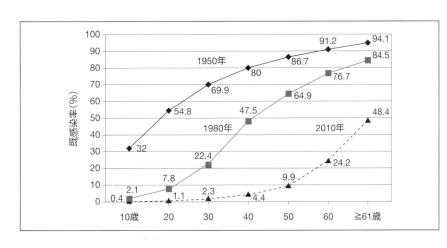

図 1.10
1950, 1980, 2010
年の年齢階級別結核
感染率
(結核予防会)

まって発病したケースなどである．しかし，若年者でも発病するケースもまだあり，油断はできず，ツベルクリン検査やBCG接種などの継続は必要である．

c. 新興感染症

近年赤痢やコレラ，結核などの古典的な感染症は日本ではあまりみられなくなってきたが，大腸菌（本来は無害）の変異種（いわゆる病原性大腸菌O157）による細菌性食中毒や，熱帯の風土病であるラッサ熱，デング熱，多くの性感染症，また，病院内で抗生物質に強い病原菌の変異種による感染（メチシリン耐性ブドウ球菌；MRSA）など，国際交流の活発化によって外国の風土病に感染したり，抗生物質の使用で新たに抗生物質に強い病原菌の変異種が生じたことなど，従来にはなかった感染症も増えてきている．また，SARS（重症急性呼吸器症候群），鳥インフルエンザなど，国境を越えた人や物品の交流が爆発的に増えたり，一部の国で行われていた家禽の高密度・大量飼育が発展途上地域にも普及することなどによって生じる感染症も出てきている．こうした感染症を新興感染症と呼んでいる．

d. 性感染症

性感染症は古代からその存在が知られており，性病と呼ばれてきたが，最近ではキスでも感染するB型肝炎なども含めて取り扱うため，STD（sexually transmitted diseases）という名称が用いられている．昔は梅毒と淋病が二大性病といわれていたが，現在は性器ヘルペスやクラミジアが増えている．おもなSTDの症状を表1.5に示した．予防と治療にはセックスパートナーが互いに協力する，コンドームを使用する，不特定多数とのセックスを控えるなどのセーフセックスが重要である．

e. エイズ

エイズ（AIDS）とはacquired immunodeficiency syndrome（後天性免疫不全症候群）の略称である．ヒト免疫不全ウイルス（human immunodeficiency virus；HIV）の感染によって免疫能力が損なわれ，カリニ肺炎など通常の免疫能力があれば発病しないような病気を起こすようになる．

患者および感染者は2018年現在，世界全体で3790万人と推定され，10年前と比べて約450万人増加した．内訳は東部および南部アフリカで2060万人（54.4%），アジア太平洋590万人（15.6%），西部および中央アフリカ500万人（13.2%），ラテンアメリカ190万人（5%），カリブ海沿岸34万人（0.9%），中東・北アフリカ24万人（0.6%），東欧・中央アジア170万人（4.5%），西欧・中欧・北アメリカ220万人（5.8%）と地域差が大きい．WHO（世界保健機関）の報告（2019年）によると，2018年におけるエイズによる死亡者は世界全体で約77万人であり，最も多かった2005年から約93万人減少した．また，2018年には1年で170万人が新たに感染したが，この数はピークだった1997年より40%少ない．

HIV感染は，①HIV感染者との性行為，②HIVに汚染された血液，血液製剤の受注，③母子感染がおもな経路となる．

表 1.5
おもな STD の症状
（河野美代子，Sex & Our Body　10 代の性とからだの常識，NHK 出版，1993 より一部改変）

	症　状	病原体	備　考
トリコモナス感染症	男；ほとんどなし，女；黄〜緑色の悪臭をもつおりもの．かゆみが強い．	トリコモナス原虫	
淋病	男；尿道炎による排尿困難，排尿痛，膿が出る．女；黄色のおりものと外性器の痛み（無症状のこともある）．	淋菌	潜伏期：1〜2週間
尖圭コンジローマ	とんがりのあるイボが性器にいくつもでき，ほとんど痛みもかゆみもなく，どんどん増える．	ヒトパピローマウイルス	潜伏期：約3か月
性器ヘルペス	第1段階；発熱し，脚の付け根にリンパ腫ができる．第2段階；外性器に腫瘍ができ，尿がしみて痛い．	ヘルペスウイルス	潜伏期：2〜7日
クラミジア感染	淋病に似た症状で，女性は気づきにくい．	クラミジア・トラコーマウイルス	潜伏期：1〜数か月
毛ジラミ	シラミが血を吸い，とてもかゆい．	性毛だけにつくシラミ	
梅毒	性器，脚の付け根にしこり，約3か月後，特徴的な赤斑がからだ中に出る．	梅毒スピロヘータ	潜伏期：3〜4週間
カンジダ感染症	男；包皮が白いカスで覆われ，かゆい．女；おりものが白くカッテージチーズ状になり，外性器の強いかゆみがある．	カビの一種	日和見感染もある

図 1.11
こんなことでエイズはうつらない

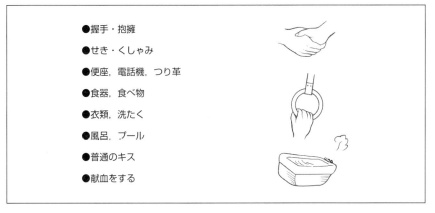

- ●握手・抱擁
- ●せき・くしゃみ
- ●便座，電話機，つり革
- ●食器，食べ物
- ●衣類，洗たく
- ●風呂，プール
- ●普通のキス
- ●献血をする

　日本では，2018 年に報告された新規 HIV 感染者数は 940 人，新規エイズ患者数は 377 人となっている．これは HIV に汚染された血液製剤による感染者*を除いた数字である．感染者数は 2007 年以降年間 1,000 人以上が続いていたが，2017 年から感染者・患者数ともに減少に転じ，2018 年は過去 13 番目，患者数は過去 14 番目の報告数であった．

　エイズウイルスはほかのウイルスと比較すると感染力が弱いため，患者の隔離は必要なく，日常生活で患者と接していても感染することはない（図 1.11）．

*ウイルスに汚染された凝固因子製剤による感染者は，1,432 人（うち死亡 714 人）である．[「血液凝固異常症全国調査」による 2018 年 5 月 31 日現在の数]

C. アレルギー

　生物は体内に入った異物(病原菌など)を処理して無害化する能力をもっている．これを免疫反応といい，重要な防御機構の１つである．この免疫反応が過剰に起こると，生体が傷つけられ，炎症などを起こす．これをアレルギー反応と呼ぶ．アレルギーの歴史は古く，アレルギー反応の一種である花粉症の記述は紀元前のギリシャ，エジプト，中国の文書に残されているほどである．

　近年，花粉症や喘息，アトピー性皮膚炎*などのいわゆるアレルギー性疾患の患者数が増えている．その原因はさまざまであるが，住宅構造の変化により室内の換気性が悪くなったためにダニなどのアレルギーを起こすものが増えたこと，林業の衰退によるスギ林の管理(枝打ち，伐採など)が十分でないため，花粉症を起こすスギ花粉の量が増えたこと，離乳の早期化により，卵やミルクに対する乳児のアレルギー耐性が低下したこと，大気汚染，種々のストレスの増大などが原因とされている．

　　＊　アレルギー性疾患のうち，免疫反応を担う抗体 IgE を産生しやすい素因(遺伝的
　　　　な素因が背景にある場合も多い)をもつものをアトピーと呼ぶ．一般にはアトピー
　　　　性皮膚炎のことを指すことが多い．

1.6 環境と健康

A. エコライフ

　環境にやさしいライフスタイルは「エコライフ」(エコロジーの考え方にかなった，資源循環型・資源節約型のライフスタイル)と呼ばれている．エコライフの実践は資源枯渇や地球温暖化，オゾンホール拡大などへの対策として，いわば地球環境保全の立場から考えられてきているが，生活習慣病の予防という面でも意味があると思われる．

　表 1.6 は自分のライフスタイルがエコライフかどうかを判断するための質問表である．例えば問４のマイカー・バイクの利用について考えてみると，マイカーをやめて公共交通機関を利用した場合，地球環境という面からみれば資源節約や排気ガスの減少につながる．これを個人のライフスタイルという面から考えるとどうなるだろうか．

　まず，移動に公共交通機関を利用することにより，歩く距離の増加→運動量の増加→運動不足の解消となり，体脂肪の減少や血圧値の改善など，ウォーキング実施による効果が期待され，生活習慣病の予防につながる．

　また，問３のインスタント食品，問８の缶飲料についての質問についても，インスタント食品や缶飲料の消費を抑えることは，エコロジーの観点からは，インスタント食品の空容器や缶などのゴミの量を減らす，容器や缶の原料となる鉄・アルミ・石油などの資源の節約などの効果がある．また，個人の食生活について

		10点	5点	0点
1. 洗髪	朝シャンをしますか	しない	ときどきする	よくする
2. スプレー	フロン入りスプレーを使用していますか	使用禁止を呼びかけている	使用しない	よく使用する
3. 食事	インスタント食品を食べますか	ほとんど食べない	ときどき食べる	よく食べる
4. 交通手段	マイカーやバイクに乗りますか	ほとんど乗らない	ときどき乗る	いつも乗る
5. ゴミ	ゴミを分類し，回収（リサイクル）していますか	分類しリサイクルしている	分類はするが，リサイクルはしない	分類もリサイクルもしない
6. 買物	衝動買いをしますか	計画的に買う	ときどきする	よく衝動買いする
7. 包装	過剰包装商品を購入しますか	買わない	やむをえず買う	気にしないで買う
8. 缶飲料	缶飲料を飲みますか	飲まない	ときどき飲む	よく飲む
9. 洗濯	家庭で合成洗剤を使用しますか	石鹸を使用	ときどき使用	よく使用
10. 地球汚染についての知識	次の言葉を説明できますか．［オゾンホール，代替フロン，温室効果ガス，異常気象，酸性雨，海面上昇，国連環境計画，ODA，熱帯雨林の破壊，エコマーク］	8個以上	5〜7個	4個まで

回答の総得点　80〜100点→地球汚染防止に適切なライフスタイル．
　　　　　　　41〜79点　→物質文明の進んだ日本において平均的なライフスタイル．地球汚染防止には不十分．
　　　　　　　40点以下　→使い捨てのライフスタイル．地球汚染を促進しているだけでなく，健康にもよくない．地球汚染防止には不十分．

表1.6
あなたのライフスタイルが地球を汚染する？
（根本順吉編著，地球汚染Q&A，岩波書店，1990より一部改変）

みるならば，インスタント食品や缶飲料には安定剤などの名目で食品添加物が多く含まれていたり，缶飲料にはコーラ・ジュースなど高カロリーのものも多いことから，食生活の改善につながり，長い目でみれば生活習慣病の予防につながる．

1.7 日本人のライフスタイル

　日本人のライフスタイルの現状については，厚生労働省が行っている「国民健康・栄養調査」および「国民生活基本調査」により，うかがうことができる（p.3〜4参照）．

　2016および2017年の国民健康・栄養調査結果によると，睡眠については，男女とも約2割が睡眠で休養が十分にとれていないと答え，この10年で有意に

増加している．食生活でみると，脂質がやや摂り過ぎの傾向がある．

　飲酒習慣のある者の割合は，男性 33.1％，女性 8.3％でこの 10 年間でみると，女性の値が増加してきている．生活習慣病のリスクを高めるような多量飲酒（1 日あたり純アルコールで男性 40 g 以上，女性 20 g 以上が目安）をしている者は男性 14.7％，女性 8.6％で，この 10 年で女性は有意に増加した．年齢では男女とも 40 歳代が高く，男性 21.4％，女性 15.2％である．

　日常生活での悩みやストレスの有無については（2016（平成 28）年国民生活基礎調査），男性 42.8％，女性 52.2％で女性が高く，男女とも 30 〜 59 歳で高く，男性約 5 割，女性約 6 割である．

　運動習慣のある者は，男性 35.9％，女性 28.6％であり，2006（平成 18）年からの 10 年間でみると，男女とも有意な増減は見られない．そして歩数の平均値は男性 6,846 歩（20 〜 64 歳は 7,636 歩，65 歳以上は 5,597 歩），女性 5,867 歩（20 〜 64 歳は 6,657 歩，65 歳以上は 4,726 歩）であり，まだまだ目標とされる歩数*には及ばない（2017 年国民健康・栄養調査）．生活習慣病の予防などに運動が有効であることから，すべての年代で運動習慣をもっと広めていく必要があろう．

*「健康日本 21（第二次）」の目標
　日常生活における歩数の増加
【目標値】
20 〜 64 歳：
　　男性 9,000 歩
　　女性 8,500 歩
65 歳以上：
　　男性 7,000 歩
　　女性 6,000 歩

練習問題

1) 表 1.2(p.3)のチェックシートの内容は，具体的にどのような生活習慣病を予防するか．

2) アルコールとたばこの慢性的な影響について説明せよ．

3) 新興感染症の起こる原因について説明せよ．

4) 日本のエイズ感染者・患者の特色は何か．

5) エコライフと生活習慣病予防との関係について具体的に説明せよ．

参考文献

1) 森本兼曩，ライフスタイルと健康，医学書院，1991
2) Blackwelder, W.C. et al., Am. J. Med., **68**, 164–169, 1980
3) 食育白書 2018 年度版，農林水産省，2018
4) GBD 2016 Alcohol Collaborators. Lancet, **392**, 1015-1035, 2018

参考 HP：エイズ関連　http://api-net.jfap.or.jp/
　　　　　厚生労働省　http://www.mhlw.go.jp/
　　　　　Tobacco consumption：Percentage of population 15＋ who are daily smokers.
　　　　　doi:10.1787/tobacco-table-2014-1-en
　　　　　日本呼吸器学会　https://www.jrs.or.jp/uploads/uploads/files/photos/hikanetsu_kenkai.pdf

2章 運動習慣は生活習慣病を予防・改善し，寿命を延ばすことができるか？

　最近の疫学調査は，高血圧，糖尿病および高脂血症（脂質異常症）といった疾患が依然として増加の一途にあることを警鐘している．これらの疾患は，Silent Disease と呼ばれ，長期にわたり無症状期間が続くが，放置していると疾患の進行・悪化を招き，脳卒中や心筋梗塞といった致命的な疾患に至る（図2.1（A））．これらの疾患は，両親から受け継いだ遺伝因子と長い間の生活習慣とが複雑に絡み合いながら発症するが，たとえ遺伝因子を有していたとしても良好な生活習慣を保っていれば，発症が抑制されることが明らかにされている．すなわち，これらの疾患発症には，遺伝因子もさることながら生活習慣の関与が非常に高いのである．

図 2.1
（A）生活習慣病の発症の要因
（B）運動不足と体内の変化

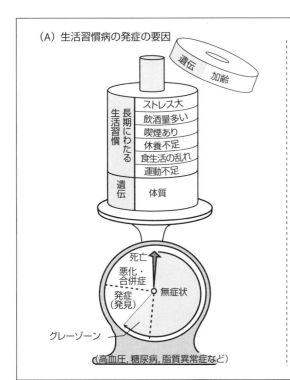

（A）生活習慣病の発症の要因

遺伝　加齢

長期にわたる生活習慣
ストレス大
飲酒量多い
喫煙あり
休養不足
食生活の乱れ
運動不足

遺伝　体質

死亡
悪化・合併症
発症（発見）
無症状

グレーゾーン

（高血圧，糖尿病，脂質異常症など）

（B）運動不足と体内の変化

筋肉　萎縮，筋力低下

骨　骨量減少

循環器　心拍出量減少，安静時の心拍数増加，循環血液量減少，最大酸素摂取量の低下

代謝，内分泌系　耐糖能の低下，HDLコレステロールの減少，LDLコレステロールの増加

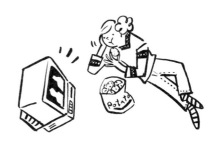

2.1 運動不足が生活習慣病を招く

1996 年，公衆衛生審議会は，生活習慣の重要性を国民に認識・普及させるために『生活習慣病』という新たな概念を提示し，その定義を「食習慣，運動習慣，休養，喫煙，飲酒などの生活習慣が，その発症・進行に関与する疾患群」とした．特に，高血圧，2 型糖尿病，高脂血症(脂質異常症)は生活習慣病の中でも運動習慣の関与が非常に大きいことを明示している．近年，交通網の発達や各種オートメーション化の促進により生活環境は大変便利になり，結果的に日常生活における運動量の減少を招いている．また，自由時間の拡大傾向にもかかわらず自主的に運動習慣を有している者は非常に少なく，現代の若者が中年期にさしかかる頃に生活習慣病が著しく増加するであろうことは想像に難くない．また，疾患の芽はすでに小児期から起こるともいわれており，疾患予防(良好な生活習慣の確立)に早すぎるといったことはないであろう．

A. 運動不足病

1961 年にアメリカで出版された『運動不足病(Hypokinetic Disease - Disease Produced by Lack of Exercise)』という本で，著者であるクラウスとラープは，運動不足が筋や骨格系の疾患だけでなく心臓病などの内科的疾患を引き起こすことを指摘し，予防医学として身体活動の重要性を明らかにした．

a. 運動不足が身体に及ぼす影響

運動不足の状態が長く続くと，最大酸素摂取量($\dot{V}O_2max$)[*1]の低下，骨格筋に分布する毛細血管密度の減少，糖輸送担体(GLUT4)の減少がみられ，インスリン抵抗性[*2]の増大および膵島 B 細胞からのインスリン分泌の増大が起こるといわれている．また，過剰なインスリン分泌は，脂肪合成能を増加させ，脂肪蓄積に傾いた代謝状態を作り出してしまう．さらに，運動不足は基礎代謝量をも減少させることから，安静時におけるエネルギー消費量が低下する．運動不足時の体内の変化を図 2.1(B)に簡単にまとめた．肥満やインスリン抵抗性の増大は，2 型糖尿病，高血圧や脂質異常症の発症に強く関与する(2.2D 項参照)．

*1 各個人の体重 1 kg あたり，1 分間あたりに体内に取り込むことのできる最大の酸素量．

*2 インスリン抵抗性とは，"血中にインスリンが存在していても標的細胞である筋，脂肪組織などにおいて十分な作用が発揮できない状態"である．
筋と脂肪組織におけるおもなインスリンの生理作用を以下に示す．
筋：糖の取り込み，グリコーゲン合成，タンパク質合成促進
脂肪組織：糖の取り込みと利用促進，脂肪合成促進と分解抑制，タンパク質合成促進
実験的に，血液中のインスリン値を増加させると，インスリン作用によるグルコース取り込みの 75 ～ 95%が骨格筋で行われる．したがって，骨格筋におけるインスリン抵抗性の影響は大きい．

2.2 高血圧，糖尿病，高脂血症（脂質異常症）とライフスタイル

　高血圧，糖尿病，高脂血症（脂質異常症）が生活習慣病と呼ばれるのはなぜであろうか．これらの疾患とライフスタイルとの関係を解説する．

A. 高血圧

a. 高血圧とは

　高血圧とはおおむね最高（収縮期）血圧 140 mmHg 以上，最低（拡張期）血圧 90 mmHg 以上の場合をいう[*1]．血圧は，心拍出量と末梢血管抵抗により決定され，これらが増大することで血圧上昇が生じる．高血圧には，血圧上昇の原因が明らかでない本態性高血圧と，腎臓などの器質・機能的な疾患による二次性高血圧がある．本態性高血圧は，高血圧全体の中で約 90％を占めるといわれる．

[*1] 成人における血圧値の分類

分類	診察室血圧（mmHg）[*2]		家庭血圧（mmHg）[*2]	
	最高血圧	最低血圧	最高血圧	最低血圧
正常血圧	< 120	かつ < 80	< 115	かつ < 75
正常高値血圧	120 ～ 129	かつ < 80	115 ～ 124	かつ < 75
高値血圧	130 ～ 139	かつ/または 80 ～ 89	125 ～ 134	かつ/または 75 ～ 84
高血圧	≧ 140	かつ/または ≧ 90	≧ 135	かつ/または ≧ 85

（高血圧治療ガイドライン，2019 改変）

[*2] 血圧には，病院などで測る診察室血圧と家庭や職場で測る家庭血圧がある．

b. 運動習慣と高血圧の発症

　ハーバード大学卒業生（男性）を対象に行った縦断的な疫学研究によると，大学時代における運動部所属の有無と高血圧発症の関連性はないらしい．しかしながら，大学卒業後に活発な運動を行っていない人は，行っている人と比較して高血圧の発症率が 35％高い．さらに，図 2.2 に示したように，歩行距離，階段昇り

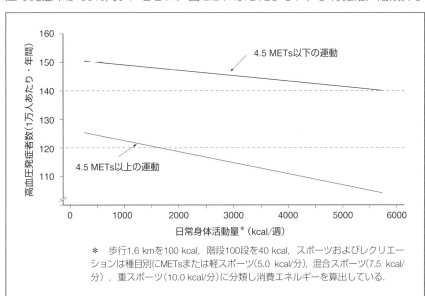

図 2.2
日常身体活動量の違いによる高血圧発症率[1]
（Paffenbarger, Jr. ら，1996 を改変）

　※　歩行1.6 kmを100 kcal，階段100段を40 kcal，スポーツおよびレクリエーションは種目別にMETsまたは軽スポーツ（5.0 kcal/分），混合スポーツ（7.5 kcal/分），重スポーツ（10.0 kcal/分）に分類し消費エネルギーを算出している．

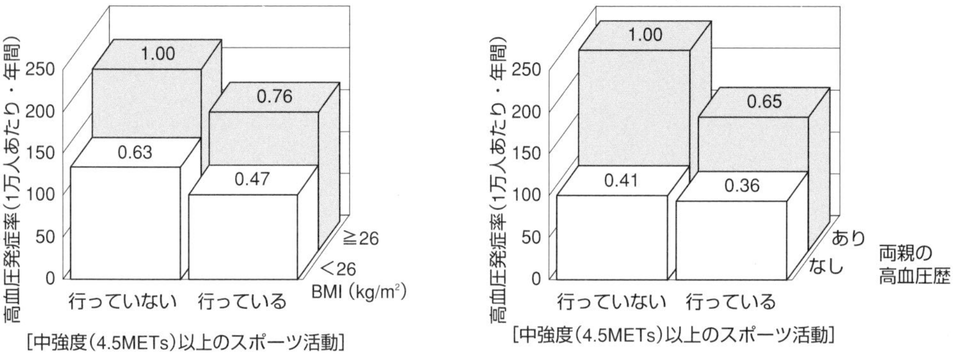

(注)ブロック上の数値は相対危険度

[Paffenbarger, Jr. & Lee, *Blood Pressure Monitoring*, 2 : p.120, figure1, 1997]

図 2.3
中強度のスポーツ活動と高血圧危険因子のクロス集計表による高血圧発症率および相対危険度
(Paffenbarger, Jr. と Lee，1997 を改変)

やスポーツ活動から算出した日常の身体活動量が高くても，中程度運動強度(4.5 METs *)以上の運動を行わないと，高血圧の発症率は高くなると指摘している[1)]．また，高血圧の家族歴がある人は，ない人と比較して高血圧の発症率が83%高いことが報告されているが，高血圧の家族歴を有する人，肥満の人など，高血圧の危険因子を有する人においては，中強度(4.5 METs)以上の運動が高血圧発症を抑える効果がある(図 2.3)．

* METs(metabolic equivalents；メッツ)：運動時の代謝量(酸素摂取量)を安静時の値を基準に，その倍率で表したもの．安静時代謝量(酸素摂取量 3.5 mL/kg/min)を 1 MET として表す．絶対的強度である METs は 3 METs 未満を軽度，3 ～ 6 METs 未満を中等度，6 METs 以上を高強度運動と分類されるが，3 METs の運動でも体力(有酸素能力)レベルが低い者では相対的に高強度となり得る*1 ので，運動時の心拍数*2 や主観的運動強度(RPE：Rating of perceived exertion)等の強度指標をチェックすべきである．また，同一の運動負荷であっても運動時間の経過により，相対的運動強度は増加することに注意を要する．
*1：p.35 図 2.14 参照
*2：p.37「(参考)カルボーネンの式による運動強度(HRR(%))の求め方」を参照

最大酸素摂取量が高い人では高血圧の発症率が低いことも明らかにされており，発症予防には，有酸素能力を改善する程度の運動強度が効果的であることが推察される．

c．嗜好品・食生活と高血圧

多くの疫学研究から飲酒習慣は血圧上昇を招くことが報告されているが，喫煙習慣と高血圧との関連性は認められていない．喫煙の急性効果としては，ニコチンによる一過性の血圧上昇が認められている．また，喫煙は血管内皮細胞における一酸化窒素を減少させ，さらにフリーラジカルを発生させるなど，動脈硬化を促進する原因となる．高血圧疾患者で喫煙している者は，高血圧で非喫煙者と比較して死亡率が著しく高い．

高血圧の発症は食生活を反映するといわれている．食塩摂取に 1 日 6 g の差があると若年期(15 ～ 19 歳)および高齢期(60 ～ 69 歳)で，収縮期血圧の差が

糖尿病発症年齢	BMI* (kg/m²)				
	18 歳	25 歳	40 歳	50 歳	60 歳
40 ～ 49 歳	20.8 ± 2.3	22.0 ± 2.2	25.1 ± 2.7ab	25.2 ± 2.4ab	23.6 ± 2.6
50 ～ 59 歳	20.5 ± 1.9	20.2 ± 4.4	23.4 ± 3.0a	22.4 ± 5.6	21.8 ± 2.6
60 歳以上	20.3 ± 1.7	20.8 ± 1.6	22.3 ± 2.4	22.9 ± 2.3	22.8 ± 2.5
非糖尿病患者	20.4 ± 2.1	20.9 ± 2.3	21.9 ± 2.6	22.4 ± 2.7	22.5 ± 2.7

表 2.1
糖尿病の発症年齢別にみた男性の BMI の変化
(山崎ら, 2001)

＊BMI (body mass index) は p.41 参照

平均値±標準偏差. a：p<0.05（vs. 非糖尿病患者），b：p<0.05（vs.60 歳以上）

5 mmHg, 10 mmHg とそれぞれ生じることが認められている. わが国の平均食塩摂取量は 10 g/日を超えているが, WHO のガイドラインでは 5 g 以下/日とされている. 一方, 高カルシウム摂取食は血圧を降下させる. しかしながら, わが国の平均カルシウム摂取量は世界的にみても低く, 1 日の摂取量が 600 mg にも満たない. 高食塩摂取と低カルシウム摂取の組み合わせの食生活は, 高血圧疾患の発症にいっそう拍車をかけることになる.

B. 2 型糖尿病

a. 糖尿病とは

糖尿病は, 1 型（インスリン依存性（IDDM）と呼ばれていたもの）と 2 型（インスリン非依存性（NIDDM）と呼ばれていたものの大部分）に大まかに分けられる. 糖尿病実態調査（厚生労働省, 2017）によれば, 糖尿病が強く疑われる者（糖尿病有病者）, 糖尿病の可能性を否定できない者（糖尿病予備軍）はいずれも約 1,000 万人と推計されている. また糖尿病患者の 90％以上が 2 型糖尿病である.

糖尿病の診断には慢性高血糖の認識が不可欠である. これまで糖代謝異常の判定区分は空腹時または経口糖負荷試験などによる血糖値を基準に糖尿病型, 正常型あるいは境界型に分けられてきたが, 2010 年には新たに過去 1 ～ 2 か月間の平均血糖値を示す指標である HbA1c が診断基準に加えられるようになった＊.

日本人は, 欧米人に比べ, インスリン分泌能が低いことが特徴であり, 高度の肥満（BMI 30 kg/m² 以上）を呈する者は数％と少ないが, 軽度の肥満でも糖尿病を生じやすい（表 2.1）. 特に, 日本人は倹約遺伝子（thrifty gene）を欧米人に比べて高い割合で有していることが明らかになっており, 飽食や運動不足の現代社会においては肥満型への体型移行を生じやすい民族といえる. すなわち, 日本人が欧米型の生活習慣を取り入れた場合, 欧米人に比べていっそう高率に 2 型糖尿病を発症する危険性が高くなることになる.

また, 高齢者でみられる耐糖能の低下は, おもにインスリンの標的細胞である骨格筋量が減少し, 体脂肪が増加していることや活動量が減少していることなどに基づいていると考えられている. したがって, 標準体重を維持していても加齢により体組成に変化が生じ, 糖尿病を発症しやすくなる. 近年, わが国では中高年者だけではなく小学生および中学生の肥満, および 2 型糖尿病が著しく増加

＊糖代謝異常の判定区分.
【糖尿病型】
空腹時血糖値 ≧126 mg/dL,
または 75 g 糖負荷試験（OGTT）2 時間値 ≧200 mg/dL,
または随時血糖値 ≧200 mg/dL,
または HbA1c（国際標準値）≧6.5%.
【正常型】
空腹時血糖値 <110 mg/dL,
かつ OGTT 2 時間値 <140 mg/dL.
空腹時血糖値 100 ～ 109 mg/dL は正常高値.
【境界型】
正常型にも糖尿病型にも属さないもの.
（注）糖尿病の臨床診断については日本糖尿病学会会誌「糖尿病 55 (7)：487 ～ 504, 2012」を参照のこと.

表 2.2
2 型糖尿病発症率と運動効果に関する研究

研究者	研究内容
パッフェンバーガー，Jr. ら（1991）（日常身体活動量は図 2.2 と同様に算出）	・日常の身体活動量が 500 kcal 増加するごとに，糖尿病の発症率が 6％低下． ・日常の身体活動レベルが同等であっても運動強度が高い者のほうが糖尿病の発生率は低い． ・肥満，高血圧，家族歴などの糖尿病の危険因子を有している者は，有していない者よりも身体活動の効果が顕著である．
リンチら（1996）	・中年男性では 5.5 METs 以上の運動（速歩，水泳，テニスなど）を 1 週間に計 40 分以上行うと発症を抑える．
岡田ら（2000）	・35 ～ 60 歳の男性でジョギング，テニスなどの運動を週 1 回 30 分以上行っている者は行っていない者より発症率が 25％低い． ・運動習慣がない者が定期的な運動を開始すると，継続的に運動している者と同程度まで発症率が低下する．
澤田ら（2003）	・国内の同一企業に勤務する 20 ～ 40 歳の男性では有酸素能力が高いほど糖尿病発症の危険度が低い．

図 2.4
有酸素能力と 2 型糖尿病危険因子からみた，2 型糖尿病発症率（男性のデータ）
（Wei M ら，1999 を改変）

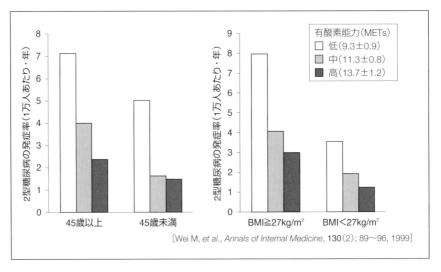

[Wei M, et al., Annals of Internal Medicine, 130（2）; 89〜96, 1999]

しており，2 型糖尿病の若年化が懸念されている．

b. 運動習慣と糖尿病

2 型糖尿病に対する運動効果としては，インスリン感受性の増加，習慣的な運動による体重コントロールおよび耐糖能の向上があげられる．また，運動による内臓脂肪量の減少が 2 型糖尿病の発症予防や改善に効果があるといわれている．

2 型糖尿病発症と運動効果に関する研究を表 2.2，図 2.4 にまとめた．

c. 嗜好品・食生活と糖尿病

厚生労働省の研究班による一連の多目的コホート研究によれば，非喫煙者に比べ，喫煙者（1 日 20 本以上）では 2 型糖尿病リスクが男性 1.4 倍，女性 3.0 倍と報告されている．また，1 日に 1 合以上の飲酒をする男性では，非飲酒者に比べ 1.3 倍リスクが高い [3]．

2 型糖尿病は，食習慣とも関連性が非常に強い．近年の日本人の総エネルギー

摂取量は過去に比べ減少傾向にあるが，動物性脂肪の摂取量増加は顕著であり，食生活の欧米化が，若年期における糖尿病の増加の一因といわれている．なお，脂質の総エネルギーに対する割合（1歳以上の目標量）は20〜30％とされている（日本人の食事摂取基準2020年版，厚生労働省）．また，食物繊維は，食後の血糖を抑制する作用が認められている．

C. 脂質異常症

a. 脂質異常症とは

　血液中の脂質は主としてコレステロール，中性脂肪（トリグリセライド），リン脂質，遊離脂肪酸の4種類で構成されている．脂質は血清に溶けないため，アポタンパクと呼ばれるタンパク質と結合し，脂質—タンパク複合体（リポタンパク質）を形成する．血清リポタンパク質は，比重の軽いものからカイロミクロン，VLDL，IDL，LDL，HDLに分類される＊．最近では，LDLの量だけでなく，その質が重要視され，LDLに比べて粒子の小さく比重の重い，small dense LDL（SLDL）が注目されている．SLDLは，冠動脈疾患の危険性を示すマーカーである．

　日本動脈硬化学会は2007年版の「動脈硬化性疾患予防ガイドライン」にて，これまで用いられてきた「高脂血症」という疾患名を「脂質異常症」へと置き換える方針を示した．空腹時採血でトリグリセライド，LDLコレステロールのいずれかが高い場合（トリグリセライド150 mg/dL以上，LDLコレステロール140 mg/dL以上），またはHDLコレステロール40 mg/dL未満の場合，脂質異常症と診断される．なお，これまで診断基準に含まれていた総コレステロールの値は脂質異常症の診断基準に採用されていない．コレステロールの種類に注目して診断するためであり，総コレステロールの値のみをみると，動脈硬化を抑制するといわれるHDLコレステロールが高い場合も含まれるからである．

b. 運動習慣と脂質異常症

　運動習慣と脂質異常症に関する研究を表2.3，図2.5にまとめた．

　脂質異常症の予防には，体力水準を上げ，最大酸素摂取量を増加するような比

＊リポタンパク質と動脈硬化
【促進】
・カイロミクロン
・VLDL
・IDL
・LDL
【抑制】
・HDL

研究者	報告
アンダーソンら（1995）	20歳代の男女で有酸素能力が低い人は高い人に比べ，HDLコレステロール値は変わらないが，トリグリセライド，体脂肪の値が高い．
マルガトら（1996）	20〜60歳の男性では中〜高強度（7〜9 kcal/分以上）の運動が良好な血清脂質の維持に対して効果的である．
シェら（1998）	中高年（48.3±8.4歳）の男性で30分以上のジョギングを週3回行っている者は，それ以下の者に比べトリグリセライドの値が低い．また週に1回行っている者はHDLコレステロールの値が高い．
クラウスら（2002）	週あたり17〜18マイル（約27〜29 km）のジョギングが中高年（40〜65歳）の男女肥満者の血清脂質改善に効果的である．また高強度で運動量が多い場合，SLDLの改善に効果がある．

表2.3
脂質異常症発症率と運動効果に関する研究

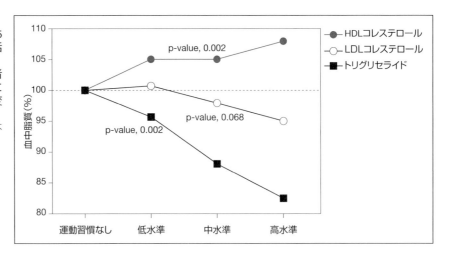

図 2.5
女性（平均年齢 45 ± 13 歳）の身体活動水準と血中脂質（運動習慣がない者の平均値を 100% に設定した場合の変化）
（Skoumas ら，2003 より作図）

較的強い強度の運動が必要とされるようである．また日々の生活の中で運動を習慣づけることも大切である．血清脂質は体型との関係が深いが，身体活動の効果は顕著である．

c. 嗜好品・食生活と脂質異常症

喫煙者は非喫煙者と比較して HDL コレステロールが低く，トリグリセライドが高い値を示すことが報告されている．また，トリグリセライドは飲酒によっても増加が認められている．しかしながら，適量の飲酒では HDL コレステロールが増加する．食事性因子としては脂肪の過剰摂取，飽和脂肪酸の摂取，食物繊維の不足が脂質異常症発症の誘因となる．一方，オリーブオイルなど不飽和脂肪酸は LDL コレステロールを下げる効果があると報告されている．

D. メタボリックシンドローム

a. メタボリックシンドロームとは

近年，肥満によるインスリン抵抗性の増大は，糖尿病だけでなく，高血圧，脂質異常症の発症や疾患の合併に強く関与していることが明らかとなった．特に内臓脂肪によって惹起される動脈硬化性疾患（冠動脈性心疾患，脳血管障害）の複合型のリスク集積をメタボリックシンドロームと呼称するようになった．2005 年，日本肥満学会，日本動脈硬化学会，日本内科学会などの 8 つの学会により，わが国におけるメタボリックシンドロームの診断基準がまとめられた（図 2.6）．

厚生労働省の調査研究班[2]によれば，ウエスト周囲径の増加に従ってリスクの集積（高血糖，脂質異常や血圧高値）がほぼ直線的に増加することが報告されている．また，肥満が存在しなくてもリスクを集積している者もいて，彼らの虚血性循環器疾患（虚血性心疾患，脳梗塞）の発症率が肥満を有する者と同程度高いことが明らかとなっている（JPHC 研究，2008，2009）．

b. 運動習慣とメタボリックシンドローム

最大酸素摂取量から評価した有酸素能力別に，ウエスト周囲径や内臓脂肪の面

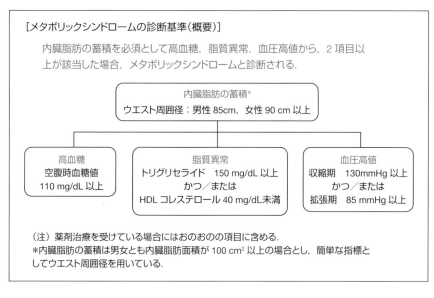

図 2.6
メタボリックシンド
ロームの診断基準
（概要）

[メタボリックシンドロームの診断基準（概要）]

内臓脂肪の蓄積を必須として高血糖，脂質異常，血圧高値から，2 項目以上が該当した場合，メタボリックシンドロームと診断される．

内臓脂肪の蓄積*
ウエスト周囲径：男性 85cm，女性 90 cm 以上

高血糖
空腹時血糖値
110 mg/dL 以上

脂質異常
トリグリセライド　150 mg/dL 以上
かつ／または
HDL コレステロール 40 mg/dL 未満

血圧高値
収縮期　130mmHg 以上
かつ／または
拡張期　85 mmHg 以上

（注）薬剤治療を受けている場合にはおのおのの項目に含める．
*内臓脂肪の蓄積は男女とも内臓脂肪面積が 100 cm² 以上の場合とし，簡単な指標としてウエスト周囲径を用いている．

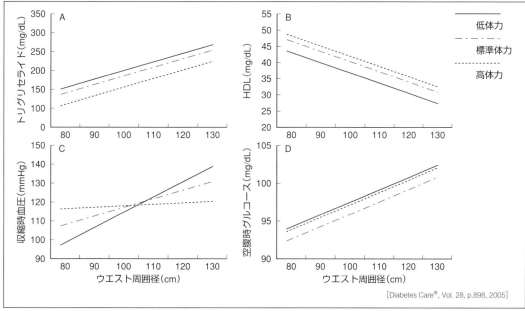

[Diabetes Care®, Vol. 28, p.898, 2005]

図 2.7
有酸素能力別にみた
ウエスト周囲径と
メタボリックリスク
の関係
（Lee ら，2005 を改変）

積とメタボリックリスクの関係を調査した海外の研究によれば，同程度のウエスト周囲径や内臓脂肪面積でも，低い有酸素能力を有している者は高い者に比べてメタボリックリスク（リポタンパク質と血圧）が高いことが示されている（図 2.7）．また，有酸素能力が低い者は高い者に比べ，年齢，皮下脂肪，内臓脂肪を考慮してもメタボリックシンドロームの相対危険度が約 2 倍高いとされている（海外の診断基準による）．

　フィンランドに在住している中年男性を対象に，余暇時間の身体活動水準とメタボリックシンドロームのリスクの関連性を調査した研究によれば，7.5 METs

図 2.8
インスリン抵抗性
マーカーの変化
(Wallace ら, 1997 を
改変)

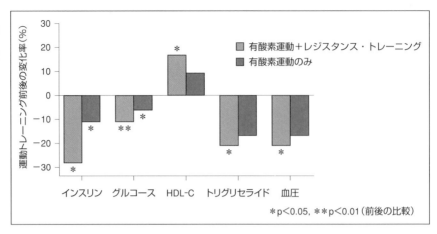

以上の高強度で運動を行うと運動時間の延長とともにリスクの減少がみられる
が, 4.5 METs 未満ではその関係がみられていない. 一方, 高齢者(65 〜 84 歳の
男女)を対象としたわが国の調査によれば, 1 日あたりの平均歩数が多い者,
3 METs 以上の運動強度での運動時間が長い者ほど発症リスクが低い傾向である
ことが示されている(Park ら, 2008).

c. インスリン抵抗性と運動の効果

　近年の報告によれば, 児童期に肥満であった者はメタボリックシンドロームの
リスクが男女ともに高いことが明らかとなっており, 成人期以降だけでなく小児
期からの食生活や運動による肥満予防が重要であることが示唆される. また, いっ
たん肥満(単純性)や肥満型糖尿病になっても食事制限と運動トレーニングにより
インスリン抵抗性の改善がみられる. 特にインスリン抵抗性の改善は体重減少の
程度よりも運動量の大小に依存することが明らかとなっている. さらに, 有酸素
運動にレジスタンス・トレーニングを加えるといっそう効果があるとの報告があ
る(図 2.8).

2.3 三大死因とライフスタイル

　近年のわが国の死因の第 1 位は悪性新生物, 2 位は心疾患(高血圧性を除く),
3 位は肺炎, 4 位は脳血管疾患である.

A. 心疾患

a. 虚血性心疾患が増えている

　心疾患には多くの種類があるが, 過去に多く認められたリウマチ性心疾患(僧
帽弁膜症)は減少傾向を示し, 代わって狭心症や心筋梗塞といった虚血性心疾患
(冠動脈性心疾患)が近年増加している. また, 高血圧, 糖尿病, 高脂血症および
喫煙習慣は虚血性心疾患の四大危険因子とされている.

b. 運動習慣と冠動脈性心疾患

　ハーバード大学卒業生を対象に学生時代とその後の運動習慣と冠動脈性心疾患の関連性を調査した研究では，学生時代競技選手であっても卒業後にほとんど運動を行わなければ，学生時代に運動していたことは，その後の発症率に何ら関係ないことを認めている．しかしながら，卒業後，週あたり 500 〜 1999 kcal に相当する運動を維持している場合では，学生時代の運動歴が疾患発症に対し予防効果があると考えられている（図 2.9A）.

　運動と冠動脈性心疾患の関係を明らかにした研究としては，2 階建てロンドンバスの運転手と車掌に関する調査報告が有名である．運転手の冠動脈性心疾患の発症率は，車掌に比べ高いことが報告され，その理由として，車掌と運転手の業務上における身体活動量の違いを一因としてあげている．

　また，約 20 年にわたる縦断的疫学調査でも，日常的に重労働を行っている湾岸漁民は，軽労働者に比べ，冠動脈性心疾患の発症率が低いと報告されている．さらに，デスクワークなどが多い座業従事者でも，仕事の後や休日に芝刈りやレクリエーションスポーツを行っている人では，そうでない人と比較して冠動脈性心疾患の発症率が半減するらしい．この報告では，総エネルギー消費量よりも運動の強度が冠動脈性心疾患の予防に効果的であると指摘しており，1 分間あたり 7.5 kcal（約 6 METs）のエネルギー消費を行うような比較的高強度の運動は，冠動脈性心疾患予防に極めて効果的であると結論づけている．また，近年の報告では，週あたり 30 分以上のレジスタンス・トレーニングにより冠動脈性心疾患の発症率が低下することが示唆されている．

　一方，絶対的な高強度の運動を習慣的に行うと，効果が認められなくなることや発症が増加傾向を示すという報告もあり，運動強度は中または，ある程度の高強度が適切であるように思われる．また，高血圧，肥満体型，両親の冠動脈性心

図 2.9
日常身体活動量と各種因子のクロス集計表による冠動脈性心疾患発症率および相対危険度
（Paffenbarger, Jr. ら，1988 を改変）

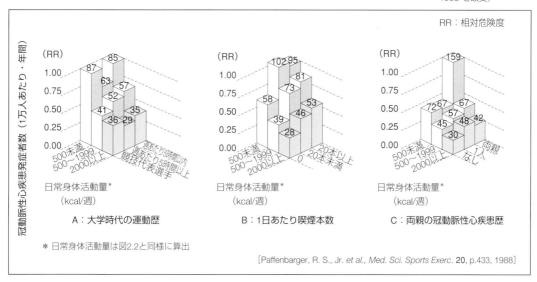

A：大学時代の運動歴　　B：1 日あたり喫煙本数　　C：両親の冠動脈性心疾患歴

＊ 日常身体活動量は図2.2と同様に算出

[Paffenbarger, R. S., Jr. *et al., Med. Sci. Sports Exerc.* **20**, p.433, 1988]

疾患歴などの冠動脈性疾患危険因子を有していたとしても日常の身体活動量を高く保つと，冠動脈性心疾患の発症が低下することを示唆した有名な報告がある（図2.9B, C）．

B. 脳血管障害（脳卒中）

a. 脳卒中

脳卒中は，脳出血と脳血栓による脳梗塞に大きく分類される．1960年代から1970年代における欧米の循環器疾患は，冠動脈疾患が主であった．一方，わが国では脳卒中，特に脳出血の割合の高いことが特徴的であった．脳出血は高血圧と低い血清コレステロール値が危険因子であり，食塩過剰摂取や動物性食品の摂取不足などが原因であると指摘されている．一方，脳梗塞は長期的な高血圧が重篤な危険因子であると報告されている[3]．1980年以降，脳卒中発症は減少傾向にあるとされるが，逆に脳梗塞の占める割合は増加している．

b. 運動習慣と脳卒中

英国における大規模な調査結果から，身体活動量と脳卒中発症率は逆比例することが報告されており，これを支持する報告も多くみられる．一方，ハーバード大学のリーとパッフェンバーガー，Jr. による疫学研究（1998）によると，脳卒中の発症と日常身体活動量*の関係はU字型に近く，週あたり2000〜3000 kcalの活動量が最も効果的であると述べている．また，若いときから継続的な運動を行うことにより発症率が低下するとの報告がある（図2.10）．

＊　日常身体活動量は図2.2と同様に算出

C. 悪性新生物（悪性腫瘍，がん）

1981年にがんが，わが国の死亡原因の第1位になって以来，今日までがんは日本人の死因の1位を占め続けている．発生部位別にみるとアメリカ人では肺がん，結腸および直腸がんが多くみられるのに対し，日本人では胃がんが多いこ

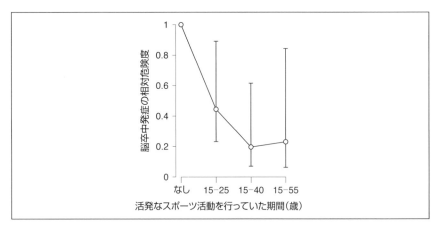

図2.10
スポーツ活動期間からみた脳卒中発症の相対危険度
（Shinton と Sagar，1993 を改変）[4]

とが特徴的であった．しかしながら，近年では男女ともに胃がんの減少傾向がみられ，結腸がん，肺がんの増加が顕著である．

a. 発がん機構

ヒトの1つの細胞には約2〜3万個の遺伝子があるといわれているが，その中の「がん遺伝子」の活性化や「がん抑制遺伝子」の不活性化により細胞のがん化が始まる．しかしながら，1つのがん遺伝子やがん抑制遺伝子によってすぐにがんが発生するわけではなく，何年という年月を経る間に，多数のがん遺伝子やがん抑制遺伝子の異常および蓄積（活性化と不活性化）により，細胞増殖に対する制御がきかなくなることにより生じる．

b. 発がんの危険因子

老化という不可逆的因子に加え，放射線，タール，ウイルスといった外部環境や，喫煙，飲酒，運動不足などの生活習慣の関与が報告されている．

染色体（遺伝子の集塊）の異常を知るための簡便な指標である小核形成頻度とライフスタイルの関係を調査した研究がある．そこではライフスタイル不良群は良好群に比べ高い小核頻度，すなわち高い染色体異常を示し，特に運動習慣，喫煙，睡眠時間が重要な関連因子であったと報告されている（図2.11）．また，適度な運動はリンパ系細胞の一種であるNK（natural killer）細胞などの免疫機能を高めることも明らかにされており，発がん抑制効果が期待されている．

c. 運動習慣とがん

運動習慣と発がんの疫学的報告としては，1922年にチェリーが座業従事者でがん発症率が高いことを発表して以来，長年にわたり調査されてきた．最近の研究によると，運動による発がん予防効果は部位により異なるとされている．現在までに，予防効果が報告されているのは結腸がん（大腸がん），肺がん，肝がん，胃がん，膵がん，前立腺がん，乳がんなどである．また，結腸がん（大腸がん），前立腺がん，子宮がんおよび乳がんは，肥満との関連性も報告されており，運動習慣と食習慣の改善による発がん予防効果が示唆される．特に，近年において発症増加が認められている結腸がんに対しては，肥満体型であっても，身体活動を

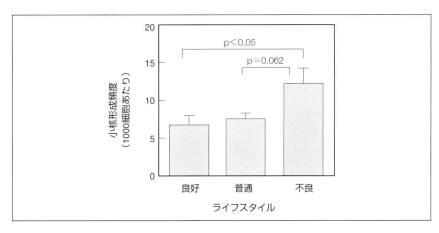

図2.11
ライフスタイルとリンパ球小核形成頻度[5]
（森本兼曩，1999を改変）

高く保つことで発症率が低下する傾向にある. 肺がんについては, 特に喫煙者(15
本以上/日)で運動による発症抑制効果がみられるとの報告がある.

2.4 運動習慣と死亡率の関連性

1873 年にモルガンがオックスフォード大学とケンブリッジ大学の元ボート選手
の寿命が長いことを発表して以来, 運動と寿命に関する研究が多くなされてきた.

a. 持久性スポーツが寿命を延ばす?

エリート競技選手を対象にスポーツ種目の特異性が寿命(推定値)に及ぼす影響
を調査した結果, 持久性スポーツ選手(75.6 歳), チームスポーツ選手(73.9 歳),
パワースポーツ選手(71.5 歳), 対照群(69.9 歳)の順であったという報告がある
(サルナ, 1993).

一般的にマラソンなどの持久性運動選手は, 安静時心拍数*が低い値を示す傾
向にあるが, 大規模な国内の疫学研究では, 収縮期血圧とともに安静時心拍数が
心血管疾患死亡リスクと関連していることが示されている(図 2.12).

*安静時心拍数の低下は, 薬剤や疾患に起因する場合もある.

b. 運動する人は長生きか

パッフェンバーガー, Jr. らは, 高血圧, 喫煙習慣, 体型, 卒業時からの体重
の増加および両親の死亡年齢など, 死亡率を高める危険因子を有していても, 日
常の身体活動量を高く保つことで死亡率が著しく減少することを明らかにしてい
る. つまり, ライフスタイルの中でも特に身体活動が重要であることを示唆して
いる. また, 同程度の身体活動量でも 4.5 METs(中強度)以上の運動を含んでい
る場合では, 死亡率が著しく低下することも報告されている.

身体活動量の増加が延命に寄与することは高齢者でも認められているが, 高齢
者には高強度の運動負荷が逆に死亡リスクを高めるとの報告もある.

図 2.12
家庭で測定した収縮
期血圧と安静時心拍
数からみた心血管疾
患死亡ハザード比
(Hozawa ら, 2004 を
改変)

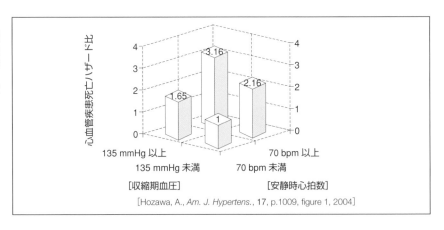

[Hozawa, A., *Am. J. Hypertens.*, 17, p.1009, figure 1, 2004]

2.5 健康づくりのための身体活動基準および運動指針

A. 健康づくりのための身体活動基準 2013

　2013 年に厚生労働省より発表された「健康づくりのための身体活動基準 2013」[6]は，わが国の健康づくり運動である「健康日本 21（第二次）」を推進することを目指し，2006 年策定の旧基準（「健康づくりのための運動基準 2006」）を改定したものである．

　この基準は，18 歳〜 64 歳と 65 歳以上の年齢層に分けて示されており，18 歳〜 64 歳の基準では，日常生活で体を動かす量の考え方である「身体活動の基準」と，スポーツや体力づくりで体を動かす量の考え方である「運動の基準」が分けて示されている．一方，65 歳以上では「身体活動の基準」が示されている．各々の基準で示されている単位は「メッツ（METs）・時/週」であり，週単位で実施した身体活動の強度または運動の強度と時間の積で算出される．運動強度の指標であるメッツ（METs）表は p.37 に載せている．

a. 18 〜 64 歳を対象とした基準

　（1）「身体活動（生活活動・運動）の基準」　　強度が 3 メッツ以上の身体活動を 23 メッツ・時/週行う．具体的には，歩行またはそれと同等以上の強度の身体活動を毎日 60 分行う．

　（2）「運動の基準」　　強度が 3 メッツ以上の運動を 4 メッツ・時/週行う．具体的には，息が弾み汗をかく程度の運動を毎週 60 分行う．

b. 65 歳以上を対象とした基準

　「身体活動（生活活動・運動）の基準」　　強度を問わず，身体活動を 10 メッツ・時/週行う．具体的には，横になったままや座ったままにならなければどんな動きでもよいので，身体活動を毎日 40 分行う．

　なお，この基準は高齢者の身体活動不足を予防することに主眼を置いて設定されており，高齢者においても可能であれば 3 メッツ以上の運動を含めた身体活動に取り組み，身体活動量の維持・向上を目指すことが望ましいとされている．

　全年齢層における身体活動量の方向性としては「現在の身体活動量を，少しでも増やす．例えば，今より毎日 10 分ずつ長く歩くようにする」こと，運動の方向性としては「運動習慣をもつようにする．具体的には，30 分以上の運動を週 2 日以上行う」ことが示されている．

B. ACSM と AHA による運動推奨ガイドライン

　海外の例として，ACSM（American College of Sports Medicine：アメリカスポーツ医学会）と AHA（American Heart Association：アメリカ心臓病学会）による運動推奨ガイドラインを示す（表 2.4）．ここでは中強度運動を 3 〜 6 METs 未満，高強度運動を 6 METs 以上としている．強度が高い運動が大きな効果を生じること

表 2.4
18 〜 65 歳の健常成人への運動推奨ガイドライン（ACSM と AHA による）[7]
（Haskell ら，2007 を訳）

1. 健康維持や増進のため，18 〜 65 歳の成人は活動的なライフスタイルを維持すべきである．
2. 健康維持や増進のためには，中強度の有酸素（持久性）運動を週 5 日，1 日当たり最低 30 分間を行うか，高強度の有酸素運動を週 3 日，1 日当たり最低 20 分間行うべきである．
3. 中・高強度の運動の組み合わせはこの推奨にあわせて行ってよい．例えば，週 2 回 30 分間の早歩きとそれ以外の日は 20 分間のジョギングなど．
4. これらの中・高強度の運動は，日常生活での軽強度の身体活動（例：セルフケア，皿洗い，机での軽い道具の使用）やごく短時間の身体活動（例：ゴミだし，オフィスやストアの駐車場への歩行）に加えて行う．
5. 早歩きや心拍増加を気づく程度の運動である中強度の有酸素運動は，1 回の運動時間が 10 分間またはそれ以上の継続した運動により，最低 30 分になるようにしてもよい．
6. ジョギングなどに代表される高強度運動は，連続的な心拍数の増加や著しい呼吸数の増加をもたらすものである．
7. さらにすべての成人は，週当たり 2 日以上は筋力や持久力の維持・向上のための運動を行うべきである．
8. 身体活動と健康には用量反応が成り立つため，彼らの個々のフィットネスをさらに改良したい，慢性疾患や障害の危険度を減少させたい，または不健康な体重増加を防ぎたいと願う人々は，ここで推奨されている最小の身体活動を超えることによって，その利益を得ると思われる．

図 2.13
身体活動と健康利益の用量−反応曲線
（Pate ら，1995 を改変）

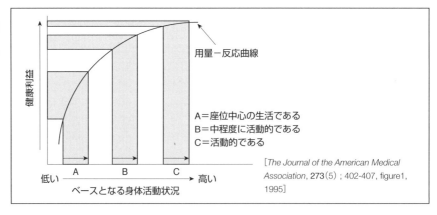

A＝座位中心の生活である
B＝中程度に活動的である
C＝活動的である

[*The Journal of the American Medical Association*, 273(5)；402-407, figure1, 1995]

は多くの報告により証明されているが，定期的に運動していない人や身体活動水準が低い人にとっては，日常の身体活動量を増加させることにより大きな効果を得ることができる（図 2.13）．また，同一の運動強度でも高齢者や体力水準の低い者では，若年期の者や体力水準の高い者に比べ，相対的な強度が増加することから，体力水準，健康状態や年齢に応じた適切な運動処方が必要であろう（図 2.14）．

C．運動参加前の医学的検査等の必要性

ACSM の運動処方の指針では，医学的検査，体力・運動プログラム，体力測定，医学的指導に対する適切なアドバイスは，対象を低リスク，中等度リスクおよび

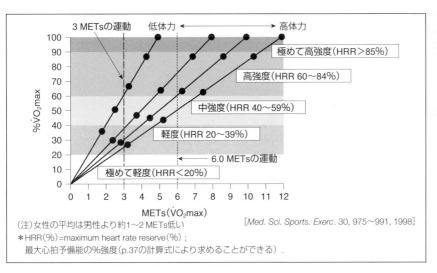

図2.14
年齢層別にみた身体活動（60分まで継続できる）の相対強度（健康な男性）[9]
（ACSM Position Stand, 1998より作図（一部加筆））

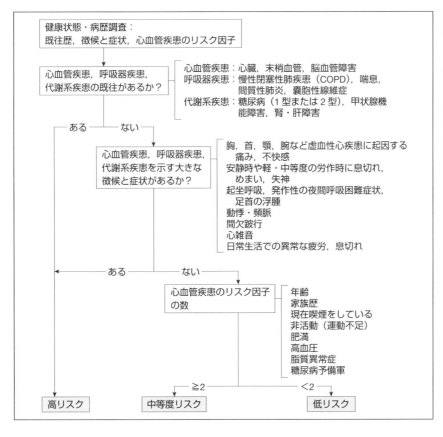

図2.15
運動開始前のスクリーニングによるリスク層の区分（リスク層別の論理モデル）[8,10]
（ACSM 著, 日本体力医学会体力科学編集委員会監訳, 運動処方の指針, 原書第8版, p.24, 南江堂, 2011 より引用）

高リスクのいずれかに分類する「リスク層別化」という手順に基づいて実施することが勧告されている（図2.15）. 低リスク層では医学的検査や許可なしで, 運動プログラムを安全に実施できるとされている. 中等度リスク層の場合, 低および中等度の運動は医学的検査や許可なしで安全に実施できるが, 激しい運動（例：

VO$_2$R60%以上)を実施する場合には事前に医学的検査や体力測定を受けることが勧められている. また, 高リスク層では強度がどうであれ身体活動や運動を開始する前に精密な医学的検査が必要であり, 許可が与えられなくてはならないとされている[8].

　医学的検査や体力テストの結果, 異常がなくとも当日の運動前に体調チェックを行い, 体調が悪い場合は無理をしない. 特に, 薬物を服用している場合, その作用は運動により強まったり弱まったりすることがあること, 熱中症リスクや転倒リスクが高まる薬物があること, 心拍数や全身持久性体力に影響を及ぼす薬物があることから, 注意が必要である.

練習問題

1) 高血圧に対する運動の予防効果を以下の語句を用い説明せよ.
　　a. 学生時代の運動歴, b. 日常身体活動量, c. 4.5 METs, d. BMI
2) 2型糖尿病に対する運動の予防効果を以下の語句を用い説明せよ.
　　a. 内臓脂肪量, b. 加齢, c. 高血圧, d. 家族歴
3) メタボリックシンドロームについて説明し, 運動との関わりを述べよ.
4) 虚血性心疾患が増加している背景をライフスタイルとの関わりから述べよ.
5) 発がんのメカニズムと予防のためのライフスタイルを述べよ.
6) 健康を維持・向上させるための運動プログラムを各自で作成せよ.

参考引用文献

1) Paffenbarger, R. S., Jr. and Olsen, E., *LIFE FIT*, ed. Paffenbarger, R. S., Jr., pp.137-165, Human Kinetics Book, 1996
2) 厚生労働省研究班による多目的コホート研究(JPHC Study), http://epi.ncc.go.jp/jphc/
3) 家森幸男, 日本人の食生活の欧米化と健康, 若い時に知っておきたい運動・健康とからだの秘密(田口貞善, 山地啓司編), pp. 38-62, 近代科学社, 1998
4) Shinton, R. and Sagar. G, *BMJ*, **307**, 232, 1993
5) 森本兼曩, 診断と治療, **87**, 399-404, 1999
6) 戸山芳昭ほか, 運動基準・運動指針の改定に関する検討会報告書, 2013 (http://www0.nih.go.jp/eiken/info/pdf/sintai2013.pdf)
7) Haskell, W. L. *et al.*, *Circulation*, **28**, 1081-1093, 2007
8) 日本体力医学会体力科学編集委員会 監訳, 運動処方の指針 原書第8版, 南江堂, 2011
9) American College of Sports Medicine Position Stand, *Med. Sci. Sports Exerc.*, **30**, 975-991, 1998
10) ACSM's guidelines for exercise testing and prescription(8th ed.), American college of sports Medicine, 2010

●（参考）カルボーネンの式による運動強度（HRR(%)）の求め方

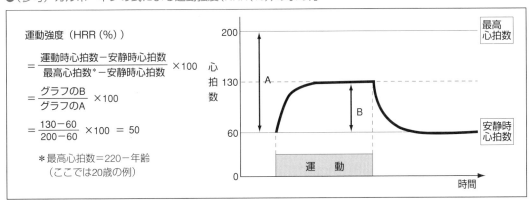

$$運動強度（HRR(\%)）$$

$$= \frac{運動時心拍数－安静時心拍数}{最高心拍数*－安静時心拍数} \times 100$$

$$= \frac{グラフのB}{グラフのA} \times 100$$

$$= \frac{130－60}{200－60} \times 100 = 50$$

*最高心拍数＝220－年齢
（ここでは20歳の例）

●生活活動および運動のメッツ（METs）表　（3メッツ以上）

メッツ	3メッツ以上の生活活動の例
3.0	普通歩行（平地, 67 m/分, 犬を連れて）, 電動アシスト付き自転車に乗る, 家財道具の片付け, 子どもの世話（立位）, 台所の手伝い, 大工仕事, 梱包, ギター演奏（立位）
3.3	カーペット掃き, フロア掃き, 掃除機, 電気関係の仕事：配線工事, 身体の動きを伴うスポーツ観戦
3.5	歩行（平地, 75〜85 m/分, ほどほどの速さ, 散歩など）, 楽に自転車に乗る（8.9 km/時）, 階段を下りる, 軽い荷物運び, 車の荷物の積み下ろし, 荷づくり, モップがけ, 床磨き, 風呂掃除, 庭の草むしり, 子どもと遊ぶ（歩く/走る, 中強度）, 車椅子を押す, 釣り（全般）, スクーター（原付）・オートバイの運転
4.0	自転車に乗る（≒16 km/時未満, 通勤）, 階段を上る（ゆっくり）, 動物と遊ぶ（歩く/走る, 中強度）, 高齢者や障がい者の介護（身支度, 風呂, ベッドの乗り降り）, 屋根の雪下ろし
4.3	やや速歩（平地, やや速めに＝93 m/分）, 苗木の植栽, 農作業（家畜に餌を与える）
4.5	耕作, 家の修繕
5.0	かなり速歩（平地, 速く＝107 m/分）, 動物と遊ぶ（歩く/走る, 活発に）
5.5	シャベルで土や泥をすくう
5.8	子どもと遊ぶ（歩く/走る, 活発に）, 家具・家財道具の移動・運搬
6.0	スコップで雪かきをする
7.8	農作業（干し草をまとめる, 納屋の掃除）
8.0	運搬（重い荷物）
8.3	荷物を上の階へ運ぶ
8.8	階段を上る（速く）

メッツ	3メッツ以上の運動の例
3.0	ボウリング, バレーボール, 社交ダンス（ワルツ, サンバ, タンゴ）, ピラティス, 太極拳
3.5	自転車エルゴメーター（30〜50ワット）, 自体重を使った軽い筋力トレーニング（軽・中等度）, 体操（家で, 軽・中等度）, ゴルフ（手引きカートを使って）, カヌー
3.8	全身を使ったテレビゲーム（スポーツ・ダンス）
4.0	卓球, パワーヨガ, ラジオ体操第1
4.3	やや速歩（平地, やや速めに＝93 m/分）, ゴルフ（クラブを担いで運ぶ）
4.5	テニス（ダブルス）*, 水中歩行（中等度）, ラジオ体操第2
4.8	水泳（ゆっくりとした背泳）
5.0	かなり速歩（平地, 速く＝107 m/分）, 野球, ソフトボール, サーフィン, バレエ（モダン, ジャズ）
5.3	水泳（ゆっくりとした平泳ぎ）, スキー, アクアビクス
5.5	バドミントン
6.0	ゆっくりとしたジョギング, ウェイトトレーニング（高強度, パワーリフティング, ボディビル）, バスケットボール, 水泳（のんびり泳ぐ）
6.5	山を登る（0〜4.1 kgの荷物を持って）
6.8	自転車エルゴメーター（90〜100ワット）
7.0	ジョギング, サッカー, スキー, スケート, ハンドボール*
7.3	エアロビクス, テニス（シングルス）*, 山を登る（約4.5〜9.0 kgの荷物を持って）　　　　　　　*試合の場合
8.0	サイクリング（約20 km/時）
8.3	ランニング（134 m/分）, 水泳（クロール, ふつうの速さ, 46 m/分未満）, ラグビー*
9.0	ランニング（139 m/分）
9.8	ランニング（161 m/分）
10.0	水泳（クロール, 速い, 69 m/分）
10.3	武道・武術（柔道, 柔術, 空手, キックボクシング, テコンドー）
11.0	ランニング（188 m/分）, 自転車エルゴメーター（161〜200ワット）

【出典】厚生労働科学研究費補助金（循環器疾患・糖尿病等生活習慣病対策総合研究事業）総括研究報告書：「健康づくりのための運動基準2006改定のためのシステマティックレビュー」（研究代表者：宮地元彦）

3章 肥満はどのようにして起こり，どのように評価するのか

3.1 からだは何からできているのか？

A．からだの構成成分を知る5つのものさし

「体脂肪」という言葉を日常生活のなかでよく耳にするようになった．体脂肪は，筋肉や骨などとともに私たちのからだを構成する重要な組織である．今，体脂肪が特に注目されるのは，「やせ願望」といった美意識の面だけでなく，医学的な観点での肥満あるいは肥満症との関連性が非常に強いからである．図3.1には，からだの構成成分を観察するための5つの「ものさし」を示した．この「ものさし」の中には，先に述べた体脂肪や筋肉，骨，血液といった「組織レベル」からの観察法と，「元素レベル」あるいは「分子レベル」などの観察法が含まれている．スポーツ科学や栄養学，予防医学など多くの研究分野では，「組織レベル」からからだの中身を評価する方法に強い関心が集まっている．

標準的な青年男女のからだの構成成分を「組織レベル」から観察すると，最も大きな割合を示す筋量が男性では体重の約45%，女性では約36%であり，男性のほうが約10%ほど高い割合を示す．また，骨量も男性が体重の約15%，女性が12%と，男性の割合が高い．一方，体脂肪の割合では，男性が約15%であるの

図3.1
ヒトの身体組織を観察する5つのレベル

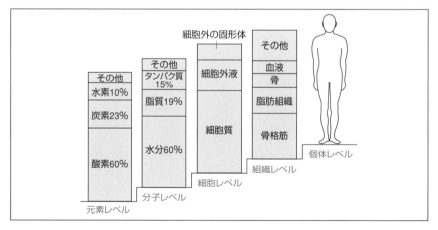

に対し，女性では約25%と逆に女性のほうが高い割合を示す．

　次に，からだを「分子レベル」から観察すると，私たちのからだの約60%は水分で，筋肉や器官を作る源であるタンパク質が約15%，脂肪細胞に蓄えられたエネルギー源としての脂質が約19%となる．さらにミクロの視点である「元素レベル」では，からだの約60%は酸素，次いで炭素(23%)，水素(10%)の順となっている．

a. 体脂肪の2つの役割

　体脂肪には2つの役割がある．1つは，中枢神経系や各臓器に含まれ，その器官の正常な代謝機能を担ううえでなくてはならない「必須脂肪」として，もう1つは過剰なエネルギー源を蓄積する「貯蔵脂肪」としてである．

　(1)必須脂肪　　男性の必須脂肪は体脂肪率にして約3%，女性のそれは約12%で，女性の「必須脂肪」は男性の約4倍である．女性の必須脂肪が多いのは，乳房や臀部・大腿部などにあって，女性特有の生理機能を維持するために必要なためと考えられている．一方，男性では食料援助を遮断された非常に過酷なサバイバル訓練を完遂した兵士の体脂肪率を測定したところ，3%以下の体脂肪率を示した者はいなかったという．この事実は，「必須脂肪」という生体に必要な体脂肪の存在を裏付ける興味深い結果である．

　(2)貯蔵脂肪　　体脂肪から必須脂肪を引いた残りを貯蔵脂肪という．注目すべきことは男女で大きな差はみられず，標準的な男女における貯蔵脂肪の割合は体重の約12%である．繰り返しになるが，女性が男性よりもふくよかに見えても，決して肥満ではない．男女の体脂肪率は生活環境の変化によって増減するが，その体脂肪の変化は貯蔵脂肪量の増減を意味している．

B. 大きなおしりとふくよかなバストの謎

　男性らしい体型は，発達した筋肉によってつくられる胸や肩，臀部のふくらみによってアピールされる．一方，女性らしさのシンボルは，豊かなバストや大きなおしりに代表される，からだのなめらかな曲線によるものである．有名なミロのビーナス像もふくよかなイメージで描かれている(図3.2)．サルの乳房は授乳期にその大きさを若干増すが，その時期を除けば大きさに変化はみられない．他の霊長類でも同じである．しかし，ヒトの女性では成長期を迎えると授乳期でもないのに乳房はふくらみを帯び，それがさらに発達し維持される．なぜ女性のみが授乳期でもないのに豊かなバストをもつのか，それは大きな謎である．もし乳房の大きさに比例して母乳の量も多いのであれば，女性のバストが豊かになった理由が説明できる．ところが，母乳の量は乳房の大きさとは無関係なのである．

　女性の乳房は乳腺と脂肪から構成されている．乳房の大小は脂肪の量よりも，おもに乳腺の発達いかんによって決まる．乳房の脂肪は，前述した「必須脂肪」と呼ばれる脂肪で，おなかや背中など乳房周辺の体脂肪とは異なりエネルギー源にはほとんどならないらしい．その証拠に，飢餓や食欲障害などでからだが極端に

図 3.2
ミロのビーナス像

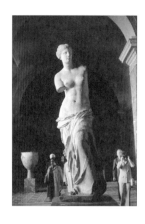

[*Venus de Milo*, Musée du Louvre]

やせ細って体脂肪がなくなっても，乳房だけは立派な状態が維持されるからである．乳房の脂肪とほかの皮下脂肪では，その役割が違うのである．

　例えば，南米に生まれ育った人たちに比べると，私たち日本人の体型は偏平である．横からみた臀部のふくらみが極めて乏しい．この違いは何によるものなのだろうか．アフリカ南部に住む人たちのなかには，臀部に脂肪が蓄積した「臀脂」と呼ばれる大きなおしりがみられる．この臀脂は部族特有のもので，ほかの人たちには観察されない．一般に，臀部の皮下脂肪の厚さは男性で約 2 cm，女性で約 3 cm である．この臀部の皮下脂肪が 1 cm 以下の薄さになると，クッション役の脂肪がないため椅子に長時間座り続けることができなくなる．普段気づかないが，臀部の皮下脂肪は大いに役立っているといえよう．先の南米の人たちと日本人の臀部の皮下脂肪の厚さを比較してみると，両者には大きな差はみられない．つまり，あの突き出たおしりは皮下脂肪の差によるものではない．大きく突き出た臀部の中身は，皮下脂肪ではなく，筋肉の量や骨盤の傾きによるものらしい．

3.2　肥満とはどんな状態なのか？

A. 見ためだけではわからない肥満

　肥満とはどんな状態なのだろうか？　相撲力士や柔道選手のように太って見えたり，実際に体重が重かったりすることを指すのだろうか．実は外見が太って見えたり，体重が重いだけでは肥満とはいい切れない．体重が重くても肥満ではない場合や，外見はやせて見えても肥満の場合だってある．

　肥満かどうかを判断する基準はからだに蓄積した脂肪の割合，つまり「体脂肪率」である（p.43 表 3.1 参照）．脂肪がからだに多量に蓄積しても，その分，筋肉が少ないからだであれば見かけ上は太って見えない．逆に体脂肪が少なくても筋肉が発達したスポーツ選手では，からだは大きく見えて，体重が重い場合もある．見かけだけでは，肥満かどうかを完全に判断することはできない．肥満とは，体重に占める脂肪の割合，つまり体脂肪率が決め手であることをしっかり理解してほしい．

BMI による肥満の判定

肥満を判定する目安として，BMI（body mass index）がよく使われている．BMI ＝体重（kg）÷ {身長（m)}^{2}．日本肥満学会では BMI の値が 18.5 未満を低体重（やせ），18.5 以上 25 未満を普通体重，25 以上 30 未満を肥満（1度），30 以上 35 未満を肥満（2度），35 以上 40 未満を肥満（3度），40 以上を肥満（4度）．標準体重は BMI ＝ 22 としている（2011 年）．

B. 隠れ肥満って知ってる？

　日常生活における運動量と食事量には一定のバランスがある．運動量が通常の生活より増加すると，それに伴って摂取カロリーも自然に増加する．筋肉も体脂肪も非常に少ないスリムな，いわゆる「虚弱なからだ」は，日常の活動量が非常に少なく，食事もそれに見合った少量の生活から生まれる．こんな非常に低い活動量が維持された生活環境で，食事量のみが普通の人と同じであれば，余分なカロリーは体脂肪として蓄えられ，外見は普通でも，筋肉が著しく少なく体脂肪率が高い「隠れ肥満」のからだになってしまう．「私はスリムにみえるから大丈夫．肥満じゃないわ」はすべての人に通用するわけではない．

　筋肉の量は力を発揮する能力と密接な関係をもつ．筋量が少ないと同じ仕事をしても疲れやすく，動くのがおっくうになる．また，筋量の少ないからだは，骨へも影響を及ぼす．筋肉量と骨量との間には密接な関係が認められ，筋量の少ない人では骨量の低下が起こっている．骨量を高めなければならない大事な時期にその目標が達成できなければ，あとで困ったことが待っているのである．なぜなら成人以降，減少こそあれ骨量を増加させることは非常に困難だからである（10章参照）．若いときに充実したからだを養うことは大変重要なのである．

3.3 体脂肪には大切な役割がある

A. エネルギー貯蔵庫としての脂肪

　肥満の判定基準が体脂肪率なら，できるだけ体脂肪を減少させたい．誰もがそう考える．確かに体脂肪が過剰になれば，からだに悪影響を及ぼすことは事実である．しかし，実は体脂肪には非常に重要な役割があるのである．昔から体脂肪はエネルギーの貯蔵庫として，危急の際に重要な働きをすることが知られていた．何らかの事故で飢餓状態になったとき，体内に貯蔵した脂肪を生命の維持に必要なエネルギーとして補給する役割である．60 kg の体重の人が体内に 20％の体脂肪を蓄えているとすると，その人の体脂肪量は 12 kg となる．体脂肪量とは脂肪細胞の量である．脂肪細胞はその体積の約 80％を貯蔵脂肪が占めている．したがって，脂肪それ自体は 1 g あたり 9 kcal のエネルギー量をもつが，脂肪細胞1 g あたりで換算するとエネルギーの量は 7.2 kcal（9 kcal × 80％）となる．12 kg

の体脂肪には，実に 8 万 6000 kcal のエネルギーが貯蔵されている計算になる．残念ながら脂肪のみを利用して生命の維持に必要なエネルギーを供給することはできないが，この 12 kg の脂肪は，実に約 1 か月分に匹敵するエネルギー量である．つまり私たちのからだは豊富なエネルギーを常時貯蔵しているといえよう．このほかにも体脂肪は，体温維持のための断熱材としての補助的な役割や，内臓を保護する役割などが知られている．

B. 脂肪細胞は生理活性物質を分泌する

　最近，脂肪細胞の代謝やその役割に関する研究が進み，脂肪細胞それ自体が重要な生理活性物質を分泌し，私たちのからだが正常な代謝機能を維持するうえで非常に重要な役割を担っていることがわかってきた（図 3.3）．例えば，1994 年の暮れにマウス脂肪細胞の遺伝子群の中から肥満遺伝子が同定され世界中の注目を集めた．この肥満遺伝子から作り出される「レプチン」と命名されたタンパク質は，ホルモンのように脂肪細胞から血液中に分泌され，脳の視床下部にあるレプチン受容体に結合して食欲を抑えたり消費エネルギー量を増加させることによって肥満を防ぐ働きのあることがわかった．この肥満遺伝子はヒトにも存在し，肥満遺伝子産物レプチンを血液中に分泌している．ヒトの場合，肥満マウスにみられるようなレプチン欠損症やレプチン分泌不足によって肥満が発症するわけではない．肥満者の血中レプチン濃度は体脂肪量に比例して高い値を示すことから，レプチンが効きにくい状態，つまりレプチンに対する抵抗性が肥満を引き起こしているらしい．レプチンに対する抵抗性の原因については，今後の研究によって明らかになってくるだろう．私たちのからだには，脂肪細胞が体脂肪の蓄積状況を「レプチン」という伝達物質を使って脳に伝え，体脂肪が過剰になればそれを改善しようとする巧妙な機構が備わっているのである．

　一般に，体脂肪が少なすぎると環境や気温の変化に弱く，病気に対する抵抗力

図 3.3
脂肪細胞から放出される生理活性物質（アディポカイン）
10 数種類のアディポカインが確認されており，図中にはその主要なものを記載.

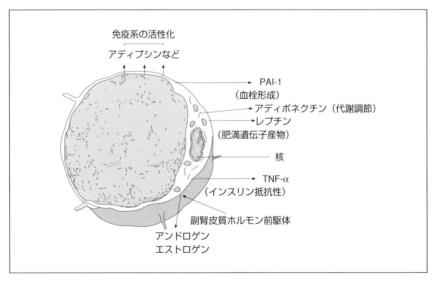

免疫系の活性化
アディプシンなど

PAI-1
（血栓形成）

アディポネクチン（代謝調節）

レプチン
（肥満遺伝子産物）

核

TNF-α
（インスリン抵抗性）

副腎皮質ホルモン前駆体
アンドロゲン
エストロゲン

が低いといわれる．これも脂肪細胞が放出する物質に関係する．免疫系を正常に保つために脂肪細胞が重要な役割を果たしているのである．さらに，身近な話題として女性ホルモンがある．女性の体脂肪率が 16%以下に減少すると月経異常を起こす頻度が徐々に増える．さらに体脂肪が 10%前後まで減少すると月経はまったく起こらなくなる．しかし，体脂肪が増加すると月経は自然と正常に戻るのである．脂肪細胞には女性ホルモンを加工して活性をもった形に変える役割があり，それが正常な月経と関連している．

3.4　肥満はどのようにして起こるのか？

A. 体重のセットポイント説

　体脂肪は，知らず知らずのうちに蓄積する．例えば，還暦(60 歳)を迎えた男性の体重が，20 歳だった頃(60 kg)に比べ 40 年間で 10 kg(70 kg へ)増加したとする．実際には加齢によって筋肉の量が減少するので，体脂肪の増加は体重の増加分以上となる．しかし，ここでは増加した体重の分だけ体脂肪が増加したとしよう．20 歳のときの体脂肪率を 15%とすると，10 kg 増加した 60 歳の体脂肪率は 27%となり，明らかな肥満であることがわかる(表 3.1)．この 40 年間で増加した 10 kg の体脂肪を 1 日あたりに換算すると，毎日約 0.7 g ずつ増加した計算になる．たった 0.7 g なのだ．エネルギー量にして 5 kcal，飴玉半分にも満たないわずかな変化である．国民の肥満傾向が指摘されていることを考えると意外かもしれないが，私たちの体重は長期的にみると実に巧妙に調整されている．一時的な食べ過ぎや逆にダイエットで短期的に体重が変動することがあっても，長期間のエネルギー収支は厳密に制御されている．このメカニズムを説明する仮説が「体重のセットポイント説」である．

　実験動物に強制的に過食させて体重増加を引き起こすと，その動物は食欲を失う．サルの実験では，体重が 25%増加したときに餌の摂取量がほぼゼロになり，その後体重が減少するにつれて摂食量は回復したという．ヒトでも同様の現象が観察されている．健康な男性に通常よりも 1 日あたり 1000 kcal 多い食事をとってもらい短期間に体重を 1 ～ 2 kg 増加させたところ，その後の自由な摂食時にとった食事量は通常よりも 1 日に約 500 kcal 少なかった．反対に絶食によって体重を減少させると，その後の自由な摂食時で食欲は増加し，体重は元に戻る．このように，動物も私たちの体重もセットされた体重以下に減少したときには，摂食行動やエネルギー代謝の調節によって決められた体重に戻ろうとする．また，

	男性	女性
標準	15 ～ 20%	20 ～ 25%
軽度肥満	20 ～ 25%	25 ～ 30%
肥満	25%以上	30%以上

表 3.1
体脂肪率による肥満の判定

体重がセットされた値以上になっても同様の反応が作用し，元の体重に戻ろうとするのである．

B. 体脂肪はこうして蓄積する

　それでは，肥満はどのようにして生じるのだろうか．肥満の原因については，現在でも十分に解明されているとはいえないが，おおよそ次の4つ（a. 遺伝，b. 過食，c. 運動不足，d. 摂食パターン）の主要因が考えられている．

a. 双子なら太りやすさも一緒？

　遺伝素因が同じである一卵性双生児を対象に，体脂肪の増加に及ぼす遺伝の影響を検討した調査結果を紹介しよう．被験者となったのは12組の一卵性双生児である．彼らは大学内にある寮に宿泊し，24時間体制でその行動が管理された．毎日30分間行う屋外散歩以外は極力運動が制限され，読書やテレビ鑑賞，テレビゲーム，カードなどで毎日を過ごしたのである．太ることを目的にした実験とはいえ，大変な努力である．一方，各自の摂取カロリーは実験前に行った食事の予備調査をもとに算出され，普段の生活よりも約1000 kcal過剰な食事を約3か月間摂取したのだった．

　調査3か月後，彼らの体重は平均で約8 kg増加し，実験前に11%だった体脂肪率は平均で約18%にまで増加した．図3.4はこの実験での体重増加量の一致度を双子のペアー間で比較した結果である．双子の一方の体重が増加した量と，もう一方の体重が増加した量には一定の関係が認められ，太りやすい双子と太りにくい双子が存在した．しかし，遺伝素因が同じであるとはいっても双子ペアーの太りやすさには必ずしも密接な関係は認められていない．体脂肪の増加についても同様の結果で，遺伝が太りやすさに貢献する度合は3割弱と推定できる．

　一卵性双生児を調査した別の研究でも，思春期までは双子の一方が肥満であれば，もう一方も肥満である確率は約7割と高いが，成人した双子では生活環境により肥満の一致率は約3割と減少することが報告されている．したがって，太

図 3.4
一卵性双生児の体重
増加量の一致度[1]
（Bouchard ら，1990）

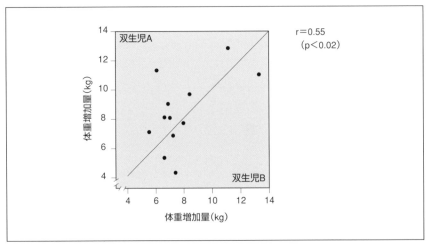

りやすさは遺伝による影響を受けるものの，それのみによって決定されるわけではなく，食習慣や運動習慣など環境因子による影響を多分に受けていることを物語っている．

b．食べ過ぎによる体重の増加

（1）やせの大食いは吸収能力の差？　食べた栄養素は消化管から吸収され体内に取り込まれる．通常，摂取したエネルギー量の約8～9割は体内に吸収されるものと考えられている．「やせの大食い」は食物の吸収がよくないから太らない，とよくいわれるが，実験的には食物の吸収能力にやせている人と太っている人で大きな差はみられないらしい．一方，食事中にからだが熱くなったり，ときには汗をかいたりすることを経験する．これは食事誘発性の熱放散で，1日に消費する総エネルギー量の約1割が食物の吸収時に熱となって失われる．したがって，単純に「摂取量と消費量の差が貯蔵されるエネルギー量」という式が成り立っているわけではないが，過剰な摂取エネルギーが体脂肪の増加に関与していることは誰もが認める事実であろう．

（2）過食のメカニズム　肥満の原因の1つである過食はどのようなメカニズムで発生するのだろうか．ごく身近な因子としてストレスがある．一般に強いストレスを感じるような環境におかれると，イライラし，それを解消するため食べ物を買い込んで，手あたり次第食べてしまうような食行動が観察される．実験的にもストレス誘発性の過食を引き起こすことができる．しっぽを痛がゆいくらいに刺激すると，ネズミは過食におちいり急激な体重の増加を起こすのである．食べることによってストレスを解消しようとしているのである．

2番目の因子は血糖値を一定に制御する働きが壊れることにある．食後に満腹感を感じるのは，視床下部にある満腹中枢（腹内側核）が刺激されることによって起こる．この刺激で重要なのが血糖値（血中のブドウ糖［グルコース］量）である．正常な人では血糖値が120 mg/dL前後で満腹感を生じるが，肥満者では満腹感を生じる血糖値が上昇しているらしい．

3番目はインスリンである．肥満者の多くにインスリンの分泌過剰が認められている．インスリンには血糖値を下げる作用があり，脳の空腹中枢（摂食中枢，視床下部外側核）を刺激して食欲を増加させる．また，インスリンはそれ自体，空腹中枢を直接刺激して食欲を増す作用がある．その他の因子として，脳内にあるセロトニンなどのモノアミン，あるいはペプチドホルモンなど神経伝達物質の関与が考えられている．

c．運動不足がもたらす体重の増加

（1）食欲の調節　摂取エネルギーと消費エネルギーのバランスから考えると，運動不足は消費するエネルギー量を減少させ，余分なエネルギーをもたらしやすい．それだけではない，運動不足のからだはそれ自体が太りやすい状態に陥っているといえる．図3.5は運動量と食欲および体重変化の関係について検討した実験結果である．ネズミが運動する時間を徐々に増やしていくと，消費エネルギー

図 3.5
運動量と食欲および
体重変化の関係 [2]
（Mayer ら，1954）

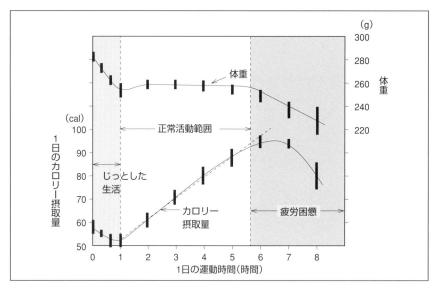

の増加に比例して摂食量が増加する．しかし，このような状態では体重の変化は観察されない．ところが，運動量が極端に少なくなるとネズミはどの程度の餌が適量かを把握できないかのように，必要でもない量の餌を摂取し，体重増加を引き起こすのである．逆に過労ともいえる運動量（6 時間/日以上）では摂食量が低下し，それに伴う体重減少が認められる．まったく同じような結果は，日常の身体活動量が異なる職種の人々を調査した研究でも観察されている（コラム「肥満と身体活動レベル」参照）．このような身体活動と摂取カロリー，その結果としての肥満との関係を考えると私たちの生活をよく反映しているように映る．適度な運動は，活動量に見合った摂取エネルギー量を決定するうえで重要なシグナルになっているのだろう．そして，低い活動量は「必要な摂食量を自覚する能力」を混乱させ，肥満を導くのではなかろうか．

Column　　肥満と身体活動レベル

　大きな会社にはさまざまな部署があり，仕事の内容も大きく異なる．毎日，オフィスで座ったまま作業を行う事務従事者，工場で製品の組み立てや加工を行う軽作業従事者，製品の梱包や運搬，あるいはゴミ・廃棄物の運搬処理を行う重労働従事者など，身体活動の面からも職種には大きな違いがみられる．この身体活動レベルの違いが 1 日の摂取カロリー量あるいは肥満度に及ぼす影響について調査した研究を紹介する．

　この調査は，インド南部のカリカット近郊にある大規模な工場を中心に実施された．工場に働く従業員など 800 名の男性の中から身長が調査基準の範囲（155 ～ 160 cm）にある 213 名が今回の対象者として抽出された．

　下図にあるように，身体活動レベルは職種によって 5 つのカテゴリーに分け

られた．事務職員でも工場の敷地内にある寮に住み通勤にほとんど時間がかからない者から，徒歩や自転車で遠方からの通勤する者，さらには余暇時間にスポーツや運動を積極的に愛好する者など，勤務時間外の身体活動量は異なっていた．そこで事務職員は，通勤や余暇時間の身体活動レベルから4段階に分けられた．実際に1日の身体活動量をエネルギー消費量として評価しているわけではないが，軽作業従事者から中作業，重作業従事者と身体活動レベルが高くなるにつれて摂取カロリーは高値を示していた．しかし，これらの集団の体重はほぼ一定で，身体活動量に見合った量のカロリーを摂取していることがわかる．一方，軽作業者から座業者の範囲では，身体活動レベルの低い者に高い摂取カロリーがみられた．その結果として体重は大きな値を示し，肥満傾向にあった．身体活動レベルが低くなるとなぜ摂取カロリーが増加するのか，その機序は不明である．しかし，この研究では座業者（管理職や屋台オーナーなど）の高い摂取カロリーは，脂肪含有量の高い食事をとっていることも関係しているようである．このように，ネズミの身体活動量と餌の摂取量，そして体重との関係を観察した結果（図3.5）と非常によく似た現象がヒトを対象にした調査でも観察されている．ある一定以上の身体活動レベルであれば，摂取カロリーは身体活動量に比例して増加する．しかし身体活動量がある一定以下になると，消費エネルギー量は低いにもかかわらず摂取カロリーは増加する．この「ある一定の身体活動」の境目は，この研究の結果から「軽作業労働」であることが示されている．

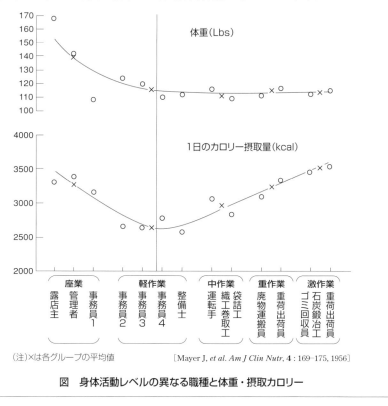

(注)×は各グループの平均値　　　　[Mayer J, *et al. Am J Clin Nutr*, **4** : 169–175, 1956]

図　身体活動レベルの異なる職種と体重・摂取カロリー

（2）インスリンの分泌過剰　　運動不足は，血糖値を下げる働きのあるインスリンの効果も鈍らせる．インスリンに対する抵抗性（p.20参照）が運動不足によって高まると，同じ効果を生むために過剰のインスリンが分泌されることになる．

このインスリン分泌過剰の状態は，からだに脂肪が蓄積されやすい代謝状態なのである．

　（3）安静時のエネルギー代謝量の減少　　安静時のエネルギー代謝量は私たちが１日に消費するエネルギー量の約７割を占める．運動不足はそれ自体が消費エネルギー量を減らす原因になっているが，そればかりではなく，安静時のエネルギー代謝量にも影響する．運動をすると，その後の回復期にも代謝は高い状態が維持される．しかし，運動不足の生活では代謝は低いままとなり，安静時のエネルギー代謝量は徐々に減少してくる．さらに，運動不足が長く続くと，安静時エネルギー代謝量を決める筋量それ自体が低下するため，安静時代謝は慢性的に低下してしまうのである．運動不足はすべての面において体脂肪が蓄積しやすい環境をつくる．

d. どんな摂食パターンが肥満を招くのか

　肥満を予防するために「寝る前は食べるな」，「食事は決まった時間にとれ」，とよく聞く．実際，食事の回数やタイミングは太りやすさに影響する．１日に摂取する食事量が同じでも，食事の回数によって太りやすさに差がみられる．決まった量を１回で食べた人に比べ，その量を数回に分けた人の方が肥満しにくい．動物を使った実験でも食事の回数，つまり１回のドカ食いが太る原因であることが明らかにされている．食事のタイミングとしては，日中の活動期よりも夕方から夜にかけての休息期の方が太りやすい．このことは，同じ食べ物を食べても，食事の回数やそのタイミングによって胃や腸からの吸収能力に差が生じることを意味している．

　食べ物が必要なときにすぐ手に入る飽食の現代とは違い，私たちの祖先は常に飢餓状態にさらされながら生きてきた．何日も食物が手に入らないことだって当然あったはずである．獲物が多少多めに手に入ったときに，からだはエネルギーを積極的に蓄えようとする．ごく自然なしくみだ．私たちのからだは，その当時の機能を今も引き継いでいる．この機構は，自然界の生命が生き抜くために獲得した知恵なのだろう．

　この，飽食の時代といわれる今，世間では「吸収の悪い時間帯である朝食はたくさん食べ，吸収のよい時間帯の夕食はあまり食べるな」という．本当にこれでいいのだろうか．自然界の動物がそうだし，私たちの祖先もそうだったように，１日中歩き回って獲得した獲物を夕方にみんなで分けあって食べ，その後は休息をとる，そんな生活を続けてきた．「運動，食事，休息」の順番がごく自然の姿で，決して「食事，運動，食事，休息」の順番ではない．活動する筋肉に多くの血液が配分される日中は，当然，食物の吸収能力は低い．食物の吸収能力が高いときに食事をとるのは，ごく自然な姿である．適切な量の食事ならば，食事の回数が１回でも，それを夜間に食べようと，肥満になることはない．１日 2000 kcal の食事は，いつどのように摂取しようと 2000 kcal 以上にはならないはずである．

3.5 肥満を評価するための方法

A. 肥満度を正しく測定する方法

　スリムなのに太っていると思い込んで，必要以上にやせたいと願っている女性が多い．しかし，先にも述べたように適度の体脂肪は，正常な代謝機能を維持するうえで不可欠である．肥満度や体脂肪に関する誤解をなくすためには，誰もが正確な体脂肪率を把握する必要がある．

　現在，体脂肪率を測定する方法には大きく分けて2つの方法，すなわち直接法と間接法がある．直接法とは，からだの中に蓄積した脂肪組織をすべて取り出し，その量を計測する方法だが，当然生きた人間で行うことはできない．一方，間接法には，国際的に最も普及し信頼性の高い「水中体重秤量法」のほかに，簡易推定法である「キャリパー法」や「超音波法」，「インピーダンス法」など，さまざまな方法が考案されている．いずれの間接法も推定の精度を高めるために最大限の工夫が行われてきた．しかし，あくまでも間接的な方法であり，どんなに正確な測定を実施しても推定の誤差は必ず生じるのである．

a. 体脂肪率を計算してみよう

　不思議に思うかもしれないが，体脂肪率を算出するときに用いる推定式は男女を問わず，青年でも中年でも同じである．乗るだけで体脂肪率が表示される体重計でもこの推定式が使われている．今から40年ほど前に作成されたこの推定式だが，現在でも世界中のいたるところで利用されている．

　　　体脂肪率(%) = 457 ÷ 身体密度 − 414　（ブロゼックの推定式）

　この体脂肪率を算出するための推定式をみると「身体密度」という項目に気づく．身体密度とはからだの密度，すなわち，体重をからだの体積で割った値である．体重は体重計で簡単に測定できる．しかし，からだの体積を測るのは思ったほど簡単なことではない．そこで体積を推定する方法やその他の代用方法が考案されている．

b. からだの体積を測る水中体重秤量法

　水中体重秤量法(図3.6)は，からだの体積をアルキメデスの原理に従って測定する方法である．水の中に身体を沈めるとからだが軽くなった感じを経験する．アルキメデスの原理によれば，物体はその体積に相当する浮力を受ける．つまり，水中に身体を沈めて測定される水中での体重は，からだの体積に見合った水量の浮力を受けて軽くなる．したがって，空気中での体重と水中での体重の差が浮力ということになり，この浮力を水の密度で割ればからだの体積が求まることになる．現実的には私たちが水中に潜った場合，肺の中の空気を最大限吐き出したとしても，依然肺には吐ききれない空気(残気量)が残ることになる．この残気量を補正することにより真の体積が算出できる．体脂肪率の測定精度は非常に高く，同じ人を繰り返し測定しても体脂肪率にして1%以内のずれに収まる．

c. キャリパー法

　指先で腹や腕など，皮下の脂肪組織を容易につまみ上げることができる．キャリパー法は，指先の代わりにつまみ部分にかかる圧（10 g/mm²）を規定した市販のキャリパー（図3.7）を使って，脂肪組織の厚み（皮脂厚）を計測する方法である．この方法は，測定が容易なことやキャリパーが比較的安価なこともあり，体脂肪測定の簡易法として古くから利用されてきた．キャリパー法で測定された皮脂厚と身体密度（体脂肪率）との間には比較的よい相関関係が示されることから，両者の関係を利用して皮脂厚から身体密度を算出する推定式が数多く作成されている．キャリパー法では，皮下にある脂肪組織を二重につまみ上げるため，実際の皮下脂肪組織の厚さを2倍した値を示すはずである．しかし，キャリパーで測定される皮脂厚は実際の皮下脂肪の厚さの2倍にはならず，個体間においても，あるいは個体内でも測定する部位によって両者には大きな違いが観察される．人によって皮膚の固さや張りに違いが観察されるためである．

d. 超音波Bモード法

　皮下脂肪層や筋肉のようすを画像として映し出す超音波Bモード法では，高い精度で皮下脂肪組織の厚さを計測することが可能である（図3.8）．からだに蓄積する体脂肪の約8割は皮下組織に存在するため，皮下脂肪厚と身体密度との間には高い相関関係が認められる．この両者の密接な関係を利用して，皮下脂肪厚から身体密度を算出する推定式が開発されている．しかし問題点がないわけではない．小型で携帯用の超音波装置が開発されたとはいえ，装置はまだまだ高価

図 3.6
水中体重秤量法

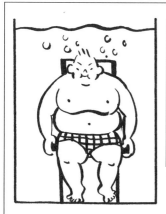
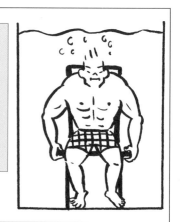

175 cm	身長	175 cm
70 kg	体重	70 kg
2.5 kg	水中体重	4.0 kg
67.5 L	体積	66 L
1.037 g/mL	身体密度	1.061 g/mL
26.7 %	体脂肪率	16.7 %
19.1 kg	体脂肪量	11.6 kg
50.9 kg	除脂肪量	54 kg

＊体積＝体重－水中体重

図 3.7
キャリパー法による
皮脂厚の計測

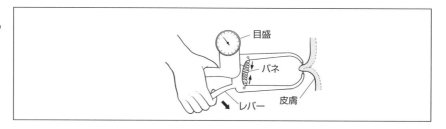

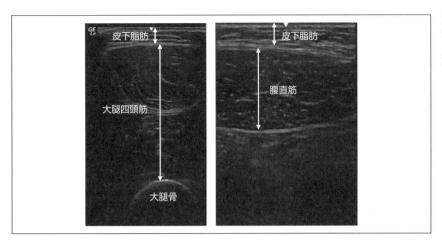

図3.8
超音波Bモード法
（大腿四頭筋・腹直筋）

である．また，皮下脂肪層の画像を撮影する際，皮膚に強い圧が加わると数値が変動してしまう．

　しかしながら，画像として映し出された皮下脂肪層を見ると誰もが驚きと納得を感じるのである．

e. 生体電気インピーダンス法

　近年，体脂肪率を簡便に測定する方法として生体電気インピーダンス法が注目されている．体重計に乗るだけで体脂肪率も同時に測定できる装置がこれである．この生体電気インピーダンス法を体脂肪率の評価に利用する基本的な原理は，①生体の除脂肪組織（からだから体脂肪を除いた残りの組織），なかでも骨以外の組織では電解質含有量が高く，電気伝導性に優れていること，そして②伝導体の体積とインピーダンス（電気抵抗）との間には幾何学的な関係が成り立っていること，などに基づいている．研究用の装置は，体肢に電極を貼付して通電を行い，そのときの生体インピーダンス値を計測するものだが，市販されている簡易装置では測定の安定性の面で問題点も残されている．インピーダンス値と身体密度との間には比較的高い相関関係が観察され，身体密度を評価する推定式が提案されている．

B. 肥満にも種類がある―りんご型と洋なし型―

　同じ肥満度でも，体脂肪分布の違いによって生活習慣病の発症に大きな差がみられる．この事実を最初に提唱したのはフランスのバーグ博士である．今から半世紀以上も前（1956年）にさかのぼるが，当時はあまり注目されなかったらしい．その後，1980年代に入ると医療機器の進歩も手伝って，体脂肪分布と生活習慣病との密接な関係が浮き彫りとなり，先の仮説が現実のものとなった．腹部を中心に脂肪が蓄積しやすい上半身型の肥満（りんご型）では，糖代謝の異常や脂質代謝の異常あるいは高血圧症などが，下半身型の肥満（洋なし型）に比べ非常に高い割合で発症することが確認されたのである（図3.9）．

図 3.9
肥満のタイプ

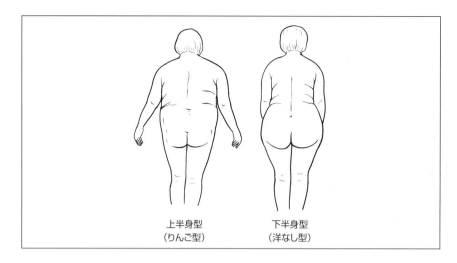

上半身型
（りんご型）　　　下半身型
（洋なし型）

若年男性では体脂肪の約 8 割が皮下組織に，残りは腹腔内の大網や腸間膜（内臓脂肪）に付着している．中年以降に腹がだんだんせり出してくるのは，腹部の皮下脂肪ではなく，実は内臓脂肪が増加しているからである．この内臓脂肪の蓄積が生活習慣病を引き起こしていると考えられている．一般に内臓脂肪の割合は，女性よりも男性において高く，加齢によって男女ともに増加することが知られている．

C.　ウエストとヒップの周囲径

メジャー 1 つで内臓脂肪の蓄積状態がわかってしまう方法，それがウエストとヒップの周囲径比である．内臓脂肪が蓄積してくると腹が徐々にせり出してくるが，その形態的な特徴を計測するのがウエスト/ヒップ比である．現在，国際的にもさまざまな調査に利用されている．実際にウエスト/ヒップ比と内臓脂肪量の関係を検討すると図 3.10 のように直線的な比例関係が認められる．ベルトがきつくなってくるのは，内臓脂肪が徐々に増加しているからだといえよう．ヒップに対するウエストの周囲径が男性では 95%，女性では 85% を超えたら，あなたは立派な上半身型肥満の予備群である．

D.　内臓脂肪は目でみえる

X 線 CT 法や MRI といった医療機器を使うと，一目瞭然，内臓脂肪も皮下脂肪も見えてしまう．臨床の現場では撮影した腹部断層像から内臓脂肪と皮下脂肪の面積比を算出し（図 3.11），肥満タイプの評価に利用している．しかし，測定には高価な医療用機器が必要なため一般になじみはうすい．

超音波 B モード法によっても内臓脂肪の蓄積状態を簡易に観察することができる（図 3.12）．この方法は，「みぞおち」の部分を超音波法で撮影し，肝臓の前面にあたる腹膜上の脂肪の厚さを観察するものである．この腹膜上の脂肪厚が内臓脂肪の蓄積を表す有効な指標と考えられている．

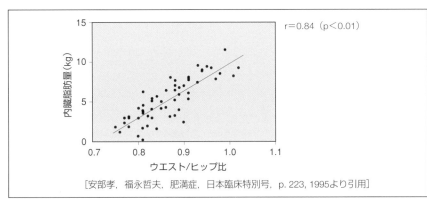

図 3.10
ウエスト/ヒップ比
と内臓脂肪量の関係

[安部孝，福永哲夫，肥満症，日本臨床特別号，p. 223，1995より引用]

図 3.11
MRI 法による
腹部断層像
①皮下脂肪タイプ
②内臓脂肪タイプ

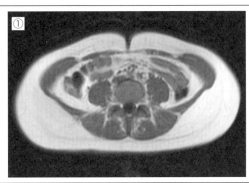

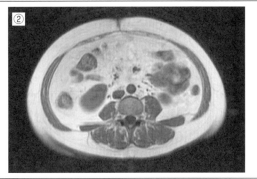

図 3.12
超音波 B モード法
による内臓脂肪（腹
膜前脂肪）

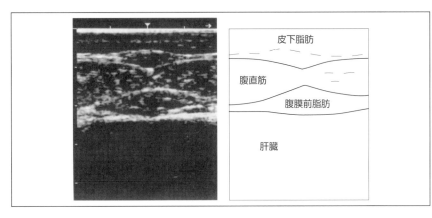

練習問題

1）肥満の判定基準について説明せよ．

2）肥満の原因について 4 つあげ，簡単に説明せよ．

3）肥満のタイプと生活習慣病との関係を説明せよ．

4）体脂肪率を評価する方法を 3 つあげ，簡単に説明せよ．

参考引用文献

1）Bouchard, C. *et al., New Eng. J. Med.*, **322**, p.1479, 1990
2）Mayer, J. *et al., Am. J. Physiol.*, **177**, p.544, 1954

4章 肥満を改善するための方法

4.1 安静時エネルギー代謝を高める

A. 安静時エネルギー代謝量とは

　何もしない安静の状態でも，からだは生命の維持に必要なエネルギーを消費する．心身ともにリラックスした安静の状態で消費されるエネルギー量を「安静時エネルギー代謝量（以下，安静時代謝量）」と呼んでいる．一般成人では，1日に消費される総エネルギー消費量のなんと60〜70%は安静時代謝量である．不活動なライフスタイルでは，その割合が80%以上にも達することすらある．したがって，安静時代謝量の大小（増減）は，体重コントロールや肥満の解消に関与する重要な要因となっている．

　安静時代謝量の増減には，基本的に2つの要因の関与が考えられる．ひとつは骨格筋など，からだの組織や器官の重量が変化した場合，もうひとつは組織や器官におけるエネルギー代謝率が変化した場合である．安静時代謝量に対するトレーニング効果を理解するためには，この2つの要因がトレーニングによってどのように変化するかを考える必要がある．

　持久性トレーニングでは，一般に体脂肪量の減少は認められるものの，筋量の指標である除脂肪量の変化はほとんど起こらない．一方，以前から除脂肪量あたりのエネルギー代謝率が持久性トレーニングによって上昇する可能性が報告されてきた．その理由として，トレーニングに伴う甲状腺ホルモンの分泌増加や神経伝達物質であるノルアドレナリンの分泌増加，さらには筋タンパク質合成の上昇などが指摘されてきた．しかし，このような変化は一過性のものであり，トレーニング（1回の運動）後24時間以内にほぼ消失してしまうことが最近の研究で明らかになった．したがって，持久性トレーニングによって安静時代謝量が上昇することはないようである．

　レジスタンス・トレーニングの主要な目的は，骨格筋量を増加させることである．したがって，筋量の増加が起これば，その増加に見合った安静時代謝量の継続的な上昇が少なくとももたらされる．これまでの研究では，レジスタンス・ト

レーニングによって除脂肪量が1kg増加した場合，安静時代謝量の上昇は約50 kcal／日と見積もられている．一般に除脂肪量の増減は，その構成組織である骨格筋量の変化を意味する．しかし，現在考えられている安静時における骨格筋のエネルギー代謝率は1kgあたり13 kcal／日と低く，レジスタンス・トレーニングによって除脂肪量が1kg増加した場合の50 kcal／日とは一致しない．この違いについては十分には解明されていないが，おそらく筋の量的な変化にプラスして代謝率の変化も起こっている可能性が考えられる．事実，高齢者では，レジスタンス・トレーニングで除脂肪量が1kg増加すると安静時代謝量は約90 kcal／日上昇し，若年者の場合よりも高い．トレーニングによって単位除脂肪量あたりの安静時代謝量が若年者よりも高齢者において大きく増加するのは，加齢によって低下した骨格筋のエネルギー代謝率が高まった結果と考えることができる．

B. 体重が増加しない1日のエネルギー消費量の目安

　安静時代謝量は，基本的にからだの大きさに比例する．一方，1日の総エネルギー消費量は身体活動レベルによって変化（増減）する．この安静時代謝量と総エネルギー消費量の比から体重（体脂肪）増加を抑制するための身体活動量の目安を導き出せる可能性がある．成人男女を対象に実施した調査によると，安静時代謝量に対する1日の総エネルギー消費量の比が1.75以上であれば体重の増加は起こらないらしい．この1.75という比を使って標準的な日本人の安静時代謝量から総エネルギー消費量を算出すると，中年男性では約2400 kcal／日，中年女性では約2000 kcal／日，高齢男性では約2000 kcal／日，高齢女性では約1700 kcal／日，という数値が得られる．この総エネルギー消費量を体重あたりの数値にすると37〜40 kcal／日となり，エネルギー所要量における生活活動強度の「やや重い」以上に相当する．肥満を予防するための体重コントロールには，積極的な身体活動レベルを維持することが必要である．

4.2 運動と肥満との関係

A. スポーツ選手の体脂肪率

　鍛えぬかれた筋肉，極めて薄い皮下脂肪，オリンピックの桧舞台で活躍するエリート選手達の肉体は，まさに芸術作品である．図4.1は，男女エリート選手の体脂肪率を競技種目別に比較したものである．マラソンや陸上競技の短・長距離，ボクシングやレスリングの軽量級，あるいは器械体操など，体重を両脚で支えて移動の速さを競うような競技，あるいは素早い身のこなしが要求される競技の選手では，体脂肪率が男子で7〜8%，女子で12〜15%と非常に低い．一般に過剰の体脂肪は競技のパフォーマンスを低下させるため，選手は体脂肪の少ない，しぼられたからだを目指してトレーニングに励む．

　皮下脂肪が1mmずつ全身に蓄積すると，計算上，体脂肪量は約1.5 kg増加

図 4.1
日本人一流スポーツ
選手の体脂肪率[1]
(北川薫, 1987)

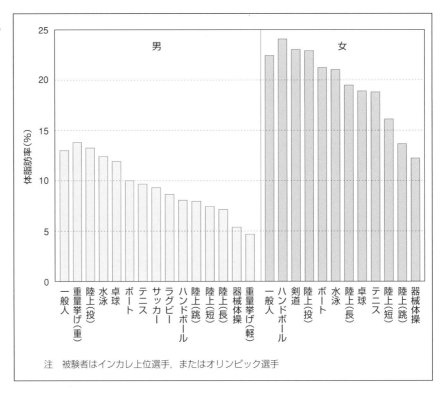

注　被験者はインカレ上位選手，またはオリンピック選手

することになる(からだの表面積(約 1.5 m^2)×皮下脂肪の厚み).

　体脂肪率が 7 ～ 8%の男子選手なら，約 5 kg の体脂肪をもつ計算になり，皮下脂肪の厚さに換算すると約 3 mm となる．一般男性ではからだの部位による差はみられるものの，10 ～ 15 mm の皮下脂肪が蓄積している．エリート選手の体脂肪がいかに少ないかが実感していただけただろうか．同様に女子選手の 15%(体重を 55 kg とする)は，体脂肪にして約 8 kg であり，女子の体表面積が男性より小さいことを考慮しても皮下脂肪の厚さは 7 mm 程度となる．

　一方，スポーツの種目によっては高い体脂肪率が観察される．相撲やアメリカンフットボールの大型選手のように，大きな体重それ自体が競技の有力な武器となる種目やポジションの選手では，腹部の皮下脂肪厚が 100 mm 程度の選手もいる．スポーツ選手であっても体重が 100 kg 以上にもなると，残念ながら，体重増加には体脂肪の蓄積を伴う必要があるらしい．

B. 1日1万歩の効果

　国民の多くが自分の健康に不安を感じ，健康や体力の増進のために運動やスポーツを楽しみたいと考えている．そんななか，ウォーキングは生活に密着した運動で，最も人気の高い種目である．総理府の統計調査によると，実に国民の 4 人に 1 人がこのウォーキングを実施している．万歩計はウォーキングを楽しむ人達だけでなく，日常の活動量を把握したい人達にとっても大変便利な装置であ

	万歩計による1日の平均歩数		
	8000歩未満	8000〜10000歩	10001歩以上
人数(人)	11	10	13
年齢(歳)	50.1 (6.7)	82.2 (6.7)	48.5 (6.1)
身長(cm)	163.2 (6.8)	161.7 (6.2)	163.4 (5.2)
体重(kg)	68.6 (10.9)	60.5 (8.1)**	57.9 (6.9)**
BMI(kg/m^2)	25.7 (3.2)	23.1 (2.3)**	21.7 (2.3)**
ウエスト/ヒップ比	0.93 (0.07)	0.90 (0.05)	0.85 (0.08)**
体脂肪率(%)	20.6 (3.6)	17.8 (3.3)	15.3 (2.7)**
最高血圧(mmHg)	128 (10)	120 (15)	123 (22)
最低血圧(mmHg)	78 (9)	80 (11)	79 (13)
総コレステロール;TC(mg/dL)	210 (25)	197 (28)	185 (33)**
HDコレステロール;HDL-C(mg/dL)	42.5 (6.7)	46.5 (8.9)	57.8 (8.6)* **
HDLC/TC比	0.21 (0.05)	0.24 (0.07)	0.32 (0.06)* **

表4.1
万歩計による1日の平均歩数と身体組成
(安部ら, 1995)

＊：8000〜10000歩の群と10001歩以上の群の有意差.
＊＊：8000歩未満の群と8000〜10000歩の群, および10001歩以上の群の有意差.
注 ( )内の数値は標準偏差.

る. 最近では歩数だけでなく歩行時の加速度も同時に計測し, 運動時のカロリーを算出する装置もある. 日曜日や雨の日など屋外に一度も出かけない日の歩数は1000歩以下と少なく, 週末遠出した時には1万歩以上にもなる. しかし, 通常の生活における1日の平均歩数は7000〜8000歩である. 表4.1に, 万歩計による1日の平均歩数と肥満度や血中脂質との関係について示した. 「1日に1万歩」とよくいわれるが, 1万歩以上の群では明らかに体脂肪率が低く, 内臓脂肪量の指標であるウエスト/ヒップ比も有意に小さい. また, この1万歩以上群では血中の総コレステロールが低く, 逆にHDLコレステロールが高かった(p.25参照). 食事による摂取カロリーは歩行数が高い群ほど多く, 運動量に比例していた. 歩くという, ごく当たり前の運動が健康なからだを育む基本となる. 背筋を伸ばし, 歩幅を広げて元気に歩くことから始めようではないか.

C. 運動だけで肥満は解消されるのか?

肥満あるいは肥満ぎみの人達のなかには運動不足を実感している人が多い. ひとたび肥満が気になり出すと, 運動不足だけが肥満の原因とばかりにスポーツや運動に熱中する. しかし, 3日坊主とはいわないまでも, 突然運動を開始しても体脂肪が減少するどころか, かえって体重が増加し, やる気をなくすケースもある. 先にも述べたように, 運動不足は肥満を誘発する重要な要因だが, 運動だけで肥満がすべて解決されるわけではない. 運動と食事, 両方のバランスが重要となる. 一般の人達が相当努力してスポーツや運動を行ったとしても, 消費されるエネルギー量はせいぜい200〜300kcalである. 1週間, 毎日行っても約2000kcal, これが体脂肪の減少にのみ利用されたとしても体脂肪は300gしか減少しない. 確かに毎日規則的に運動を行えばスタミナや筋力などの体力要素は確実に高まる. しかし, 私たちの周りには幸か不幸か加工された高カロリー食品

があふれている．昔なら素材をそのまま調理して食べていたのだが，今は素材から栄養素のみを抽出し，加工食品として濃縮したものを食べる．食事の量は決して多くなくても，過剰なエネルギーを簡単に摂取しやすい環境にあるといえる．相撲力士が激しい稽古を行っていても，その稽古量以上に食事をとれば体重は維持されるどころか増加する．つまり，肥満を解消するには，食事を十分に管理し，運動の有効性が的確に現れるよう考慮する必要がある．

D．どんな運動が望ましいのか

　体脂肪をできるだけ減少させるためには，運動中や運動後の回復期にエネルギー源として効果的に脂肪（脂肪酸）を燃焼させる必要がある．運動によってエネルギーを多量に使うことは重要だが，そのなかで脂肪をできるだけエネルギーとして有効に使うことも肥満解消には大切である．運動の開始初期や短時間の激しい運動では，おもに筋肉中の高エネルギーリン酸系（ATP-CP系）やグルコースが利用され，脂肪はほとんど使われない．脂肪が運動中のエネルギー源として有効に使われるためには，糖に比べ時間がかかるのである．また，脂肪を燃やすためには糖に比べて多くの酸素が必要なため，脂肪は激しい運動時には使われにくい．つまり，脂肪を上手に使うには比較的低強度の運動を長時間行う必要がある．

　安静状態での糖と脂質の利用比率はほぼ50％ずつだが，運動の強度が低いうちは変化がみられず，運動強度60％（60%$\dot{V}O_2$max）まではその利用比率が維持される．運動強度の上昇に比例して単位時間あたりの消費されるエネルギー量は増加するので，運動強度60％までは脂肪利用量が増加することになる．例えば，図4.2は実施した運動の強度と血中脂質の変化について検討した結果である．運動前に脂質を経口負荷し，血中に十分拡散した後，3種類の運動強度で20分間の有酸素運動を実施した．その結果，外因性の血中脂質は運動強度が60％の運動において最も速やかに減少した．運動強度が40％の運動でも有効な脂質の燃

図4.2
運動強度と血中トリグリセライド値[2]
（伊藤朗，1982）

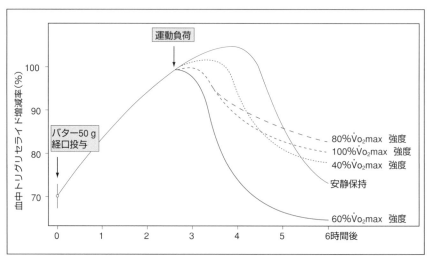

	運動習慣のない者 （n = 12）	運動習慣のある者	
		週1〜2回（n=12）	週3〜6回（n=11）
年齢（歳）	43.8　（3.1）	44.8　（3.8）	43.9　（3.4）
身長（cm）	155.3　（5.5）	155.3　（5.8）	156.4　（6.1）
体重（kg）	57.3　（6.2）	53.1　（6.1）	50.9　（3.3）*
BMI（kg/m²）	23.8　（2.6）	22　（2.4）	20.8　（0.7）*
体脂肪率（%）	30.4　（4.6）	28.8　（2.7）	22.5　（3.3）* **
除脂肪量（kg）	39.7　（3.3）	37.8　（4.3）	39.5　（3.5）
体脂肪量（kg）	17.6　（4.1）	15.3　（2.6）	11.4　（1.7）* **
皮下脂肪量（kg）	10.7　（2.9）	9.3　（2.5）	7.1　（0.6）* **
内臓脂肪量（kg）	6.9　（1.8）	6　（0.7）	4.3　（1.3）* **
内臓脂肪割合（%）	39.6　（6.5）	40.2　（7.2）	37.4　（6.1）

表 4.2
運動習慣と内臓脂肪
量および皮下脂肪分
布
（安部ら，1994）

＊：p＜0.01：運動習慣なし vs 週3〜6回.　　＊＊：p＜0.01：週1〜2回 vs 週3〜6回.
注 （ ）内の数値は標準偏差.

焼がみられたが，相対的な運動強度が低い分，単位時間あたりに消費されるエネルギー量は少なく，結果的に血中脂質の低下は運動強度 60％よりも遅れる．しかし，運動時間だけの問題であり，運動強度が 40％でも十分に効果が期待できる．特に高齢者や体力レベルの低い人には，40 〜 50％の運動強度で比較的長く運動を継続することが脂肪利用の面から有効である．

E. エアロビクス愛好者の内臓脂肪

　体脂肪の燃焼に効果的な有酸素運動が内臓脂肪や皮下脂肪の低下に及ぼす効果を検証するため，エアロビクス（エアロビックダンス）のレッスン回数を基準に，週 1 〜 2 回の群，週 3 〜 6 回の群，および規則的な運動習慣のない群，に分けて体脂肪分布を比較してみた（表 4.2）．対象となった中年女性の体脂肪率は，エアロビクスの頻度が高い者ほど低く，40 歳代の女性でも週 3 〜 6 回のレッスンを実施している者では，体脂肪率の平均が約 23％と 20 歳代の平均的なレベルにあった．また，レッスンの頻度が高い者ほど内臓脂肪も皮下脂肪もともに低く，有酸素運動の効果が確実に表われている．図 4.3 は，内臓脂肪と皮下脂肪に対する有酸素運動の効果を若年女性と中年女性で比較した結果である．からだの総脂肪量が低い者ほど，その体脂肪に比例して内臓脂肪，皮下脂肪ともに低値を示す．特に運動習慣がある中年女性では内臓脂肪の低下が大きくなっている．しかし，内臓脂肪や皮下脂肪を低く維持するために有酸素運動は効果的であるものの，運動によって内臓脂肪のみが選択的に低下することはないらしい．

4.3 食事と運動と肥満の関係

A. よく噛んで食べなさい

　食べる量がすでに決まっていれば，噛まずに素早く食べようと，噛んでゆっく

図 4.3
内臓脂肪と皮下脂肪
に対する有酸素運動
の効果
(安部ら, 1996)

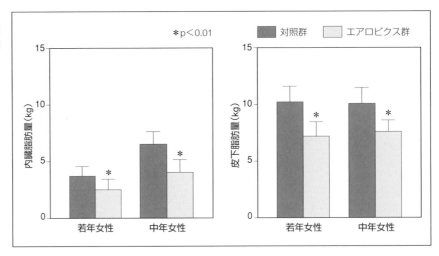

り食べようと，摂取するカロリーに差はない．しかし，バイキング式の食事のように，自分自身が満腹感を得るまで食べるような環境では，噛まずに食べる早食いは過食の原因となる．血糖値が上昇して満腹中枢を刺激するまでに時間がかかるからである．したがって，過食を防ぐためには，よく噛んでゆっくり食事をすることが重要である．

よく噛んで食べる効果はこれ以外にもある．実は私たちの唾液が加工食品に含まれる毒を中和する働きをもっている．現在，加工食品に含まれる食品添加物（p.6 1.2C節参照）の中には，発がん性が疑問視されているものもあるらしい．唾液はこのような発がん性の物質を口元で緩和し，その威力をなくしてしまう効果をもっている．昔から「よく噛んで食べなさい」と教えられてきたが，その効果はこのような面にも隠されていた．箸を置いてゆっくりと唾液と混ぜる，健康を守るための一石二鳥なのである．

B. 有酸素運動と食事の効果

からだ全体の総脂肪量と内臓脂肪量との間には密接な比例関係が認められる．したがって，生活習慣病の元凶である内臓脂肪を減少させるには，基本的に体脂肪量を改善する必要がある．内臓脂肪の減少には当然，運動不足と過食のどちらか一方，あるいは両方を改善しなければならない．それでは，運動と食事制限では，どちらが内臓脂肪の減少により効果的なのだろうか．

内臓脂肪に対する食事制限の効果を検討した研究では，摂取カロリーを減らすことによって内臓脂肪，皮下脂肪ともに減少し，その減少割合はいくぶん内臓脂肪のほうが高いという．しかし，食事制限は体脂肪だけでなく，大切な筋肉も減らしてしまうので注意が必要である．一方，運動のみの効果を検討した研究では，内臓脂肪も皮下脂肪も減少するが，どちらの脂肪減少により有効かについては十分に明らかになっていない．

運動と食事制限を組み合わせると内臓脂肪が効果的に減少する．週１〜２回

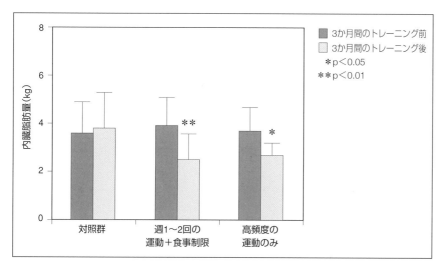

図 4.4
運動頻度および食事
制限と内臓脂肪量の
減少
（安部ら，1997）

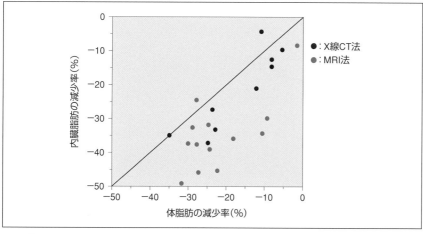

図 4.5
運動療法および食事
療法における体脂肪
の減少に伴う内臓脂
肪の変化 [3]
（Smith ら，1999 に著者
加筆）

の運動頻度でも軽い食事制限を併用すると，その効果は高い頻度で実施した有酸素運動の効果に匹敵する（図 4.4）．どうも，皮下脂肪の減少は運動の頻度に関係するが，内臓脂肪の減少には運動の頻度は関与しないらしい．内臓脂肪に対する運動および食事制限の効果をまとめると図 4.5 のようになる．内臓脂肪は運動であれ，食事制限であれ，体脂肪の減少に伴って低下し，その割合は体脂肪の減少よりも高い．

C．内臓脂肪の減少と危険因子の改善

ひとたび発症した生活習慣病の危険因子は，内臓脂肪を減少させることによって改善するのだろうか．約 1 年に及ぶ有酸素性トレーニングの結果を検討した研究によると，トレーニングによって内臓脂肪が減少すると生活習慣病の危険因子が改善する．しかし，トレーニングしても内臓脂肪に変化がみられなかったケースでは危険因子に改善がみられない．食事制限でも内臓脂肪が減少すると危険因子の改善が認められている．したがって，運動でも食事制限でも，内臓脂肪を減少させることによって生活習慣病の危険因子を改善することが可能になる．

D. リバウンドを防ぐために

　過激な食事制限を行うと，その初期にはからだの構成成分のうち水分や貯蔵糖質がまず急速に低下し，体重の速やかな減少が観察される．これは，カロリー制限による低糖質食が原因で，不足分は貯蔵されているグリコーゲンの利用でまかなわれる．グリコーゲンの貯蔵にはその量の3倍の水分を必要とする．したがって，貯蔵グリコーゲンが低下してくると余分な水分は体外へ放出され，体重は減少する．短期間の過激なダイエットは上記の水分および貯蔵グリコーゲンの変化が主であるが，さらに期間の長いダイエットでは徐々に体脂肪も筋肉も減少してくる．通常，ダイエットのみによって体重が減少した場合，体脂肪の減少は体重減少全体の約7割で，残りの3割は筋肉の減少である．私たちのからだは低カロリー食に対して安静時のエネルギー代謝を下げ，体重が減少しないよう対応する．先に述べたセットポイント説にあったように，体重の減少は食欲を促進し，体重を元に戻そうとする．結果的には一時的に減少した体重は元に戻ってしまうケースが多い．いったんダイエットによって減少した体重が再増加することを「リバウンド」と呼んでいる．若い女性のなかにはリバウンド現象を体験すると，さらに過激なダイエットに挑戦する人も多い．しかし，注意しなければならないのは，何度もダイエットを繰り返すと体重は同じでも体脂肪がどんどん増加してしまうことだ．筋肉を回復させるには激しい筋力トレーニングを行っても数か月かかる．ダイエットによって体重が減るときは体脂肪も筋肉も減っていくが，リバウンドで体重が戻るときは脂肪だけが増えるからである．

　リバウンドを防ぐには食事制限に運動を組み合わせることが効果的である．ダイエットに有酸素運動を組み合わせるとダイエットだけの場合に比べ筋肉の減少割合を半分(体重減少の約10〜15%)に抑えることができる．また，筋力トレーニングを組み合わせるとダイエットを行っても筋肉量の変化はみられず[4]，安静時のエネルギー代謝を低下させることなく維持できる．

練習問題

1) 脂肪を上手に燃焼するために有効な運動とはどんな運動か．
2) リバウンドとはどんな現象か．また，それを防ぐために効果的な方法とは何か．
3) 内臓脂肪の変化と生活習慣病との関係について説明せよ．

参考引用文献

1) 北川薫，臨床スポーツ医学 **4**，1331-1336，文光堂，1987
2) 伊藤朗，運動の脂質代謝におよぼす影響，図説・運動の仕組みと応用(中野昭一編)，pp.157-161，医歯薬出版，1982
3) Smith, S. R. *et al., Int. J. Obesity*, **23**, 329-335, 1999
4) Abe, T., *et al., Obesity*, **27**, 357-358, 2019

5章 力強さや爆発的なパワーは何が違うのか？

5.1 力やパワーを発揮する骨格筋とは？

A. ほかの筋肉との違い

筋肉というと，ボディビルダーやプロレスラーなどの太い二の腕や厚い胸板などを思い浮かべるが，これは骨格筋と呼ばれている筋肉である．しかし，私たちのからだには，それ以外にもいろいろな筋肉がある．例えば，心臓には心筋[*]という心臓を動かす筋肉があり，瞳孔には光の量を調整する瞳孔括約筋や散大筋という筋肉がある．また，寒さや不快感によって鳥肌がたったりするときに使われる立毛筋などもある．その他に血管，食道，気管支，胃，小腸，大腸，子宮など多くの臓器にも筋肉が含まれる．これらの筋肉は自分の意志によって動かすことのできない筋肉なので，別名，不随意筋とも呼ばれている．一方，骨格筋は自分の意志にしたがって動く筋肉なので，随意筋と呼ばれる．不随意筋は自律神経によって支配されているので，私たちの意志とは無関係に活動しているが，随意筋は運動神経によって支配されているため，自分の意志によって動かしたり，休めたりすることができる．

骨格筋と心筋は，筋細胞（筋線維）の縦断面を顕微鏡を用いて観察すると縞模様があることから，別名，横紋筋とも呼ばれる．また，心筋を除く不随意筋を，その細胞の構造の差から平滑筋と呼んでいる（図5.1）．

  [*] 心筋は特殊な横紋筋で作られている．心筋細胞の直径は約 15 μm 以下で，骨格筋細胞のそれに比較して細く，細胞に枝分かれがあり，それらが隣接する細胞と吻合して網目状になっている．骨格筋は細胞と細胞が融合してできた1つの巨大な多核細胞だが，心筋細胞は境界膜によってはっきりと仕切られた単核細胞の集合体である．しかし境界膜部分の電気抵抗は低いので，1つの細胞が興奮して収縮すると，その興奮は細胞から細胞へと伝達され，心筋全体が収縮する．

B. 骨格筋を作っている筋線維

骨格筋を構成しているのは，横紋筋線維と呼ばれる収縮性をもった細長い多核細胞（平滑筋は単核細胞）だが，これは受精後の胎児期の早い時期に核を1個もっ

図 5.1
筋肉の分類

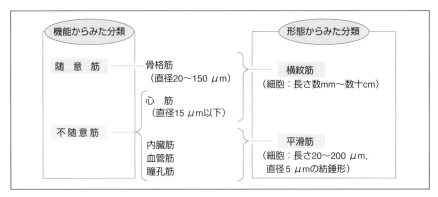

図 5.2
骨格筋の構造

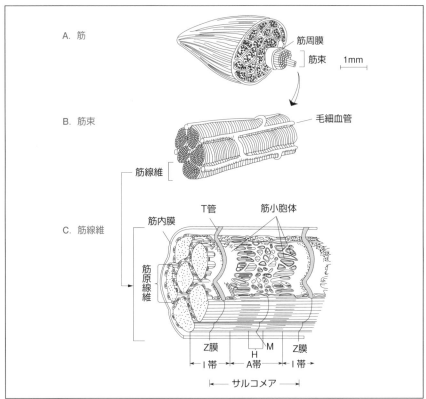

た筋芽細胞が多数，融合してできたものである．この筋線維は心筋や平滑筋のそれに比較して大きく，直径は 20 〜 150 μm もある．また，長さは筋肉によってまちまちで，数 mm のものから数十 cm に及ぶものもある*．さらに，その筋線維には栄養や酸素を運ぶいくつもの毛細血管や，脊髄からの命令を伝える運動神経の末端がつながっている．筋線維の 1 本ずつは繊細な筋内膜という結合組織によって包まれている（図 5.2）．

　＊　大腿部にある縫工筋は，大腿を前方に挙げ下腿を内転させる筋肉であるが，これは人体で最も長い筋肉といわれている．しかし，筋線維の長さは筋肉の長さに比例しているわけではなく，最近の研究では最も長い筋線維で 20 cm，それ以外のほとんどが 6 〜 12 cm であったと報告されている．

C. 筋線維を作っている筋原線維

a. 規則的な横紋

　骨格筋の筋線維の中で暗く見える部分は光学的異方性をもっており A 帯と呼ばれ，明るく見える部分は光学的に均質なので I 帯と呼ばれる．このような横紋は，細い線維状の構造（フィラメント）が規則正しく配列しているために生じる．横紋は筋線維全体にわたって一様ではなく，筋線維内ではそれぞれ規則的な横紋を示す直径約 1 μm の筋原線維が束になっている．筋原線維の横の配列は筋線維内でよく一致しているので，筋線維全体で見ても横紋は規則的なパターンを示す（図5.2C）．

b. アクチンとミオシン

　横紋構造を形成するフィラメントには，大きさの異なる 2 種類のものがある．太いフィラメントは，2 個の頭部と 1 本の尾部を持ったミオシン分子（直径約20 nm，長さ約 1.6 μm）が集まってできており，その尾の部分が束になってフィラメントの軸を作り，頭部は外に突き出ている．この突起をクロスブリッジと呼ぶ．細いフィラメントは球状のアクチン分子（直径約 7 nm，長さ約 1 μm）が二重らせん状に重合してできており，Z 膜と呼ばれる構造から左右に伸びている．このZ 膜と Z 膜ではさまれた領域はサルコメア（筋節）と呼ばれ，安静時の長さは約2.3 μmである．このサルコメアの横断面を見ると太いフィラメントと細いフィラメントが六角格子状に配列していることがわかっている（図 5.3）．

c. サルコメアの構造

　サルコメアの内部には，太いフィラメントと細いフィラメント以外にサルコメ

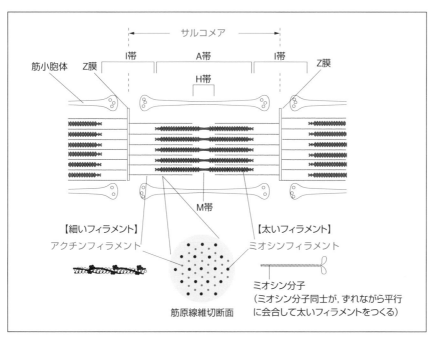

図 5.3
サルコメアの構造

アの構造を維持している多数のフィラメント（2 〜 10 nm）が存在している．その中のコネクチンフィラメントは筋が受動的に引っ張られたときに元に戻ろうとする弾性的な働きをしている．すなわち，サルコメアが筋収縮の最小単位である．

平滑筋細胞

平滑筋細胞はミオシンとアクチンが規則正しく配列していないために横紋がない．収縮は横紋筋と同様，長軸方向に収縮するが，各組織ごとにその働きに合った細胞配列をしているので，さまざまな収縮をすることができる．例えば，血管の平滑筋細胞は環状に血管の周りを巻くように配列していて，収縮によって血管を細くする。また，小腸では環状のものと腸管方向に沿って配列したものとの二重構造になっており，ぜん動（うごめくこと）によって内容物を輸送するのに適した構造になっている．

D. 骨格筋のいろいろな形

人体には大小 600 の骨格筋があり，そのほとんどの骨格筋は，両端の腱によって 1 つ以上の関節をまたいで異なる骨に付着している．それゆえ，筋肉が収縮すれば関節を中心として骨が引き寄せられるように動く．1 本の骨格筋は数百から数十万の筋線維が束ねられて作られている．また，それらの筋線維は数十〜数百本単位で筋周膜という結合組織で束ねられていて，それは筋束と呼ばれている（図 5.2 参照）．骨格筋は，この筋束の配置と腱などの結合組織の組み合わせによってさまざまな形を作る．

筋束の大部分が筋の長軸方向に対して平行に配列している骨格筋を紡錘状筋（あるいは平行筋）と呼ぶが，それを代表するのは上腕二頭筋である．肘を曲げたときにできる力こぶはこの上腕二頭筋が収縮することによってできる．また，筋束がある角度をもって斜めに配列している骨格筋を羽状筋と呼んでいる．この羽状筋には大腿四頭筋の一部である大腿直筋のような両羽状筋，また，外側広筋や内側広筋のような半羽状筋などがある（図 5.4）．平行筋と違い，羽状筋は収縮しても力こぶはできない（図 5.5 参照）．

筋の名前

筋はその形状によって名前が変わる．筋肉の中央部を筋腹というが，2 個の筋腹が中間腱によって連結されているものを二腹筋（顎二腹筋など），多数の筋腹をもち，腱束によって仕切られている筋肉を多腹筋（へその両側にある腹直筋）と呼ぶ．また，筋頭が二分されたものを二頭筋（上腕の前部にある上腕二頭筋や大腿の後部にある大腿二頭筋など），三分されたものを三頭筋（上腕の後部にある上腕三頭筋や下腿後部にある下腿三頭筋など），四分されたものを四頭筋（大腿の前部にある大腿四頭筋）と呼ぶ．

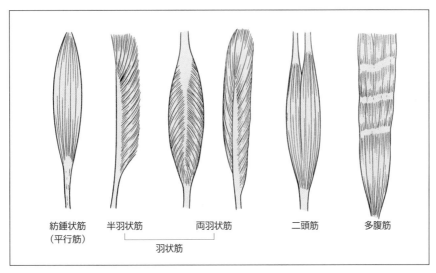

図 5.4
骨格筋の形状

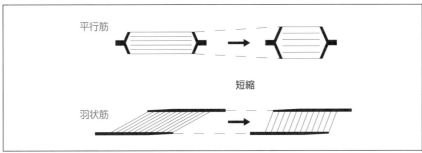

図 5.5
平行筋と羽状筋の短縮

5.2 筋線維はなぜ収縮するのか？

A. 平行筋と羽状筋では力の出かたが違う

　骨格筋の短縮は筋線維が収縮することによって生ずる．平行筋の場合，筋線維は筋の長軸方向と平行に配列しているので，筋線維の収縮によって，筋全体の横断面積が大きくなる．この現象は肘を曲げたときの力こぶで見ることができる．一方，羽状筋の場合，筋線維が収縮しても腱膜に対する筋束の傾斜角が変化するだけで，筋全体の横断面積は変化しない（図 5.5）．この現象は膝を伸展させても大腿前部に力こぶができないことからもわかる．

　平行筋の筋線維は筋の長軸方向と平行に配列している性格上，羽状筋に比較して筋線維長が長い．筋線維が長いことは，内部で直列に配列したサルコメアの数が多いことを意味する．筋線維が収縮するとき，各サルコメアの収縮速度の合計が筋線維の収縮速度となって表われるので，筋線維長が長いほうが収縮速度は速くなる．しかも，より多くの部位にわたって収縮が可能である．したがって，平行筋は羽状筋に比較して筋の短縮速度が速いことが知られている．

　一方，羽状筋のように筋線維長が短い場合は，平行筋に比較して一定の容積の

なかに多くの筋線維を配列することができる．筋線維の発揮張力はその横断面積に比例することが知られていることから，筋線維を多く配列できる羽状筋は平行筋に比較してより大きな張力を発揮することができる（図5.5）．

B．筋線維組成

a．筋線維のタイプ

　骨格筋が収縮するときの速さや発揮される力の強さ，そしてその持久性と骨格筋の色調との間に何らかの関係があることは，19世紀後半，ウサギの下肢筋で明らかにされていた．すなわち，赤く見える筋肉は収縮速度は遅いが持久性に優れ，白く見える筋肉は収縮速度は速いが持久性に乏しい．この現象は，魚でもみることができる．例えば，回遊魚であるマグロやカツオは赤身の魚であり，磯魚であるタイやヒラメなどは白身の魚である．赤身の肉が赤く見える理由は，赤身のほうが白身に比較して筋線維の周りの毛細血管が多いこと，また，赤い色素をもったミオグロビン（酸素の貯蔵と運搬をするタンパク質）が筋線維の中に多く含まれているからだといわれている．

　表5.1A，Bに筋線維の分類をまとめた．ヒトの骨格筋は筋生検という特殊な方法を用いて筋肉を採取し（図5.6A），新鮮凍結切片にしてミオシンATPアーゼという酵素で染色すると，大きく2つの筋線維，すなわち，遅筋線維（TypeⅠまたはST（slow twitch）線維）と速筋線維（TypeⅡまたはFT（fast twitch）線維）に分類される．また，染色前に酸で処置をすると，速筋線維は，さらに速筋a線維（TypeⅡaまたはFTa（fast twitch a）線維），速筋b線維（TypeⅡbまたはFTb（fast twitch b）線維）と速筋c線維（TypeⅡcまたはFTc（fast twitch c）線維）に分類される．ヒトの骨格筋は，以上の3種類の筋線維がモザイク状に混在してできている（図5.6B）．組織化学的・生化学的特性と生理学的収縮特性の関連から，遅筋線維は有酸素的エネルギー発揮能力に優れ，疲労耐性も高いことから持久性運動に適しているこ

表 5.1 A　筋線維の呼び方

遅筋線維		速筋線維	
ST (slow twitch)		FT　(fast twitch)	
	FTc *4	FTa	FTb
Type Ⅰ		TypeⅡ	
	TypeⅡc *4	TypeⅡa	TypeⅡb
SO *1	Intermediate *4	FOG *2	FG *3

* 1　SO（slow, oxidative）；遅筋，有酸素的
* 2　FOG（fast, oxidative, glycolytic）；速筋，有酸素的，解糖的
* 3　FG（fast, glycolytic）；速筋，解糖的
* 4　FTc，TypeⅡc，Intermediateは遅筋線維にも速筋線維にもどちらにも属さない，未分化の線維であると考えられている．最近では，FTc線維はFTaからSTへ，あるいはSTからFTaへの移行期の線維であると考えられている．

表 5.1 B　筋線維の特性

	遅筋線維	速筋線維
収縮速度	遅い	速い
ATPアーゼ活性	低い	高い
解糖系酵素活性	低い	高い
酸化系酵素活性	高い	低い
ミオグロビン含有量	高い	低い
ミトコンドリア密度	高い	低い
グリコーゲン貯蔵	中間	高い
中性脂肪	高い	低い
疲労耐性	高い	低い

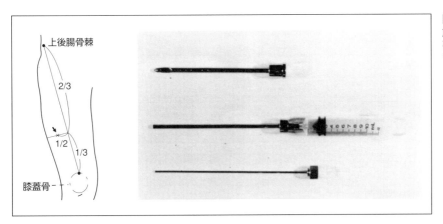

図 5.6A
筋生検に使用する吸引式ニードルとサンプル採取箇所

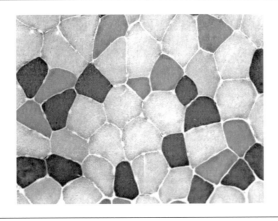

黒：ST線維
白：FTa線維
灰色：FTb線維

酸で処置後，ミオシンATP アーゼで染色.

図 5.6B
筋線維の横断面
被験者；中距離選手：
小田博美
（琉子と福永，1986）

と，また，速筋線維は無酸素的エネルギー発揮能力に優れ，瞬発的な短時間の運動に適していることが明らかにされている.

b．筋線維組成には個人差がある

遅筋線維（ST）や速筋線維（FT）が骨格筋にどの程度含まれているかを見る指標が筋線維組成である．したがって筋線維組成は以下の式を用いて算出する.

ST 線維比率＝（ST 線維の数）÷（筋生検によって得られた全体の筋線維数）× 100

実際に一流選手の筋線維組成を観察してみると，陸上の短距離選手は脚の骨格筋（外側広筋）に約 70％以上の FT 線維を有していること，それとは対照的に長距離選手は ST 線維が約 65％以上であったことが明らかにされている．一般の日本人の筋線維組成[*]は FT 線維が約 55％である．人種によって平均が異なることが示唆されているが，個人内においても身体部位によって，筋線維組成が異なることが明らかにされている．例えば，立位姿勢保持やゆっくりとした歩行時に用いられるヒラメ筋は，一般人でも約 80％以上が ST 線維であることが示されている（表 5.2）.

[*] 筋線維組成は基本的には遺伝によって決定されるものの，トレーニングなどの環境要因によって多少変化する．ヒトにおいても高強度のレジスタンス・トレーニングによって筋肥大にともない，FT 線維が増加することが報告されている.

表5.2
ヒトの各部位の筋線維組成（17～30歳までの男性6人の屍体から得られたデータ）
（Johnsonら，1973 を基に筆者改変）

筋名	筋線維組成		95%信頼区間			
	遅筋線維（%）	速筋線維（%）	遅筋線維（%）		速筋線維（%）	
眼輪筋	15.4	84.6	4.1	26.7	73.3	95.9
上腕二頭筋（表層）	50.5	49.5	40.5	60.5	49.3	66.2
上腕三頭筋（表層）	32.5	67.5	16.5	48.6	51.4	83.5
三角筋（深層）	61.0	39.0	46.2	75.7	24.2	53.8
脊柱起立筋（表層）	58.4	41.6	33.3	83.5	16.5	66.7
大殿筋	52.4	47.6	36.1	66.8	33.2	61.9
腸腰筋	49.2	50.8	39.5	58.8	41.2	60.5
腹直筋	46.1	53.9	35.4	56.9	43.1	64.6
大腿直筋（深層）	42.0	58.0	35.6	48.5	51.5	64.4
外側広筋（深層）	46.9	53.1	37.5	56.2	43.8	62.5
内側広筋（深層）	61.5	38.5	51.5	71.5	28.5	48.5
縫工筋	49.6	50.4	39.6	59.7	4.0	60.4
前脛骨筋（深層）	72.7	27.3	67.2	78.1	21.9	32.8
腓腹筋（外側深層）	50.3	49.7	43.3	57.2	42.8	56.7
ヒラメ筋（深層）	89.0	11.0	80.2	97.9	2.1	19.8
ヒラメ筋（表層）	86.4	13.6	74.5	98.4	1.6	25.5

C. 筋線維の収縮のメカニズム

a. 筋肉はどのようにして収縮するのか

筋原線維を構成しているサルコメアが短縮することによって筋線維が収縮し，これが筋肉全体の収縮として現れる．どのようなメカニズムでサルコメアが短縮するのであろうか？ 以下にその流れをまとめる（図5.7）．

①運動神経からインパルス（impulse：電気信号）が神経の末端（運動終板：end plate）に到達する．

②運動終板からアセチルコリンという神経伝達物質が分泌され，それが筋線維にある受容体（レセプター）に入り込む．

③筋線維の膜上をインパルスが伝搬する．

④筋線維の膜上には横行小管系（T管系：T tubule）と呼ばれる管状陥入があり，そこへインパルスが送られる．

⑤T管系近くの，Ca^{2+}の貯蔵庫である筋小胞体へ，インパルスの衝撃が伝わる．

⑥筋小胞体から細胞形質へ Ca^{2+} が遊離される．

⑦Ca^{2+}とトロポニンの結合，そしてアクチンとミオシンの結合を阻害していたトロポミオシンの障害除去．

⑧アクチンとミオシンが接触し，ミオシンにある ATP アーゼが活性化され，ATP の分解が起こり，エネルギーを放出する．

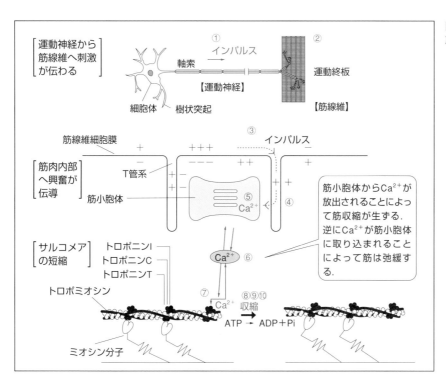

図 5.7
筋収縮のメカニズム

⑨ミオシン・ヘッドの形態が変化し，ミオシンがアクチンを引き込む（滑走）．

⑩サルコメアが短縮され，筋原線維が短縮し，筋線維が収縮する＊．

＊　従来は，ミオシン・ヘッドにある 1 ATP 分解で 1 度だけアクチンと相互作用して
　　ミオシンが首を振る（首振り説）と考えられていたが，最近では，ミオシン・ヘッ
　　ドは 1 ATP 分解で何回もアクチンと相互作用し，長い距離にわたって滑走する（滑
　　走説）といわれている．

b. 単収縮と強縮

　運動神経からインパルスが 1 回到達すると，それに支配されている筋線維群
はすばやく収縮し，すぐ弛緩する．これを単収縮（twitch）という．しかし，弛緩
する前に次のインパルスが 50 msec 以内に到達すると加重され，単収縮より強
い収縮をすることができる．また，インパルスがさらに短い間隔で次から次に来
ると，単収縮のときや加重のときよりも，もっと大きな力やパワー（力×速度）を
発揮することができる．これを強縮（tetanus）という（図 5.8）．私たちはこのよう
なメカニズムで最大筋力を発揮している．

D. 筋肉の運動支配

a. 運動単位

　骨格筋を支配する運動神経はその先が枝分かれしていて，多くの筋線維を支配
することができる．したがって，1 本の運動神経の興奮で多くの筋線維が同時に
収縮する．また，1 本の神経に支配されている筋線維はすべて同一の性質をもっ

図 5.8
単収縮と強縮

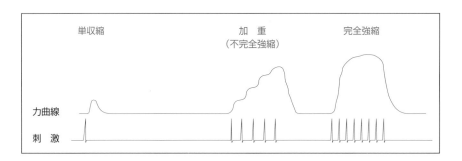

ている．この神経と筋線維の関係を運動単位（motor unit：モーターユニット）と
呼んでいる．

b. 力や速度の調節

　筋収縮における力や速度の調節は，動員されるモーターユニットの数とインパル
スの頻度，そして動員される筋線維のタイプによってなされている*.

　１本の神経に支配されている筋線維の数は，筋によって差があり，例えば，繊
細な動きを必要とする指の筋肉や目を動かす筋肉では，１個のモーターユニット
で３〜６本の筋線維しか支配していない．それに対して，大きな力やパワーを
発揮するふくらはぎの筋肉（下腿三頭筋）には，１個のモーターユニット中に数千
の筋線維が含まれている．これを神経支配比と呼んでいるが，細かい運動には神
経支配比の少ないモーターユニットが使われ，大きな筋力を発揮するときには，
神経支配比の多いモーターユニットが使われる．

　また，FT 線維を支配している神経線維は，ST 線維を支配している神経線維に
比較して太いことが知られている．神経線維は細いものよりも太いほうがインパ
ルスの流れる速度が速い．したがって，FT 線維は筋線維そのものも速く収縮す
ることができるが，それを支配している神経線維も太いため，脳や脊髄からの命
令がすばやく伝わるという特徴をもつ．

　　＊　最近の研究では，短距離走で速い選手（10 秒台）は遅い選手（11 秒台）に比較して，
　　　　外側広筋の筋線維長が長いことが明らかにされている．したがって関節の動く速
　　　　度は筋線維組成と筋線維長に影響されるのかもしれない（9 章 p.107 参照）．

c. 随意運動と反射の違い

　（1）随意運動　　自分の意志によって運動神経を興奮させ，筋肉を収縮させる
のは大脳の働きによる．このように自分の意志によって発現された運動を随意運
動という．この随意運動は以下のような経過をとる．

　　①記憶（経験），感覚や動機などの情報が大脳連合野で統合され，意志によって
　　　運動野（身体各部の筋肉を支配する錐体路細胞が並んでいる）の神経細胞の興
　　　奮を起こす．

　　②その興奮が錐体路を下降し脊髄前角にある運動ニューロンに到達する．

　　③その運動ニューロンから運動神経を介して骨格筋に至る．

　　（2）反射　　膝蓋骨の下にある腱をハンマーで軽くたたくと，自分の意志とは

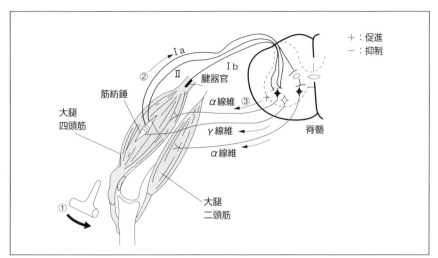

図 5.9
反射機構

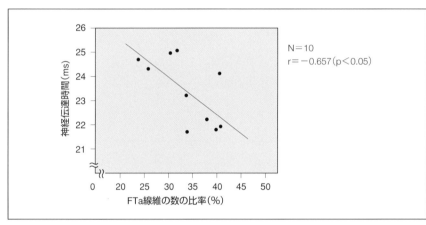

図 5.10
筋線維組成と反射神
経伝達時間の関係
（琉子，1990）

関係なく足が跳ね上がる．これは膝蓋腱反射と呼ばれるものである．この反射の
とき刺激となる入力は，腱をたたくことによって生ずる大腿四頭筋の伸展である．
この腱反射は以下のような経過をとる（図5.9）．

　①筋の伸展による筋紡錘の興奮．

　②筋紡錘から伸展の情報が求心性神経（感覚神経，group Ⅰa線維）を介して脊
　　髄の反射中枢へ伝わる．

　③反射中枢から前角細胞の運動神経（α線維）を介して骨格筋に至る．

　この経過はシナプス（ニューロンとニューロンの継ぎ目）が1つなので単シナ
プス反射，あるいは，筋の伸展がその筋の収縮のきっかけになっているので伸張
反射ともいう（p.164 参照）．また，刺激を発した筋それ自体が収縮するという立
場から固有反射ともいわれている．FTa 線維の多い人は少ない人に比べて膝蓋腱
反射時の latency* も短いことが明らかにされている（図5.10）．

　＊　膝蓋腱反射時間は，腱叩打から筋にインパルスが到達するまでの時間と到達して
　　から脚が動き始めるまでの時間に分類される．前者を神経伝達時間（latency），後
　　者を筋収縮時間（motor time）と呼んでいる．

E. 筋線維収縮のエネルギー源

a. アデノシン三リン酸（ATP）

　筋収縮の直接のエネルギー源は，アデノシン三リン酸（ATP）である．ATPはアデノシンと呼ばれる大きな分子と3個のリン酸基と呼ばれる分子から構成されている．3個のリン酸基のうち2個は高エネルギー結合をして，高水準の潜在的化学エネルギーを貯えている．その高エネルギー結合をしている2個のリン酸結合が解けるとき，高いエネルギーが放出され，細胞は仕事を遂行する．例えば，分泌が分泌腺細胞で行われ，また，神経伝導が神経細胞で行われるように，細胞の生物学的な動きは，すべてATPの分解によって供給される．

　筋細胞の動きも例外でなく，ATPがATPアーゼによってアデノシン二リン酸（ADP）に変わるとき，放出されるエネルギーを使って細胞（筋線維）は収縮をする．しかしながら，筋に貯蔵されているATPは運動の初期2〜3秒間で無くなってしまうので，運動を持続するためにはATPの再合成が必要となる．

b. ATPの再合成―エネルギー供給機構―

　①**CP系**　　最初にATPの再合成に使われるのは，ATPの分解の結果生じたADPと筋細胞に貯えられたクレアチンリン酸（CP）である．このCPもATPと同様にリン酸基が離れるときに多量のエネルギーを放出するが，このとき放出されたエネルギーによって，ただちにADPと無機リン酸（Pi）からATPが連続的に再合成される．1モルのCPが分解されるごとに，1モルのATPが再合成される．ATPとCPの筋内総貯蔵量は，非常に少なくて数十秒で無くなってしまう．

　②**解糖系**　　この代謝系は無気的解糖系ともいわれる．無気的とは酸素が介在しないという意味であり，解糖とは糖の分解を指すものである．筋細胞中の糖（グルコース）が無気的に乳酸に分解される過程で2モルのATPを生産する．乳酸が生じるので乳酸系ともいわれる．乳酸系ではATP合成のエネルギーをすばやく，しかも多量に供給することができる．例えば30秒〜2分の間に全力で行われる運動（400m走など）では，ATPのエネルギー生産は乳酸系が多く使われる．

　③**酸化系（有酸素系）**　　一方，酸素が介在するとグリコーゲンは完全に二酸化炭素と水に分解される．この際，38モルのATPを生産するのに十分なエネルギーを供給する（解糖系で2モル，TCAサイクルで2モル，電子伝達系で34モル）．この反応のほとんどは細胞質内のミトコンドリアで行われる．また，グルコースだけでなく脂肪もATP合成のためのエネルギーを放出しながら二酸化炭素と水に分解される．生産された二酸化炭素は筋細胞から血液中に自由拡散し，肺に運ばれ呼出される．このように有気系は，脂肪とグルコースを利用して多量のATPを再合成することができるため，マラソンなどの長時間の運動において用いられる（図5.11）．

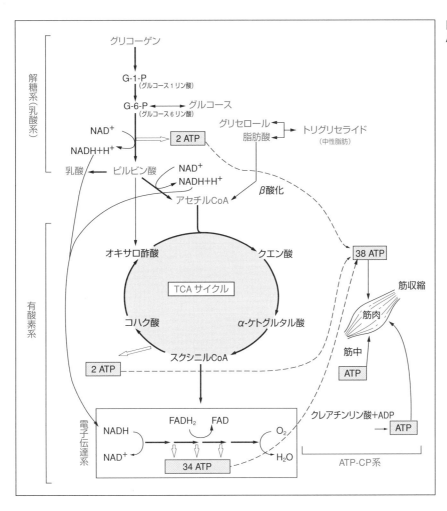

図 5.11
ATP 合成と筋収縮

5.3 加齢に伴い，力やパワーはなぜ低下するのか？

A. 加齢に伴う体力の低下

　一般に「体力」とは，作業や運動を行う身体的活動能力，または病気に対する抵抗力のことを意味している．また，「体力」を広義に解釈すれば，精神的活動能力もその範疇に含まれる．身体的活動能力は，身体機能を維持するために必要な行動体力とホメオスターシス（恒常性）を維持するために必要な防衛体力に分類される．高齢者の生活の質（Quality of life：QOL）を高めるにはどちらも重要な因子である．

　行動体力は筋力，パワー，筋持久力，全身持久力，敏捷性，平衡性，協応性，および柔軟性などからなるが，その中でも特に閉眼片足立ち，腕立て伏せ，および脚筋力などの運動機能の低下は著しい（図 5.12）．また，60 〜 86 歳の在宅高齢者を対象にした研究では，垂直跳び，棒反応，開眼・閉眼片足立ち，立位・長座位体前屈などの運動機能と年齢との間に有意な相関関係が認められている．こ

図 5.12
体力の加齢変化
（「日本人の体力標準値，都立大学」より改変）

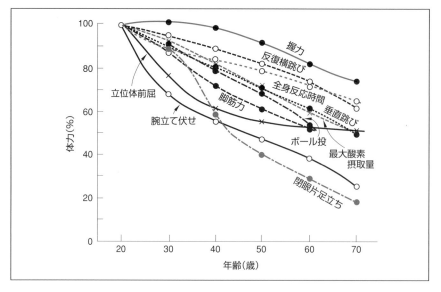

のことから，脚筋力・パワー，柔軟性，歩行能力，平衡機能，および全身持久性などが特に加齢の影響を受けやすいことが理解できる．

B．加齢に伴う筋力の低下

「老化は足から」といわれているように，上肢よりも下肢の筋群のほうが加齢に伴い機能低下が著しい．このことは，図 5.12 に示されているように握力よりも脚筋力のほうが，低下率が高いことからも明らかである．最近の研究では，高齢者（平均 77 歳，50 名）の下腿筋力は，若年者（平均 21 歳，20 名）に比較して平均で約 60%しかないという結果が得られている（表 5.3）．また，加齢に伴い機能だけでなく，その横断面積も減少することが知られている．下肢筋群においては大腿二頭筋より大腿四頭筋のほうが萎縮の程度は大きい．また，大腿四頭筋の萎縮は，速筋線維の選択的萎縮および総線維数の減少が原因で生ずる．さらに，歩行や階段昇降などの過重負荷時に膝関節にかかる負荷は体重の約 3 倍以上であり，その負担の軽減を行っているのが大腿四頭筋である．したがって，筋力トレーニングによって大腿四頭筋を鍛錬することは，身体機能の低下した高齢者の QOLを高めるうえでも重要である．

C．加齢に伴う動的バランス能力の低下

筋力と同様，平衡機能も加齢に伴い大きく低下する．高齢者を対象に 8 方向へ身体を傾ける動的バランス能力（% LOS：percentage limits of stability）を若年者と比較すると，すべての方向で% LOS が低いことが明らかになっている（表 5.4）．また，前方への% LOS と脚伸展力との間に有意な正の相関関係が認められ，脚伸展力の強い高齢者ほど，前方へ身体を傾ける能力が高い（図 5.13）．

D. 加齢に伴う筋力の低下と転倒

　転倒とは，「自分の意思からではなく，地面もしくは低い場所に足以外のからだの一部が接触した場合」を指す．したがって，転びそうになって何かにつかまった場合も転倒とみなすのが一般的である．転倒者の50%はスリップしやすいフロアーなどの外的要因によって転倒し，残りの50%は下肢筋力や歩行能力の低下，薬物服用（睡眠薬，抗不安剤，抗うつ剤），急性の疾病などの内的要因によって転倒する．また，国内の報告では，固有受容覚・位置覚機能低下，視力障害，前庭・迷路系機能低下，末梢神経・筋疾患，および心・肺機能低下などが転倒の内的要因であり，床面，障害物，照明，戸口・階段，風呂，ベッド，履物，歩行器具，および庭先の通り道などが転倒の外的要因であると指摘されている．

　東京都民690人を対象に行った転倒調査（2001年）では，41.4%（男性：37.9%；女性：43.1%）の高齢者（65歳以上）が過去1年間に1回以上の転倒を経験していたことが報告されている．また，転倒の原因については，「つまずいて」が最も多く52.8%，つづいて「バランスをくずして」37.2%，「滑って」34.0%，「足がもつれて」26.6%，「引っ掛かって」が25.5%となっている．「つまずいて」「滑って」「引っ掛かって」などは，段差など外的要因の影響が強いが，「バランスをくずして」「足がもつれて」は内的要因，すなわち，下肢筋力やバランス能力の低下

表5.3　高齢者下肢筋力の若年者に対する相対値（琉子，1999）

	股関節外転筋力（右）	股関節外転筋力（左）	足関節背屈力（右）	足関節背屈力（左）	足関節底屈力（両足）
高齢者/若年者（男）	57%	61%	64%	67%	64%
高齢者/若年者（女）	63%	71%	59%	58%	53%

高齢者（男）：13名，平均年齢＝77.5歳　　若年者（男）：10名，平均年齢＝22.4歳
高齢者（女）：37名，平均年齢＝77.6歳　　若年者（女）：10名，平均年齢＝21.3歳

表5.4　8方向における動的バランス（%LOS）の比較（琉子，2002）

	若年者群	高齢者群
前	70.2 ± 3.6 **	57.1 ± 18.1
右前	69.9 ± 3.8 *	65.7 ± 11.3
右	70.4 ± 11.8 *	65.6 ± 9.1
右後	66.6 ± 6.0 *	51.6 ± 17.7
後	64.3 ± 8.6 *	43.3 ± 20.0
左後	69.2 ± 5.5 *	52.3 ± 14.7
左	71.3 ± 2.6 *	65.4 ± 8.2
左前	72.1 ± 3.8 *	68.0 ± 9.4

＊ p＜0.05　＊＊ p＜0.01

図5.13　脚伸展力と動的バランス（前方）の相関関係（琉子，2002）

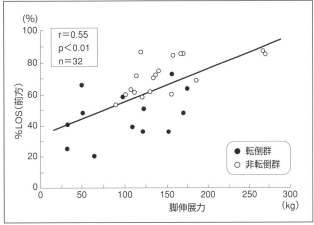

が原因で生じているものと思われる．さらに，転倒高齢者 107 例（片麻痺患者を含む）を対象にした転倒方向に関する調査では，前方 25％，後方 28％，左・右 33％と報告されている．

　転倒に対する下肢筋力の影響については，転倒群のほうが非転倒群に比較して膝関節伸展力，膝関節屈曲力，足関節背屈力，および足関節底屈力が低下していたことが報告されている．また，転倒群（70 〜 87 歳，15 名）は非転倒群（74 〜 85 歳，18 名）に比較して歩行速度が遅く，大腿四頭筋の筋厚，脚伸展力，および％ LOS が有意に低かった．高齢者の下肢筋力の低下は，食事，買い物，電車やバスを利用した移動などの活動を制限すること，また，下肢筋力の低下はバランス能力の低下と有意な関係があること，さらに，バランス能力の低下は転倒頻度の増加に関与していることが報告されている．

練習問題

1）平行筋と羽状筋の構造と機能の違いについて述べよ．
2）筋線維組成と作業能力について述べよ．
3）筋収縮のメカニズムについて述べよ．
4）加齢に伴う体力低下の特徴について述べよ．

●（参考）ラット骨格筋の電子顕微鏡写真

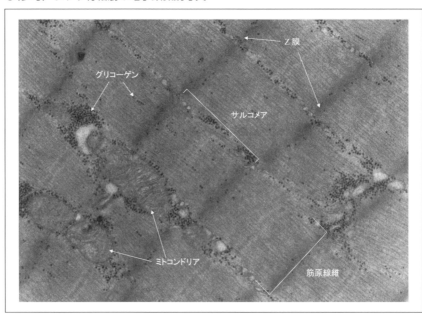

黒い粒子がグリコーゲン，サルコメアの真ん中にある白い線は H 帯である．Z 膜から出ている細い糸はアクチンフィラメント，太い糸はミオシンフィラメントである．すでに自然収縮している状態の写真．（12000 倍）．グリコーゲンがミトコンドリアの近くに多く蓄積されているのがわかる．p.65 図 5.3 サルコメアの構造，p.75 図 5.11 ATP 合成と筋収縮参照．

6章 筋量を増加させ，筋力と筋パワーを高める方法とは？

6.1 筋力や筋パワーを生み出すメカニズム

A. 筋収縮の様式

筋収縮の様式は関節を動かさずに筋力を発揮する（静的収縮）か，あるいは動かして発揮する（動的収縮）かの2つに大きく分けられる（表6.1）．静的収縮は筋力発揮時に筋の長さが一定であることから，等尺性収縮とも呼ばれる．動的収縮は同じ負荷の重さを持ち上げる場合，筋にかかる張力が一定なため，等張性収縮という．また，電気的に，あるいは，油圧的に関節の運動速度を制御する装置を用いて発揮された場合は，等速性収縮という．この等張性と等速性収縮は，筋が短縮しながら力を発揮しているのか，引き伸ばされながら発揮しているのかによって，短縮性収縮と伸張性収縮に分類できる．

現在までの研究では，伸張性収縮*での最大筋力のほうが短縮性収縮での最大筋力より大きいことが知られている．また，等尺性最大筋力を100%とすると，伸張性筋力はおよそ105〜120%（単一筋線維では150%），短縮性筋力はおよそ80〜90%である．ほとんどのスポーツ動作がこの3つの活動様式を含んでいる．例えば，垂直跳びを想定した場合，その運動の主働筋は太ももの前面にある大腿四頭筋である．からだを沈み込ませるとき筋は引き伸ばされながら力（伸張性収縮）を発揮し，力を維持しながら止まる（等尺性収縮），その後，筋を短縮させながらジャンプする（短縮性収縮）といった具合である（図6.1）．

> * 伸張性収縮の特徴は，短縮性，等尺性に比較して大きな張力発揮が可能であること，張力発揮に関与する運動単位が少ないこと，筋温上昇が大きいことなどである．また，筋や結合組織の損傷，筋原線維のZ膜部分の断裂が生じやすいという説もあり，運動後に発現する筋肉痛もそれらの損傷が原因といわれている．

表6.1
筋収縮の様式

静的収縮 （static contraction）		
等尺性収縮 （isometric contraction）		
動的収縮 （dynamic contraction）		
等張性収縮 （isotonic contraction）	---->	短縮性収縮 （concentric contraction）
等速性収縮 （isokinetic contraction）	---->	伸張性収縮 （eccentric contraction）

図 6.1
垂直跳びにおける筋
収縮の様式

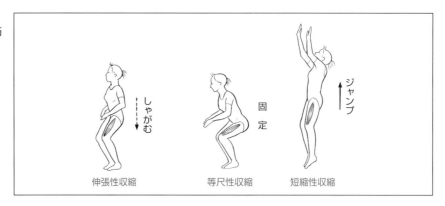

しゃがむ

固定

ジャンプ

伸張性収縮　　　　　　等尺性収縮　　　　　　短縮性収縮

図 6.2
等尺性最大筋力と筋
線維組成および筋断
面積の関係
（琉子と福永，1986）

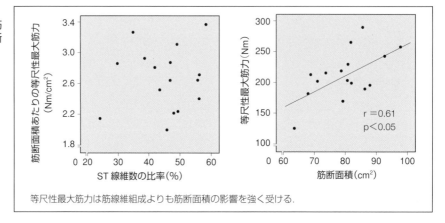

等尺性最大筋力は筋線維組成よりも筋断面積の影響を強く受ける．

B. 筋機能の測定と評価法

a. 等尺性収縮の場合

　等尺性の最大筋力は，通常，ストレンゲージ（歪みゲージ）を貼付したロードセル筋力計などを用いて測定する．この場合，骨格筋そのものは長さを変えないが，筋の中では筋線維は収縮している．これは筋以外の腱などが引き伸ばされたことによると考えられている．この等尺性最大筋力は筋線維組成よりも筋の断面積と関係が深いことが報告されている（図 6.2）．しかし，一方で FT 線維の占める比率の多い筋をもった者のほうが大きな等尺性最大筋力を発揮できるという報告もある．この矛盾点は，筋力測定時の力の立ち上がり速度の違いから生じている．すなわち，等尺性でも，すばやい筋力発揮では FT 線維が優先的に動員され，ゆっくりとした筋力発揮では両タイプの筋線維が動員される．

b. 等張性収縮の場合

　等張性の最大筋力は，負荷を少しずつかけていって，その対象となる筋の 1 回反復最大重量（one repetition maximum；1 RM）を測定することによって求める．トレーニングにおける反復最大重量とは，筋または筋群が疲労するまでに，ある一定回数だけ挙上できる最大負荷量と定義される．例えば，ある人がある荷重を疲労するまでに 8 回挙上でき，それ以上は挙上できないならば，その重さはそ

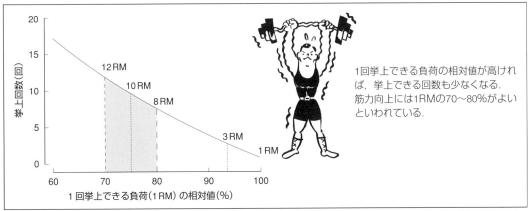

1回挙上できる負荷の相対値が高ければ，挙上できる回数も少なくなる．筋力向上には1RMの70〜80%がよいといわれている．

図 6.3
1 RM の相対値と挙上回数の関係

の人にとって 8 RM の負荷である．また，これまでの研究によれば，8 RM の負荷は 1 RM の負荷の約 80%ということになる（図 6.3）．

c. 等速性収縮の場合

　等速性の最大筋力は，運動速度を制御できる特別な装置（等速性筋力測定装置）を用いて測定できる．これは関節運動の全経過にわたって最大筋力が発揮できる点で等張性収縮と異なる．すなわち，等張性収縮の場合，同じ負荷でも関節角度の変化によって，筋そのものに対する負担度が異なる．したがって，最も力の発揮しにくい関節角度で 1 回反復できた負荷量が 1 RM となる．ほとんどのスポーツ活動で，筋力はさまざまな速度の運動で用いられるから，ある速さ（速度）で，ある一定の運動を行う際に発揮できる最大筋力を測定することは，そのスポーツにおける活動能力を知るうえでも重要である．それは力‐速度曲線として表すことができるが，一般に等速性の最大筋力はピークトルク（Nm：ニュートンメートル），速度は角速度*（度/秒：1 秒間に何度動く速度か）で表す（図 6.4）．力‐速度曲線は，競技者では上方，右側に寄り，特にこの傾向は，FT 線維の多い筋をもつ者に強く表れることが指摘されている．また，断面積あたりの等速性最大筋力も，すべての角速度において，FTa 線維を多く持つ者のほうが低い者に比較して高いことが報告されている（図 6.5）．

　　*　角速度の単位は度/秒のほかにラジアン/秒で表すことも多い．この場合 180 度が 3.14 ラジアンなので，60 度は 1.05，120 度は 2.09 となる．

図 6.4（左下）
力‐速度曲線
（琉子ら，1986）
図 6.5（右下）
筋断面積あたりのピーク・トルク（最大筋力）と筋線維組成の関係
（琉子と福永，1986）

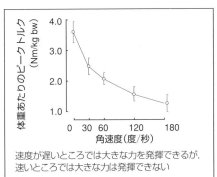

速度が遅いところでは大きな力を発揮できるが，速いところでは大きな力は発揮できない

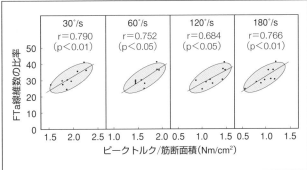

6.2 トレーニングのメカニズム

A. 筋力を高めるトレーニングの原則

（1）過負荷の原則　筋力が最も効果的に増加するのは，筋に過負荷をかけたときであり，低負荷では身体の適応性を利用した筋力の向上は期待できない.

（2）負荷漸増の原則　トレーニングが進むにつれて，過負荷をかけられた筋はトレーニングによって筋力が増加するため，最初の過負荷は筋力増加に適した負荷ではなくなる. この理由からトレーニング計画の全過程を通じ，筋に対する負荷を定期的に増大させなければならない. 例えば，ある負荷を8回挙上できる人が，トレーニングが進むにつれ，筋力が向上し，13回挙上できるようになったら，負荷を少し増加させ，8〜12回の間に収まるよう調整する. このやり方をトレーニング期間中，必要に応じて何回でも繰り返すべきである.

（3）運動配列の原則　トレーニングを行う場合，大筋群のトレーニングを小筋群よりも先に行うよう配列する（肩，体幹，臀部，脚，腕）. この理由は小筋群のほうが大筋群よりも疲労しやすいためである. すなわち，大筋群に適切な過負荷を与えるには，小筋群が疲労する前にトレーニングを行う必要がある. また，同じ筋群を続けて使うようなトレーニング種目の配列はやめるべきである. なぜなら，前のトレーニングの疲労が筋に残っているため，十分な回数をこなすことができないことと，筋の損傷を増幅させる可能性があるからである. 筋力トレーニング（レジスタンス・トレーニング）では，有酸素トレーニングと違って，強度（負荷，回数），セット数，および頻度（週あたり）の組み合わせによって，その得られる効果が異なる. ACSM（アメリカスポーツ医学会）の指針によれば，筋力向上を目的するならば，負荷は8〜12回挙上できる重さ（1 RMの70〜80％に相当する，図6.3参照），最低週2回，1セットのトレーニングが推奨されている. 3セットを週に3回などといった組み合わせでは，時間が多くかかり惰性になりやすいので，意外と効果があがらないと指摘されている.

（4）運動種目特異性の原則　スポーツ活動における能力やスキルを向上させるためには，それに直接参加する筋群をできるだけ実際の運動に近い形でトレーニングを行ったほうが効果的である. もし，筋力増強の目的がサッカーのキック能力の向上のためであるのなら，トレーニング計画はサッカーのキックに必要な筋群が含まれていなければならない. このことは，重量挙げ選手において背筋力の強い選手よりも重量挙げの模擬動作における発揮パワーの高い選手のほうが競技成績が高いことからもうかがえる. また，同類の筋群が活動していたとしても，ある特殊な運動スキルには特殊な「力−速度」関係が要求される. 運動スキルの特異性のほかに，トレーニングによる筋力増加は，その筋群が運動するときの関節の角度，収縮のパターンの特異性に依存している. 等尺性収縮の場合，筋力の増加はトレーニングした関節角度で最大となる. また，等張性収縮のトレーニング

をした場合，等尺性の筋力よりも等張性の筋力の増加が大きい（その逆も同様）．

B. 筋パワーを高めるトレーニング

パワーとは単位時間あたりで発揮された運動エネルギーの大きさを意味する．したがって，パワーは力×距離/時間，あるいは力×速度ということになる．筋レベルで考えてみると，筋パワーとは筋が発揮した力と筋の収縮速度の積で表現できる．しかしながら，筋そのもののパワーを測定することは困難なので，等速性筋力測定装置などを用いて測定したそれぞれの角速度での関節トルクをパワーとみなすことが多い．これまでの研究では最大筋力の約30％の負荷のところで最大パワーが出現することが明らかにされている．また，最大筋力の0％（空振り），30％，60％，100％（等尺性収縮）でトレーニングさせた結果，30％の負荷でトレーニングした群のほうがパワーの増加率が高い（図6.6）．

ジャンプ能力を高めるトレーニングにおいても同様のことが指摘されている．ある研究では，垂直跳びと同じフリージャンプを繰り返すトレーニング群のほうが，しゃがんだ姿勢から上へバーベルを持ち挙げる動作の等尺性筋力トレーニング群やフリーウエイトでのスクワット・トレーニング群に比べて，ジャンプ能力が向上したことを報告している．また，フリージャンプに等尺性筋力やスクワット・トレーニングを複合的に加えたら，ジャンプ能力はさらに増加することが指摘されている（図6.7）．このことは最近の研究において支持されている．すなわち，1 RMの30％の負荷をかついでスクワット・ジャンプを行った群は，80～90％の負荷のバーベルをかついで4～8回スクワットを行った群や自分の体重を負荷としてドロップ・ジャンプ*を行った群よりもジャンプ能力が向上したことが示されている[1]．

> *　ドロップ・ジャンプ（高いところから飛び降り，すぐ上にジャンプする）のように伸張性収縮を利用したトレーニング形式を，プライオメトリック・トレーニングと呼ぶ．この方法では，トレーニング開始時には20 cmの台からはじめ，徐々に増やしてトレーニング終了時には80 cmの高さの台から飛び降りてジャンプしている．

図6.6（左下）
最大パワーに及ぼす4種類の負荷条件での効果の違い

図6.7（右下）
垂直跳びに及ぼす3種類のトレーニング効果と複合トレーニングの効果
（（1）と（2）のデータは，異なるトレーニング期間，異なる被験者によるもの）

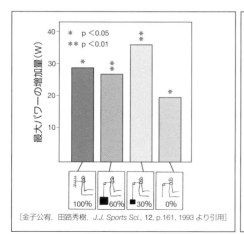

[金子公宥，田路秀樹．*J.J. Sports Sci.*, 12, p.161, 1993 より引用]

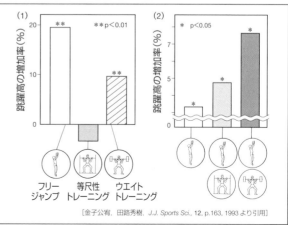

[金子公宥，田路秀樹．*J.J. Sports Sci.*, 12, p.163, 1993 より引用]

図 6.8
ボディビルダー，一般男女の外側広筋における筋線維横断面積
（琉子ら，1988）

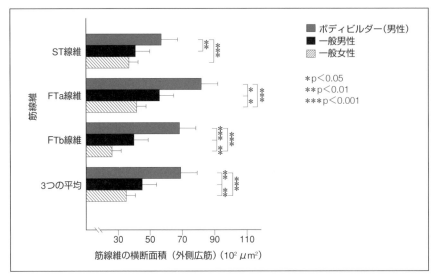

C. 筋量を増やすトレーニング

a. 筋線維の肥大

　一般に，筋力トレーニングによって増加する筋量は，１本１本の筋線維の肥大（hypertrophy）によって生ずるといわれている．現に，ボディビルダー（男性）の筋肉を筋生検によって採取し，筋線維の平均横断面積を測定してみると，一般女性のそれと比較して約２倍も大きい．また，大腿四頭筋の断面積は 1.7 倍，外側広筋の筋断面積は 1.8 倍も大きいことが報告されている（図 6.8）．しかし，最近の研究によれば，筋断面積の増加率は，個々の筋線維の断面積の増加率よりも大きいことから，ほかの要因も筋量の増加に関係しているのではないかといわれている．

b. 筋線維の増殖

　筋線維の数は出生時にすでに決定されていて，増えないと考えられてきた．しかし，最近，実験動物を使った研究において，筋線維の増殖（hyperplasia）がみられたとする研究結果がいくつか報告されている．

　しかしながら，ヒトを対象にした実験においては，肥大はするが増殖はしないという報告が多い[*]．

　筆者らは，一般男・女そしてボディビルダー（ナショナルレベル）を対象に，大腿四頭筋と外側広筋の断面積と筋線維横断面積との相関関係を調査した．その結果，一般男・女においては，筋断面積の大きい者が筋線維の横断面積も大きいという関係が認められたが，ボディビルダーにおいては，必ずしもその関係が成り立たなかった．このことは，ボディビルダーには筋断面積が同じでも，筋線維断面積の小さい人と大きい人が存在することを示すものであり，激しいトレーニングによっては筋線維数が増加する可能性を示唆した（図 6.9）．

　　[*]　ヒトの場合，方法論の問題から実際に筋線維が増えたかどうかを調査することは

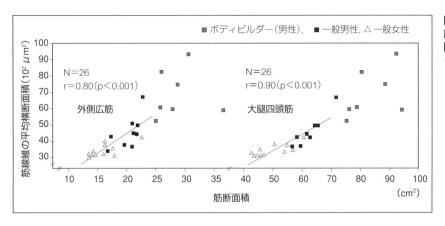

図 6.9
筋線維横断面積と筋
断面積の関係
(琉子ら, 1988)

むずかしい. しかし, MRI から得られた筋断面積と, 筋生検で得られた筋線維横
断面積から筋線維数を推定する方法では, 筋力トレーニングによって筋線維数は
増加していないことが報告されている.

c. 中・高齢者のための筋力トレーニング

近年, 欧米では中・高齢者に筋力トレーニングを行わせ, 日常生活の活動能力
QOL を向上させる試みがなされている. 28 名の中・高齢者(53.7 ± 7.2 歳)を対
象にした研究では, 各被験者の 1 RM の 70%の負荷で 10 週間, 1 週間に 2 回,
脚伸展トレーニングを 8 〜 12 回(13 回以上挙上した場合は負荷重量を 1.25 kg
増加, 8 回以下の場合は 1.25 kg 減少させる), 1 セット行わせた結果, 膝関節伸
展力が 5 週間で 18.5%, 10 週間では 22.7%増加し, 後方へ体を傾けるバランス
能力(% LOS)も有意に増加したことが示された [2] (図 6.10). この結果は, 高齢
者に筋力トレーニングを定期的に行わせると転倒防止に効果があることを示唆し
ている.

転倒の外的要因の多くは環境要因であることから改善は比較的容易であるが,
内的要因の背景には変形性膝関節・股関節症, 脊椎管狭窄症, および多発性脳梗
塞など, 加齢にともない罹患する疾病が存在するため改善は困難である. しかし,

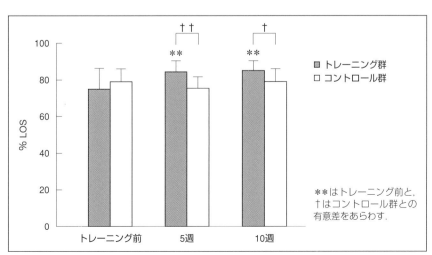

図 6.10
筋力トレーニング後
の後方へ体を傾ける
バランス(% LOS)
の変化 [2]
(Ryushi, et al., 2000)

その他の内的要因である歩行，バランス，神経・筋機能，および心・肺機能低下などは歩行習慣や筋力トレーニングなどによって改善することが可能と考える．

D.　中・高齢者のための有酸素運動

　加齢にともなう身体活動量の低下は，筋量や筋力を低下させるとともに，肥満の原因となり生活習慣病を惹起する．加齢に伴う筋量の減少と，筋力を含む身体機能の低下のことをサルコペニア（詳しくは第 11 章参照）という．この原因は，加齢にともなうタンパク質の合成能力の低下や速筋線維の選択的な萎縮などによる．最近では，筋量の低下に加えて大腿部などに過剰な脂肪蓄積を伴う「サルコペニア肥満（sarcopenic obesity）」が生活習慣病やロコモティブシンドロームに関わっていることが知られている．また，サルコペニア肥満群は歩行速度の低下率がサルコペニア単独群，肥満群，正常群に比べて有意に高かったことや，サルコペニア肥満群は男女ともに糖尿病の原因であるインスリンの抵抗性が高くなる確率が正常群に比べて有意に高いことが報告されている．

　脂肪量を減少させ，肥満を解消させる運動として有効な運動は，有酸素運動である．単に体脂肪を減少させる目的で食事量を減らすことは筋量の減少を大きくするため避けた方が良い．サルコペニア肥満予備軍である中高齢者にとって安全で実効性のある有酸素運動は，ウォーキングである．中高齢住民 95 名を対象に6 か月間のあいだ毎日 1 万歩運動行わせた研究では，歩行速度や歩幅が有意に増加するとともに，足関節の底屈筋力（ふくらはぎ）や 30 秒間椅子立ち上がり回数（下肢筋力）が有意に増加，また，HDL（善玉）コレステロールや中性脂肪に大きな改善が認められたことが報告されている．一方，在宅高齢男女 21 名を対象に自重やセラバンドを用いた，負荷的には軽めのスクワット運動や脚伸展トレーニング（10 回を 2 セット）を行わせた研究においても，20 週間後に膝関節伸展筋力が23.7％増加し，後方へ傾くバランス能力も大きく改善されたことが報告されている．

　したがって，高齢期のサルコペニア肥満の改善・予防には，速歩トレーニングなどの有酸素運動を行うと同時に，筋力トレーニングを行うことによって筋量や筋力を維持・増進させることが重要である．

練習問題

1) 筋力や筋パワーを高めるためのトレーニング原則について述べよ．
2) 筋線維の肥大や増殖について述べよ．
3) サルコペニア肥満について述べよ．

参考引用文献

1) Newton, R.V. *et al., Med. Sci. Sports Exerc.,* **31**, 323–330, 1999
2) Ryushi, T. *et al., J. Physiol. Anthropol.,* **19**(3), 143–149, 2000

7章 高い持久力は何によって決まるのか？

長時間にわたり運動できる能力＝持久力というと，これまで多くの本ではまず「酸素摂取能力」（からだに取り込むことのできる酸素の量）について述べられている．もちろん運動時のエネルギー供給において酸素は重要だが，酸素がエネルギーになるわけではない．実際にはエネルギーの源になっているのは，糖や脂肪であり，それらが分解されて得られたエネルギーが ATP（アデノシン三リン酸）の形になって使われている．酸素はその最後の反応の仲立ちをするのである．したがって酸素摂取能力ばかりが持久力を決定するわけではなく，糖や脂肪というエネルギー基質からの検討も重要である．

そこで本章では持久的運動におけるエネルギー供給について，糖や脂肪の利用に関係したより広い視点から述べる．

7.1 有酸素的なエネルギー供給機構

A. 有酸素運動と無酸素運動

持久的運動は，一般に酸素を摂取して行われる運動とされる．つまり「有酸素運動」である．ただし世にいう有酸素運動というのは，低い強度の運動，例えばレクリエーショナルな運動やウォーキングといった運動のことを指していることが多い．そしてこのことは，「高い強度の運動は無酸素運動」と考えているということになる．しかし，言葉通りの「無酸素運動」というのが本当にあり得るだろうか．実際にはどんなときでも酸素は摂取されている．息を止めていても心臓は動いて肺から酸素は取り入れられているので，体内が無酸素な状態での運動というのは実際にはありえない．つまりどんな運動でも実は有酸素運動なのである．

こうした「強度の高い運動＝無酸素運動」という誤解はどこから来るのかというと，運動強度が高くなると乳酸ができるが，乳酸ができるのは筋内が無酸素になるからという解釈によるのであろう．しかしマラソンのような長時間運動でも，乳酸は多くできる．「乳酸ができるから無酸素だ」というのでは，数時間のマラソン中，体内が無酸素状態であったことになってしまう．すべての運動は大なり小なり有酸素運動であって，無酸素運動という呼び方はおかしいのである．ダッシュ

図7.1
エネルギー代謝経路
の概略

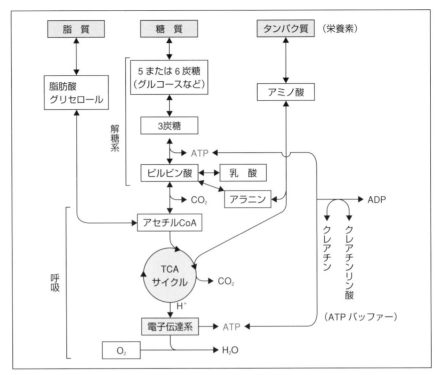

であっても有酸素的なエネルギー供給は常に行われている．ただし，その主たる
エネルギー供給源は運動強度によって異なる．そしてすべての運動が有酸素運動
であるからには，酸素を使って糖や脂肪からエネルギーを生み出す反応系である
TCAサイクル（TCA回路）が，代謝の要に位置することになる（図7.1）．このTCA
サイクルの反応は，細胞内のミトコンドリアという器官で生じる．

　運動時にはATPが分解されてADPとPi（無機リン酸，以降リン酸と略）となり，
そのときに放出されるエネルギーが運動に利用される．

　筋にはクレアチンリン酸（CP）があり，クレアチンリン酸が，クレアチンとリ
ン酸に分解されるときにエネルギーが生じる．このエネルギーを用いて，ADP
をATPに再合成することができる．

　クレアチンリン酸は，ミトコンドリアで酸素を使ってできたATPからできた
ものである（図7.2）．つまり，クレアチンリン酸は，ATPの備蓄と考えることが
できる．そこで，クレアチンリン酸を使っているということは，有酸素代謝で貯
めておいたものを使っているとも考えることができる．

7.2 糖や脂肪の代謝

A．グルコースとグリコーゲン

　糖というと，体内では血液中にあるグルコースと，主として筋肉と肝臓にある
グリコーゲンである．グリコーゲンはグルコースが集まっているものと考えれば

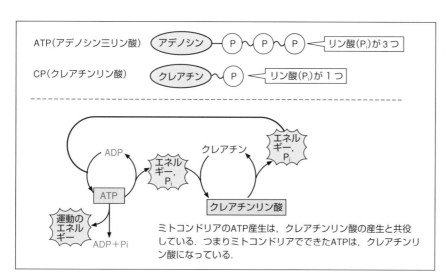

図 7.2
ATP とクレアチンリン酸の関係

よい.

　肝臓のグリコーゲン(肝グリコーゲン)は分解されて，グルコースとなって血液中に放出される．空腹時などには肝グリコーゲンを分解してグルコースにして血液に放出することによって，血中グルコース濃度(血糖値)が維持される．一方，筋には，グリコーゲンをグルコースにする酵素がないので，筋からグルコースが放出されることはない．したがって肝グリコーゲンは血糖値を維持するため，筋グリコーゲンは運動時などに利用するためにあると考えればよい.

　さて，グリコーゲンとグルコースの分解は途中から一緒の経路となり，解糖系と呼ばれる反応経路で行われる．この反応経路で最初炭素が 6 個の 6 単糖だったのが，2 つに分かれて炭素 3 個の 3 単糖になって，グルコース 1 分子からピルビン酸が 2 分子できる．またこの段階までで ATP が 2 つ，さらに補酵素 NADH(還元型ニコチンアミドアデニンジヌクレオチド)が 2 つできる．ここまでは細胞質で起きる反応である.

B. 酸素がないから，乳酸ができる？　〜ピルビン酸と乳酸

a. 糖の分解量が増えると乳酸になる

　続くピルビン酸以降の反応は，酸素があるかないかで二通りに分かれるとこれまでは説明されてきた．すなわちピルビン酸以降の反応は，酸素があればピルビン酸がミトコンドリアに入って TCA サイクルで完全に酸化され，さらに 36 ATP ができる(図 7.3)．一方酸素がないと，細胞質でピルビン酸は乳酸になり，それで NADH が NAD になることで，糖からピルビン酸までの反応が進むと考えられた.

　ところが，実際には筋内が無酸素状態になることはなく，酸素があっても乳酸はできるのである.

　糖の分解(糖⇒ピルビン酸)は，ミトコンドリアの酸化可能量に必ずしも関係な

図 7.3
1 分子のグルコース
が酸化されてできる
ATP の数

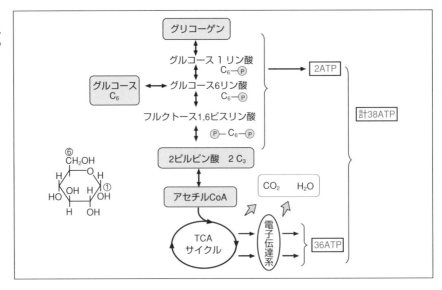

図 7.4
糖分解が高まること
による乳酸産生

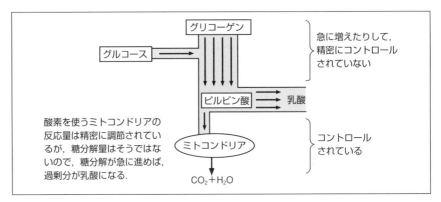

く進む. 糖の分解量が増えるのは運動強度が高くなったときであり, 特にダッシュ
やスパートのように急に運動強度が上がったときである. そうするとミトコンド
リアの反応可能量以上にピルビン酸ができるので, あふれた分が乳酸になるので
ある（図 7.4）.

b. 速筋線維と遅筋線維

　また骨格筋の筋線維で考えると, 速筋線維ではグリコーゲン量は多く, ミトコ
ンドリアは少ない. そこで速筋線維が使われるようになると, 乳酸ができやすい
のである. そして遅筋線維や心筋で, 乳酸は使われてエネルギーを生み出してい
る.

　運動強度が低い場合は, 運動は主として遅筋線維によってなされて, 速筋線維
はあまり使われない. その場合は乳酸もあまりできない. そして運動強度が上がっ
てくると, 速筋線維が使われるようになり, 乳酸ができると考えることができる
（図 7.5）. 見方を変えれば, 速筋線維で乳酸を作って, 遅筋線維や心筋にエネル
ギー源を与えるということもいえる.

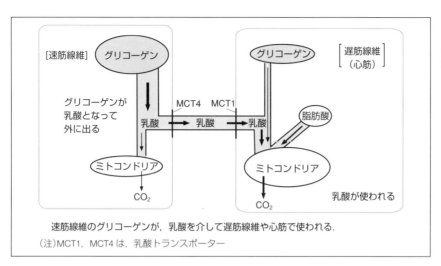

図 7.5
乳酸を作るのが速筋線維，使うのが遅筋線維

速筋線維のグリコーゲンが，乳酸を介して遅筋線維や心筋で使われる.
（注）MCT1，MCT4 は，乳酸トランスポーター

C. 脂肪

　脂肪の代謝は，糖に比べれば少し複雑である．脂肪はグリセロールに長い炭素の鎖である脂肪酸が 3 つついている．脂肪は脂肪細胞に蓄えられており，まず脂肪酸とグリセロールに分解される．そして脂肪酸は脂肪細胞から血液に出て，次に筋に取り込まれる．そしてミトコンドリアに取り込まれ，端から炭素 2 つずつが切れていく．このことをベータ（β）酸化という．ベータ酸化された後にアセチル CoA から TCA 回路の反応系に入って完全に酸化されて利用される.

　このように脂肪の代謝経路は脂肪組織から筋への脂肪酸の移動があり，その際にはタンパク質などと一緒でないと移動しない．また筋に達してもさらにミトコンドリアに入る必要や，ベータ酸化される必要がある．一方，糖は水に溶けるので運搬は簡単だし，反応経路も脂肪より少ない.

　このように脂肪を利用するのは糖に比べれば手間がかかるので，運動強度が上がってくると脂肪よりも糖の利用が高まってくる．ただし脂肪は炭素と水素が並んだ構造であって他の窒素などがない．したがって脂肪は，窒素を含むアミノ酸などに比較すれば利用しやすい．健康情報などでよく耳にする「脂肪は燃えにくい」というのは言い過ぎである．実際は，脂肪は量が多いのでなかなか量が減少しにくいということである.

D. 糖と脂肪の貯蔵量

　糖の全身貯蔵量は，筋グリコーゲンとして 1500 kcal 程度，肝グリコーゲンとして 500 kcal 程度で，合わせて全身に 2000 kcal 程度である．1 日の栄養所要量程度の貯蔵量でしかない．一方脂肪の貯蔵量は，体重の数十％が脂肪というように多量にあるので，数万 kcal になる.

　このように脂肪に比較して糖の貯蔵量は少ない．マラソンを走りきると 2000 〜 3000 kcal 消費するので，糖だけでマラソンを走りきることはできない．レー

ス後半になるとグリコーゲンの貯蔵量が低下する．これが 30 km の壁と呼ばれるようなマラソン後半におけるペース低下の大きな原因の一つである．

　なお，脂肪は単にエネルギー貯蔵のためにあるのではなく，細胞膜の構成成分であり，身体に必須のものであるから，悪者と決めつけてはならない．

E．アミノ酸

　運動時のエネルギー源は糖と脂肪が主であるが，もう 1 つアミノ酸もエネルギー源になりうる．アミノ酸はアミノ基（$-NH_2$）がついているので，利用するには基本的には肝臓で糖になって（糖新生）利用される．特に飢餓状態のようにエネルギー補給ができなくなると，アミノ酸の利用が高まる．通常の運動時にはアミノ酸からのエネルギー供給はせいぜい 5％程度と考えられる．しかしマラソンの後半のように糖がなくなってくる状況では，飢餓状態と同様になるので，エネルギー源としてのアミノ酸の役割も増してくるといえる．

　ただし，アミノ酸を摂取すると脂肪が減ってやせるといった情報を目にするが，こうしたことは事実ではなく，あまりに誇張されている．

7.3　酸素摂取からみた持久力

A．酸素消費量

　運動時のエネルギーは，主として，細胞の中にあるミトコンドリアで糖や脂肪を分解して ATP を作ってまかなわれている．ミトコンドリアで ATP を作る反応は，TCA サイクルと呼ばれる回路状の反応経路である．この反応中にできた水素イオンが，電子伝達系という経路をたどっていって ATP ができる．そしてこのときに酸素が必要になる．肺から体内に取り入れられた酸素の量を「酸素摂取量（$\dot{V}O_2$，V の上の点は 1 分あたりという意味で，省略してもよい）」というが，これは全身におけるミトコンドリアの酸素消費量の総和とも考えることができる．

　そして，横軸に運動強度（例えば走る速度など）をとり，縦軸に酸素摂取量をとってみると，両者には直線関係が成り立つ．もちろんこれは酸素摂取量の最大値（「最大酸素摂取量」）までの範囲においてである．このことは物理的に必要なエネルギー量に見合っただけ，体内のエネルギー代謝も高まるということを示している．そこで，運動時のエネルギーは酸素摂取量から求めることができる．概算としては酸素摂取量 1 L で約 5 kcal 程度のエネルギー消費となる．

　また酸素摂取量と運動強度が直線関係にあることから，運動強度はそのときの酸素摂取量の最大酸素摂取量に対する比率（% $\dot{V}O_2$max）で表すことができる．例えば 60% $\dot{V}O_2$max といった表現をする．

B．最大酸素摂取量

　酸素摂取量は，全身のミトコンドリアによる酸素消費の総和でもあるから，酸

素摂取量の最大値である最大酸素摂取量は，ミトコンドリアでの酸素消費による持続的エネルギー産生可能量を表していることになる．

持久的運動ではミトコンドリアでのエネルギー産生が続くのであるから，最大酸素摂取量の大小と持久的競技の成績は関係がある．特に1500 m走など数分程度での全力運動では，最大酸素摂取量の大小が競技成績に大きく関係する．

最大酸素摂取量はミトコンドリアの総量だけでなく，肺での酸素摂取能力，酸素が取り込まれた血液を心臓が全身に送り出す能力などによって，大きく影響を受ける．実際にはどちらかというと，最大心拍出量などに代表される呼吸循環能力のほうが，筋のミトコンドリア量よりも最大酸素摂取量の大小には大きく影響することが考えられる．

C．肺での酸素摂取

肺での酸素の摂取は，肺胞という粒状の組織で行われる．肺胞は薄い膜でできており，すべてを平面上に伸ばせばテニスコート半面程度に広がるほど，表面積が大きい．このことが肺胞における酸素の摂取と二酸化炭素の放出を円滑にしている．

血液に含まれるヘモグロビンは，酸素分圧の高いところで酸素とゆるく結合して，分圧の低いところでは酸素を放出する．肺胞での酸素分圧は平地では100 mmHg程度で，このときには酸素飽和度（ヘモグロビンにどのくらい酸素が結合しているかを示す）は97%程度になり，肺を通るヘモグロビンはほとんど酸素と結合する．こうして肺から酸素が血液中に取り込まれて，全身に運ばれていく．平地ではこのように肺を通るヘモグロビンの酸素飽和度は97%に達しているので，平地で酸素を吸入してもほとんど無意味である．

酸素分圧とヘモグロビンの酸素飽和度の関係はS字状である．つまり酸素分圧が100 mmHg程度から下がっていってもしばらくは酸素飽和度はあまり変わりがないが，60〜70 mmHg程度から急に酸素飽和度が低下する（図7.6）．この特性により，肺で酸素を結合しやすく筋で放出しやすくなっている．激しい運動時にはこの関係がさらに少し右にシフトして筋で酸素を放出しやすくする．高所に滞在すると同様の適応が起こる．

D．心拍出量と心拍数

肺で酸素を多く含んだ血液は，心臓から全身に送られる．心臓の送り出す血液量（心拍出量）は，1回に送り出す量（1回拍出量）と回数（心拍数）で求まる．

安静状態から運動強度を上げていくと，1回拍出量は2〜3割は増えるものの，40〜50% $\dot{V}O_2$max程度で最大となる．ということは，心拍出量は，1回拍出量よりも心拍数で主として決まることになる．

血液は肺を通れば酸素と結合するのであるから，酸素摂取量は肺を通る血液量，つまり心拍出量の大小が大きく関係し，心拍出量は心拍数によって大きく決まる

図 7.6
酸素分圧による酸素
化ヘモグロビンの解
離曲線

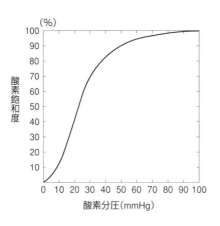

（%）

酸素飽和度

酸素分圧(mmHg)

たばこを吸うと，
持久力が低下する？

　喫煙をすると，肺にタールが
溜まって肺からの酸素摂取効率
が下がる．また一酸化炭素を吸
うことになり，一酸化炭素は酸
素と違ってヘモグロビンと強固
に結合してしまうので，ヘモグ
ロビンは酸素結合能力を失う．
そこで喫煙は酸素摂取能力を阻
害し，持久的能力を低下させる．
　なお，喫煙の害はこれだけでは
ない(p.8 参照)．

のであるから，結局酸素摂取量と心拍数とは関係があることがわかる．したがっ
て運動強度はそのときの酸素摂取量の最大酸素摂取量に対する比率だけでなく，
そのときの心拍数の最大心拍数に対する比率でも求まる．ただし実際には心拍出
量だけでなく，肺における酸素の摂取効率も変化するので，心拍出量や心拍数の
変化だけが酸素摂取量の決定因子ではない．

7.4 エネルギー代謝からみた持久力

A. 運動強度による糖と脂肪の利用

　運動強度が上がると，エネルギー産生において糖の利用が高まり，脂肪の利用
が低くなる．これは単純に考えれば，糖のほうが，体内を運びやすく反応経路も
短いので脂肪よりも利用しやすいということである．また，同じ酸素摂取量 1 L
あたりで糖を利用すると 5.1 kcal 程度のエネルギー産生であるのに，脂肪だと
4.7 kcal 程度なので，エネルギー産生量が糖を使ったほうが大きいことも都合が
よいことになる．

　運動強度が上がると脂肪細胞への血流が低下し脂肪分解が低下することや，ア
ドレナリンなどの糖分解を高めるホルモンの分泌が高まることなどが，運動強度
が上がると脂肪より糖の利用が高まる具体的な理由として考えられる．

　ところで，運動強度が高くなってエネルギー産生においての脂肪の利用が相対
的に低くなるのは，脂肪の減量に不利という健康情報を目にすることも多い．し
かし日本人は摂取カロリーの 55 ～ 60%程度は糖質で摂取していてそれだけの糖
を 1 日では使い切れないので，余った糖は脂肪になって貯められている．したがっ
て運動で糖を消費すれば，糖から脂肪への変換量が減ることになるので，脂肪の
減量に無駄ではない．ここで糖質摂取が多く脂肪摂取が少ないのは日本食のよい
点であり，糖質の減食は避けるべきである．

　また次項に述べる乳酸性作業閾値(LT)程度の強度までは，脂肪利用の絶対量は

強度が高いほど高い．体脂肪量の増減は基本的にはエネルギー消費量と摂取量との バランスである．大事なことはできるだけエネルギー消費を増やすことであるから，細切れでも何でもよいし，安全な範囲であれば強度を上げても損ということもない．また運動だけでなく，エレベーターではなく階段を使うといった活動量を増やすということも有効である．その他，脂肪はいつも使われているのであり，運動を開始して20分経過しないと使われないというのは事実ではない．

B. LT

多くの持久的運動は，最大酸素摂取量レベルのような高い強度では行われてはいない．持久的運動時の能力としてより実際的なのはLT（Lactate Threshold：乳酸性作業閾値）である．

運動強度に対して血中乳酸濃度をとってみると，血中乳酸濃度は強度の低いレベルではあまり増加しないが，$50 \sim 70\%$ $\dot{V}O_2max$ 程度の強度から急に上昇する．この上昇開始点がLTである（図7.7）．つまりLTから体内のエネルギー代謝が大きく変化する．乳酸は糖の分解過程でできるので，このことはLTの強度から糖の利用が大きく高まるということである．

安静時には糖と脂肪の利用割合は1：2程度で脂肪の利用が多いが，運動強度が高まると徐々に糖の利用が増え，LT程度の強度では糖：脂肪の利用が1：1程度である．そしてそれよりも高い強度では糖の利用がさらに多くなる．LTは糖の利用が急に高まる境目ということである（図7.8）．

また，糖の利用が高まる点ということは，7.2節で述べたように，速筋線維が使われ始めたということでもある．つまり，LTはそれまでの運動強度では主として遅筋線維を使って行われてきた運動が，速筋線維を使い始める強度ということができる（図7.9）．またLTの運動強度以降はアドレナリンが多く出るようになるので，それが糖利用を高めて乳酸が多く出るようになるということも，LTという現象の起こる原因の1つである．

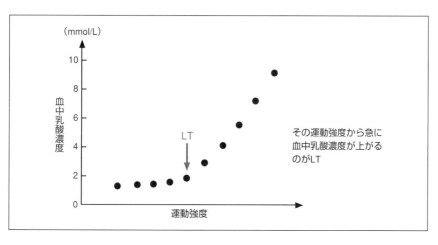

図 7.7
LT

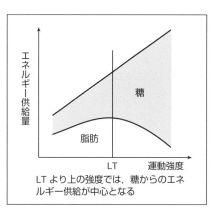

図7.8（左）
糖と脂肪の利用と
LTとの関係

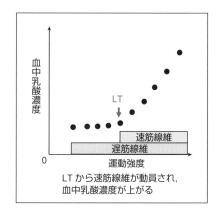

図7.9（右）
速筋線維の動員と
LT

（図7.8内）
エネルギー供給量

糖

脂肪

LT　運動強度

LTより上の強度では，糖からのエネルギー供給が中心となる

（図7.9内）
血中乳酸濃度

LT

速筋線維
遅筋線維

0　運動強度

LTから速筋線維が動員され，血中乳酸濃度が上がる

C. LTと持久的運動

　LTを超える強度では，身体的に「きつい」という感覚が出てくる．この原因はこれまでは単純に，酸である乳酸ができるからとされてきたが，実際には乳酸の蓄積は必ずしも疲労の主たる原因とはいえない（E. 参照）．

　原因はともかくLTよりも上の強度では運動はきつくなるので，長時間運動の成績にLTが高いかどうかは大きく関係する．マラソンなどの持久的競技の成績はLTとの間で，またLTよりも少し上の強度で血中乳酸濃度が4 mM（mM：mmol/L）の強度に相当するOBLA（Onset of Blood Lactate Accumulation）との間で有意な関係が得られる．

　OBLAは血中乳酸濃度を維持して運動を持続できる限界＝マラソンの強度ということででてきた概念であり，競技成績と関係が深い（図7.10）．つまりLTは血中乳酸濃度が高まり始める強度であるが，実際にはもう少し上の強度でも運動を維持できるのではないかという考えである．OBLAとマラソンを中心とする持久的競技の成績とは有意な関係が得られる．ただし，実際にマラソン選手のマラソンペースがOBLAかというと，必ずしもそうでもない．また4 mMというのは1つの指標として有効だが，4 mMという数字に厳密な意味はなく，4.1 mMではきつすぎ，3.9 mMでは楽といったことではない．また，あまりトレーニングされていない市民ランナーでは，OBLAの強度ではマラソンには速すぎる．

D. LTと最大酸素摂取量

a. それぞれの決定因子の違い

　最大酸素摂取量は文字通り体内に酸素を取り込むことのできる最大能力である．最大酸素摂取量の決定因子は，どちらかというと中枢の呼吸循環機能，例えば心臓の大きさや駆出力，大動脈の太さ，肺での酸素摂取能力などである．

　一方LTは50〜70% $\dot{V}O_2$max 程度の強度で起こる現象であるから，酸素摂取能力にはまだまだ余裕がある状況なので，それらが規定因子にはならない．LTは末梢の要素によって大きく影響を受ける．特に作業筋にどれだけミトコンドリ

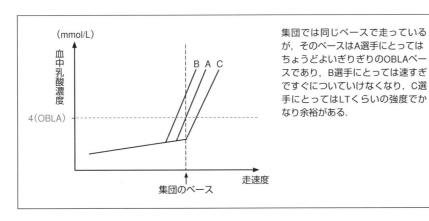

図 7.10
集団から抜け落ちる
理由（マラソン）

アがあって，どれだけ酸素を受け取ってエネルギーを産生できるかが影響する．このことを作業筋の酸化能力という．そして作業筋にミトコンドリアが多いかは，遅筋線維や遅筋線維の性質を持った速筋線維（Type Ⅱ a 線維，FOG 線維）が多いかどうかということになる（p.68 参照）．

b．トレーニング効果が現れやすいのは

成長期には身体が大きくなり，中枢の呼吸循環機能も伸ばしやすいが，成熟してくると最大酸素摂取量は伸ばしにくくなってくる．そこで成熟した選手では，トレーニングしても最大酸素摂取量には変化がないということがみられるようになる．一方，作業筋の酸化能力の影響を大きく受ける LT は，成熟した選手でもまだ伸ばせるので，最大酸素摂取量はそのままに LT が上がるということがよくみられるようになる．そこで余計に LT のほうが持久的能力をよく反映する．

E．運動時の疲労の原因

a．乳酸だけが原因ではない

これまで運動時のきつさや運動時の疲労というと乳酸が原因とされてきた．さらにそれが拡大解釈されて，日常の疲労でさえも乳酸が原因とされることも見受けられる．しかし 400 m 走のように乳酸が最も蓄積するとされる状況でも，筋内の pH はせいぜい 6.5 程度で，弱酸性というほどにしか下がらない．この弱酸性化は疲労に無関係ではないが，実際にはこれだけで疲労は説明できないのである．いくつか例をあげてみる．

例えば激しい運動で体内が弱酸性になると，それが元の中性に戻るには 10 分以上かかる．ところが運動後に数分休めば，体内の pH はあまり変化していなくてもまたある程度運動できる．また，高所に行くほど乳酸ができることには必ずしもならないが，運動は高所のほうが確実にきつくなる．さらに，トレーニングするとより乳酸が高いレベルになるまで運動できそうなものだが，トレーニングしても疲労困憊時の乳酸レベルは必ずしも上がらない．むしろ下がることも多い．これらのことは乳酸ができて筋が酸性になるからということだけでは，運動時の疲労は説明できないことを示している．

b．イオンバランスの乱れ

　それでは何が原因かというと，例えば細胞内に多くて細胞外には少ないカリウムが細胞外に多く漏れだすことなどによる，イオンバランスの乱れが神経伝達を妨げることが考えられる．また高い強度での運動時には筋内に蓄積するリン酸の影響も考えられる．リン酸はカルシウムと一時的に弱く結合する性質があるので，リン酸が蓄積するとカルシウムが筋小胞体から出て神経刺激を伝える働きが妨げられて，筋収縮がうまくいかなくなるという考え方である．ともかく運動時の疲労は乳酸という1つのものだけで説明できることではないのである．

　一般に，疲労の原因と考えられることは主として筋内で起こるので，測定するのは容易ではない．一方，乳酸は筋でできてから血液中に出てくるので，筋内の代謝の指標として用いるにはよいのである．

F．持久的運動の疲労の原因

　持久的運動における疲労の原因は，LTを超えた運動強度で起こるさまざまな要因が影響している．また最大酸素摂取量レベルの運動では，酸素摂取とミトコンドリアの酸素利用が限界になるので，エネルギー産生に限界が来てしまうことも1つの原因である．

　マラソンのように長時間の運動になると，筋グリコーゲンがなくなることや（30 kmの壁と呼ばれる），靱帯や腱の弾力性がなくなることによる関節や筋の痛みや，動作がうまくできなくなることが疲労の原因として挙げられる．

　こうした疲労を防ぐ一番の方法は，トレーニングによりミトコンドリアや毛細血管を増やして筋の酸化能力を上げることであり，LTを上げるということが重要である．

練習問題

1）糖と脂肪の特徴を比較しなさい．
2）最大酸素摂取量とLTを比較しなさい．
3）酸素が摂取されて利用されるまでをまとめなさい．
4）持久的運動時の疲労についてまとめなさい．

参考図書

Brooks, GA *et al*., Exercise Physiology, Human Bioenergetics and Its Applications, 3rd ed., Mayfield, 2000
八田秀雄，新版 乳酸を活かしたスポーツトレーニング，講談社，2015
八田秀雄，エネルギー代謝を活かしたスポーツトレーニング，講談社，2004
八田秀雄，乳酸～「運動」「疲労」「健康」との関係は？，講談社，2007
八田秀雄，乳酸サイエンス―エネルギー代謝と運動生理学―，市村出版，2017

8章 あなたにもできる フル・マラソン完走の スタミナづくり

　陸上競技でいう「マラソン」とは，42.195 km のレースを意味する．ところが一般には，3 km 程度から 100 km を超えるさまざまな長距離走を称して，「マラソン」と呼ばれることが多い．そのため 42.195 km のレースを「フル・マラソン」として区別している．中途半端な 42.195 km という距離は，1908 年開催の第 4 回ロンドン五輪におけるマラソンレース時の距離（国王の住む宮殿から競技場までの距離）で，後にこの距離が正式なマラソンの距離として採用されることになった．現在，世界のトップランナーは，男性が 2 時間 1 分台，女性が 2 時間 14 分台で 42.195 km を走破する．100 m の平均ペースにして，男性が 17 秒 5，女性が 19 秒 3 と驚異的なスピードである．

　一方，一般市民ランナーの 1 つの目標は，「サブフォー」と呼ばれる 4 時間を切るタイムで走破することである．100 m の平均ペースにして 34 秒以内となる．市民ランナーの中には，レースの途中で走れなくなり，ウォーキングを交えながらゴールする者も多い．この場合，ゴールタイムは 4 時間から 5 時間台となり，100 m の平均ペースも 40 〜 45 秒となる．当然，ウォーキングの割合が多くなればゴールタイムはさらに遅くなる．とは言っても毎分 100 m の急歩で 42.195 km を完歩した場合のゴールタイムは，約 7 時間である．レース中，ときどきジョギングを交えれば 6 時間台ではゴールできる計算が成り立つ．このように，一見誰でも完走できそうな「フル・マラソン」だが，途中でリタイアしてしまう場合も少なくない．何がフル・マラソン 42.195 km の過酷さであり，魅力なのだろうか．この過酷なレースは，どのようにしたら楽しい充実したレースに変えることができるのだろうか．以下では，マラソン完走に必要な強いスタミナの秘密や，一般の健康指向の人々が初めてマラソンに挑戦し，無事完走するためのトレーニングについて考えてみる．

8.1 42.195 km で使われるエネルギー

　一般に運動時のエネルギー消費量を概算する場合，「体重 1 kg が，走行距離にして 1 km を移動すると，約 1 kcal のエネルギーが消費される」と計算できる．

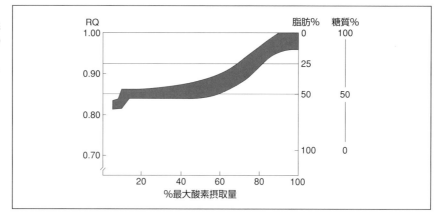

図 8.1
運動強度の変化に伴
う糖質および脂肪の
利用割合
（Astrand と Rodahl,
1970）

たとえば，体重 70 kg の男性が 42.195 km のフル・マラソンを走破すると，約 3000 kcal（70 × 42.195 ＝ 2954）のエネルギーが消費される．

　運動のエネルギー源として利用される栄養素は，糖質，脂質，タンパク質だが，タンパク質は糖質と脂質が十分に摂取されている状態では運動のエネルギー源としてほとんど利用されない．したがって，糖質と脂質が運動時の主要なエネルギー源となっている．体内には体脂肪が豊富に貯蔵され，その量は 1 か月から数か月分のエネルギー量に匹敵する．しかし代謝上，体脂肪を利用するには体内に十分な糖質がないとうまく使えないしくみになっているため，安静の状態でも糖質と脂質の利用比率は 50%ずつである．この両者の利用比率は，低強度の運動では大きな変化を示さないが，運動強度が 50 〜 60%を超えると糖質の利用割合が徐々に高まり，最大運動時にはそのほとんどが糖質に依存してしまう（図 8.1）．

　仮にマラソン中の両者の利用比率を糖質 60%，脂質 40%と仮定すると，先程のマラソン完走に使われる約 3000 kcal のエネルギーのうち，糖質からの供給量は約 1800 kcal，脂質からのそれは約 1200 kcal と推定される．豊富な貯蔵脂肪に対して，体内での糖質の貯蔵（グリコーゲン）はごく少量で，その貯蔵量は肝臓に約 100 g，筋に約 400 g と推定されている．成人男性の場合，臀部を含む下半身の筋肉量は約 15 kg で，全身の筋量の約 55 〜 60%に相当する．マラソン時では，この下半身の筋肉が主役となりゴールを目指すことになる．走行時に主要な働きをする下半身の筋には，約 230 g* のグリコーゲンが貯蔵されている計算になる．グリコーゲン 1 g は 4 kcal のエネルギーを作り出すので，マラソン中に下半身の筋と肝臓に貯蔵された糖質によって供給できるエネルギー量は約 1300 kcal（330 g × 4 kcal/g）が限界である．つまり，マラソン中には貯蔵されている筋内（脚部）の糖質は，ほとんど枯渇してしまうことになる（図 8.2）．マラソンが過酷である由縁は，生命の維持に必要なエネルギー源である糖質を使い切ってしまうほどの大量のエネルギーを必要とすることにある．したがって，マラソンを楽しく完走するには，できるだけ糖質の枯渇を抑えること，そして，エネルギー源としての脂肪の利用比率を高めることがポイントである．

* 下半身の筋量は総量の約 55 〜 60％であり，からだ全身の筋に貯蔵される約 400 g のグリコーゲン量の 6 割弱が下半身の筋に存在すると推定される．また，筋のグリコーゲン量は，筋肉 100 g あたり約 1.5 g であり，下半身の筋肉量は約 15 kg だとすると貯蔵グリコーゲン量は 225 g となる．

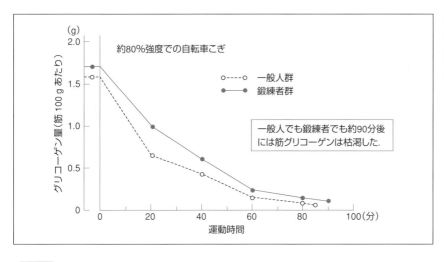

図 8.2
長時間運動に伴う脚部筋グリコーゲン量の変化
（Hermansen ら，1967）

8.2 マラソンは女性に適している

　女性の中長距離種目の世界記録は，レースの距離が長ければ長いほど男性の記録に近づき，ウルトラ・マラソンである 100 km レースではほとんど差がみられなくなる．最大酸素摂取量の 80％という相対的な運動強度で，男女の持久性能力を比較した研究によると，疲労困憊に至るまでの持続時間は，男性では約 38 分であったのに対し，女性のそれは約 53 分と明らかに長い[1]．筋に貯蔵されている ATP やクレアチンリン酸，グリコーゲンなどのエネルギー基質の量は，男女で差は認められない[2]．したがって，男女の持久能力の差はエネルギー基質の貯蔵量ではなく，利用のしかたにある．女性では，運動中の脂肪の利用比率が高く，筋グリコーゲンの消耗を抑制する能力にたけていることが報告されている（図8.3）．それを裏づけるように，女性では解糖系の律速酵素であるホスホフルクト

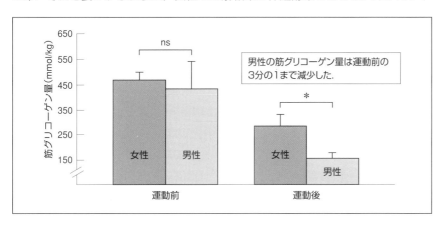

図 8.3
60％強度での自転車こぎを 90 分間行った後の筋グリコーゲン量の変化
（Tarnopolsky ら，1990）

キナーゼなど，糖代謝に関連するいくつかの酵素活性が低く抑えられ，糖質の利用が根本から抑制されている[3]．いい換えれば，男性では筋における解糖系の酵素活性が女性よりも高く，エネルギー源として糖質に依存する傾向が強く，貯蔵グリコーゲンを容易に使い果たす傾向にある．この男女の違いは，男性ホルモンの影響によるものと考えられている．

8.3　まずはフル・マラソンを無事ゴールするトレーニング

　運動中の脂質の利用効率を高め，筋における糖質の枯渇を抑制できれば，フル・マラソンの完走も夢ではない．そのためには，脚部の筋持久力を改善する「走り込み」といわれるゆっくりした持続走，いわゆる LSD（long slow distance）が非常に有効である．最初は 30 分程度の LSD（途中で歩行を入れてもよい）から始め，徐々に持続時間を延ばし，最終的には 2 時間程度の持続走ができるようにする．このときの心拍数は 110 〜 130 拍/分程度と，ゆったりしたペースが良い．

　42.195 km のマラソンでは，着地時の衝撃が繰り返し脚部の筋にダメージを与える．着地時の衝撃力は歩行時で体重の 1.5 倍であるのに比べ，走行時には体重の約 3 倍の衝撃が脚にかかる．したがって，下半身の筋力強化も有効なトレーニングである．脚部の筋力や筋持久力を高める方法として，自重や簡単な器具を用いた筋力トレーニングが効果的である．実際に走るときに大きな負担がかかるアキレス腱からふくらはぎの部分，膝関節周辺（大腿四頭筋とハムストリング），あるいは腰部（大殿筋や腸腰筋），場合によっては体幹部（腹筋や背筋）もその対象となる．トレーニング条件は，第 6 章を参照いただきたい．たとえば，自体重でのスクワット運動の場合，片足ずつなら運動負荷は大きく高まる．

8.4　「サブフォー」を目指すランナーのトレーニング

　マラソンをさらに速く走るためには，高い有酸素能力の獲得が必要となる．有酸素能力とは，高い最大酸素摂取量をもつこと，そして，高い酸素摂取水準での持続能力を指す．優れたマラソンランナーが極めて高い最大酸素摂取量を示すこと，またマラソン中には最大酸素摂取量の 70 〜 80%レベルでの運動が可能であることなど，優れた有酸素能力をもつことが明らかになっている．

　高いレベルでの長時間運動を続ける能力を養うためには，最大酸素摂取量の改善，さらには，運動強度が高まると動員される速筋線維が原因で発生する乳酸を，いかにすみやかに除去することができるかという能力も重要になる．以下には，レースに向けたトレーニングプラン（16 週間）を紹介する．

A.　前半 6 週間のトレーニングプラン（頻度：週 4 日）

　毎週，週末に 1 回は 1 〜 1.5 時間の持続走を計画する．この持続走は，高い酸

素摂取水準での持続能力，すなわち乳酸性作業閾値(LT；Lactate Threshold)を高めるトレーニングとして有効である[4]．持続走は，自覚的運動強度で「ややきつい・きつい」と感じるペース（心拍数は140〜160拍/分程度，初心者は120拍/分前後）が望ましい．初めてマラソンに挑む人では，走行（〜10分程度）と歩行（回復するまで）を組み合わせ，全体として持続走の時間を徐々に延ばしていくことも可能である．持続走以外のトレーニング日は連続しないように計画し，20〜40分程度の走行を行う．

B. 後半10週間のトレーニングプラン(頻度：週5日)

持続走の時間を2時間程度まで延ばしたり，持続走を週2回（60分程度）に増やしたり，週末にレース（10 km，10マイル，ハーフマラソンなど）への参加を企画する．また，最大酸素摂取量を高めるために，持続走よりも高い強度での運動を週1回は計画する．たとえば，特定の距離（5〜10 km）と目標タイムを決め，そのタイムを達成できるよう挑戦する．高強度の走行とゆっくりした走行（または歩行）を繰り返すインターバルトレーニングも有効である．その他に自然のインターバルトレーニングであるクロスカントリー走や，ほぼ全力に近い走行（1〜1.5 km）を完全休息（5分程度）をはさんで数回繰り返すレペティショントレーニングなどもある．すでに高い最大酸素摂取量を有する人でも，非常に高い強度の運動を実施することで，最大酸素摂取量の維持・向上が期待できる[4]．

C. おわりに

とはいっても，一般市民ランナーがマラソンを完走するためには，まずはあまり細かいことに左右されないで，いかに楽しく，長い時間のランニングを行うことができるかが最も重要なことである．仲間と会話を楽しみながら，そして周りの移りゆく景色を眺めながらランニングを行い，徐々に走る距離を伸ばしていくことによって，いつのまにかマラソンを楽しく完走できるスタミナが獲得されるはずである．

練習問題
1）長時間運動のエネルギー源について説明しなさい．
2）運動強度と糖質および脂肪の利用割合について説明しなさい．
3）男女の持久力の違いをエネルギー利用の面から説明しなさい．

参考引用文献
1) Forberg and Pedersen, *Eur J Appl Physiol.*, **52**, 446-450, 1984
2) Rehunen and Harkonen, *Scand J Clin Lab Invest.*, **40**, 45-54, 1980
3) Simoneau and Bouchard, *Am J Physiol.*, **257**, E567-572, 1989
4) Laursen, P.B., *Scand. J. Med. Sci. Sports*, **20**(Suppl. 2), 1-10, 2010

9章 身体機能は どこまで改善できるか？

9.1 速く走る能力

A. 世界一速いスプリンターの変遷

　古代ギリシャのオリンピア競技会がそうだったように，人々は優れた肉体を目指して，からだを鍛え，それを競いあってきた．誰が一番速く走れるか？　こんな疑問を抱くのは，ごく自然のことのように思われる．競技スタイルこそ違うが，古代オリンピア競技会にも短距離走は当然行われていた．しかし，現在のような100 m走は近代オリンピックから始まる．第1回アテネ大会（1896年）の100 m競争で優勝したバークのタイムは12秒0である．しかし，世界共通の競技規則がなかったため，この記録は世界記録として公認されていない．最初の世界記録は，1912年，第5回ストックホルム大会の100 m予選でつくられた10秒6である．

　図9.1には，男子100 m走の世界記録および日本記録の変遷を示した．手動掲示による世界記録は，先の10秒6（1912年）から約25年かけて10秒2へと進む（1936年）．一方，最初の日本記録は，第5回ストックホルム五輪の予選会として開催された日本で最初の全国規模の大会（1911年）で記録された12秒0である．この日本記録はその後急激に短縮され，1935年には吉岡隆徳によって10秒3という当時の世界タイ記録が樹立される．

図 9.1
男子100 m走の世界記録と日本記録の変遷

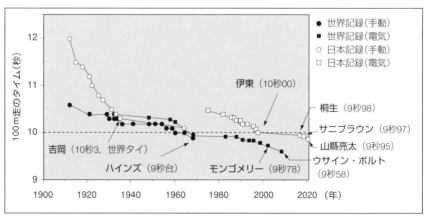

　100 m 走の記録が 10 秒の壁を破ったのは 1968 年である．アメリカのハインズは手動時計で 9 秒 9 を記録し，その年のメキシコ五輪では電気時計で 9 秒 95 を記録している．日本記録は，吉岡の 10 秒 3 以降，なかなか世界記録に追いつけなかった．しかし，電気時計の日本記録が採用されてからの記録の伸びは目覚ましく，1998 年には伊東浩司が 10 秒 00 の日本記録を樹立した．それから約 20 年，2017 年に桐生祥秀が日本人で初めて 10 秒の壁を破ると，2019 年にはサニブラウンが 9 秒 97 の日本記録を更新，小池祐貴も 9 秒 98 を記録した．2021 年には山縣亮太が 9 秒 95 の日本記録を更新，日本人 4 人目の 9 秒台選手となった．

　世界記録の 9 秒 58 は，ウサイン・ボルトが 2009 年 8 月に樹立したタイムだが，それから約 10 年，この記録を破る選手はまだ現れていない．

B. 記録はどこまで伸びるのか？

　もし，地上を走る動物の代表がスタートラインに並んでスプリントの競争をしたら，1 位はチータ（約 100 km/時），2 位はカモシカ（約 90 km/時），3 位はウマ（約 70 km/時）の順になるらしい．ヒトの疾走速度の最高値は，世界記録を樹立したレース中に記録された約 12 m/秒，時速にして 43 km 程度である．一般男性なら時速 35 km が限界だろう．ヒトが上記のレースで 3 位入賞を果たすのは極めてきびしい状況のようだ．しかし，最速のチータと肩を並べて走るとまではいかなくても，ヒトの走能力はどこまで伸びるのだろうか．モートンはこれまでの世界記録の向上率から，西暦 2000 年から 2100 年までの 100 年間に，100 m 走の世界記録がどのように短縮するかを予測している（表 9.1）．それによると，2010 年に 9 秒 68 まで短縮し，その後，世界記録は 2100 年に 9 秒 37 になるという．ボルトが 2009 年に樹立した 9 秒 58 の世界記録は，約 10 年後の予想記録である．人類の究極の世界記録といわれる 9 秒前半も夢ではない．

年	タイム	
2000 年	9 秒 74	
2010 年	9 秒 68	
2020 年	9 秒 63	
2030 年	9 秒 58	←2009 年　9 秒 58（現在の世界記録）
2040 年	9 秒 54	
2050 年	9 秒 50	
2060 年	9 秒 47	
2070 年	9 秒 44	
2080 年	9 秒 41	
2090 年	9 秒 39	
2100 年	9 秒 37	

表 9.1
モートンによる 100 m 走の世界記録がどのように短縮するかの予測
（ノークス，1991）

C. スプリンターのスピード曲線と主要体力要素

　100 m 走のスピード曲線を観察すると，図 9.2 に示したような 4 つの局面から構成されていることに気づく．すなわち，スタート後の急激な加速期（加速期 1），最大疾走スピード到達期（加速期 2），最大疾走スピード維持期（速度維持期），そして疾走スピードの減速期（減速期）である．この 4 局面に，スタートの号砲からスターティングブロックに力を加え始めるまでの「反応開始時間」を加えると，スプリント走は 5 つの局面に分けることができる．それぞれの局面では主となる体力要素が異なっている．人類がさらに高いパフォーマンスを獲得するためには，各体力要素の向上の可能性について吟味し，実現のためのトレーニング法を開発していく必要がある．

a. 加速期 1 ―最大筋力―

　「加速期 1」では最大筋力が最も重要な因子となっている．このことは，スプリンターに限らず，投てき選手や重量挙げ選手などの筋出力が大きい選手では，このスタート直後の加速が極めて高いことからも理解できる．筋力は至適なトレーニングによって確実に高まることが証明されている．

b. 加速期 2 ―筋の収縮速度―

　疾走スピードを最大まで高める「加速期 2」では，筋の収縮速度に関連する因子が重要である．筋の収縮速度は，次の 3 つの因子，すなわち，(1)筋線維のタイプ，(2)筋線維の長さ，(3)筋に加わる負荷（体脂肪）の影響を受ける．

　(1)筋線維のタイプ　　私たちの筋肉には，速筋線維と遅筋線維という 2 つの異なる筋線維がある（p.68，表 5.1AB 参照）．速筋は収縮速度に，遅筋は持久性に優れている．速筋の収縮速度は遅筋よりも数倍高い，したがって，速筋の割合が多い選手では，スプリント能力に優れていることが報告されている（図 9.3）．しかし，トレーニングによって筋線維タイプに大きな移行が起こらないことから，筋線維タイプの割合は遺伝的要因によって強く影響されているものと考えられる．

　(2)筋線維長　　収縮速度は筋線維長が長いほど速い．なぜなら最小の収縮単

図 9.2
100 m 走のスピード曲線と各局面で主として要求される体力要素
（安部と深代，1998）

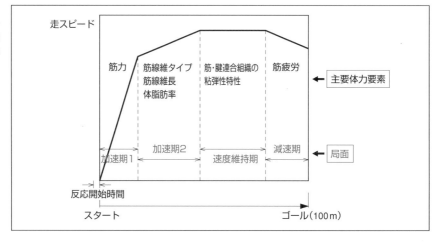

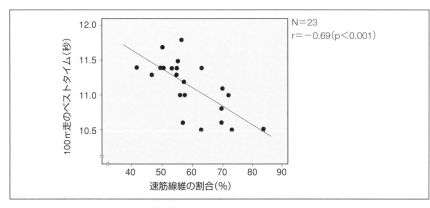

図 9.3
外側広筋の筋線維組成と 100 m 走タイムとの関係
（Mero ら，1981）

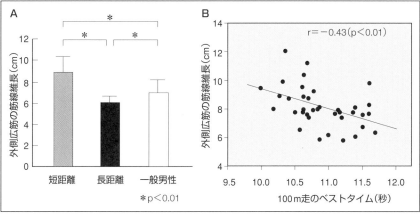

図 9.4A
筋線維長と陸上競技種目

図 9.4B
筋線維長と 100 m 走のパフォーマンス
（安部ら，1999）

位である筋節（サルコメア）あたりの短縮量が直列に加算されるからである．優れた短距離選手の筋線維長は長く，逆に長距離選手では短いことがわかってきた（図9.4A）．また，筋線維長と 100 m 走のパフォーマンスとの間には密接な関係が観察され，長い筋線維が筋の収縮速度に関与し，スプリント能力に影響していることが明らかになってきた（図 9.4B）．

　筋線維長は遺伝による影響を受けるが，トレーニングによっても変化する可能性が示唆されている．しかし，縦断的なトレーニングによって筋線維長がどのように変化するのか，その変化がパフォーマンスをどのように改善するのか，については十分に解明されていない．

　（3）筋に加わる負荷　　筋の動的収縮時における負荷の大きさと収縮速度の関係についてはよく知られている．すなわち，筋に加わる負荷が軽ければ素早く動かすことができるが，重い場合にはゆっくりとしか動かせない．この関係は「体重を素早く移動させる」といったスポーツの場面においても成り立つ．図 9.5 は，男女短距離選手の体脂肪率と 100 m 走タイムとの関係を示したものである．体脂肪，つまり負荷重量の低い選手ほど優れたスプリント能力を示す．この関係は同一選手を長期間追跡した縦断的調査でも証明されている[1]．

c．速度維持期—筋・腱連合組織の粘弾性—

　最大疾走スピードを維持する時期，すなわち，加速要素と減速要素とが一定と

図 9.5
短距離選手の体脂肪
率と 100 m 走のベ
ストタイムとの関係
（安部と深代，1999）

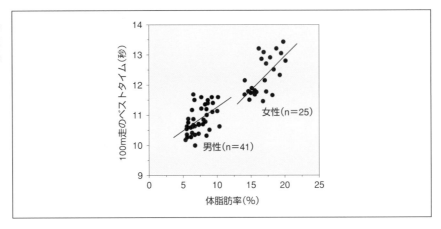

なり，疾走速度が維持された状態の「速度維持期」では，筋・腱連合組織の粘性や
弾性が重要な因子となっているものと考えられる．黒人と白人の下腿三頭筋につ
いて調べた研究では，スプリント能力に優れている黒人のほうがやや硬い筋，つ
まり収縮時に力をうまく伝えやすい筋をもっているらしい[2]．一方，関節が固定
された状態で筋が発揮する張力を徐々に増加させると，筋線維が付着している腱
膜が引き伸ばされるが，この伸びが大きい者ほどスプリント能力に優れているこ
とも報告されている[3]．

d. 減速期—主働筋の筋疲労—

最後の「減速期」では，スプリント動作に関与する主働筋の筋疲労が関係してい
る．速いスプリンターの疲労後の動作（足の運び）は，未熟なスプリンターの疲労
していないときの動作に類似しているらしい．

9.2 重いものを挙上する能力

A. 村の力比べ

神社の境内の隅に大きな石が並んでいることがよくある．昭和の初期頃までは，
村の青年たちが地元の神社に集い，境内に置かれた重そうな石を競って担ぎ上げ
る光景がよくみられたらしい．今でこそ，力比べ的な遊びはなくなってしまった
が，この「力石」にまつわる話やその記録は今でも日本全国に残されている．また，
このような力比べの歴史は世界のさまざまな場所にも残っている．力自慢の男た
ちが競うことで有名なスコットランドの「ハイランドゲーム」のように，今でも実
際のゲームとして受け継がれているものもある．

B. パワーリフターの世界記録

「力自慢」を競うスポーツには，ウエイトリフティングやパワーリフティングの
ように，国際的な競技会が数多く開催される種目がある．オリンピック種目であ
るウエイトリフティングは，挙上の際に素早い動作を伴うテクニックが要求され

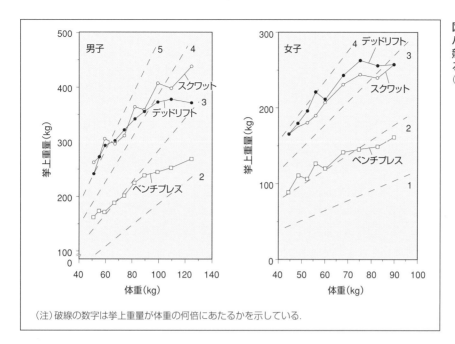

図 9.6
パワーリフティング
競技の各階級におけ
る世界記録
(安部, 1999)

（注）破線の数字は挙上重量が体重の何倍にあたるかを示している.

る. つまり，「力＋テクニック」の競技である. 一方，パワーリフティングは，ス
クワットやベンチプレス，デッドリフトといった筋力トレーニングにおける最も
基本的な動きでの「力自慢」を競う. したがって，他の競技のスポーツ選手や一般
の「力自慢」でも参加可能な競技といえる.

　パワーリフティング競技の各階級における世界記録を図 9.6 に示した. 少々経
験のある方々には，この数値が人並み外れた，驚異的なものであることを実感い
ただけるだろう. 実際，一般男子学生の平均的なスクワット最大挙上重量は，体
重の約 1.2 倍（約 70 kg），ベンチプレスは体重の約 0.8 倍（50 kg）である. これに
比べ, スクワットの世界記録は階級による若干の違いこそあれ体重の約 4 〜 5 倍,
ベンチプレスは体重の 2.5 〜 3 倍である. 一般学生の実に 4 倍も高い数値である.
鍛えあげられた肉体はここまで高い能力を発揮する. 誰でも適切なトレーニング
によって挙上重量を確実に増加させることができる. トレーニングによって獲得
可能な挙上重量は，スクワットが体重の 3 倍程度，ベンチプレスが体重の 1.7 倍
程度と推定されている [4].

C. 挙上重量（筋力）と筋肉量の関係

　世界チャンピオンを含む各階級の全米トップ・パワーリフターの除脂肪量（筋
肉量の指標）とスクワットの最大挙上重量との関係を観察すると（図 9.7），両者
には直線関係が認められる. つまり，筋肉量が大きい重量級の選手ほど優れた挙
上重量を示す. 一般に腕が太く“ちからこぶ”の大きい人ほど，腕力も高い傾向を
示すことと一致する. しかし，この現象はあくまでも筋サイズと筋力の横断的関
係の結果である. 軽量級でも重量級でも，同じくらいの筋量をもつ選手でも，挙

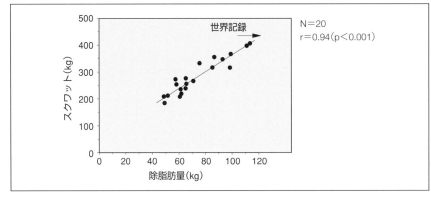

図9.7
全米トップ・パワー
リフターの除脂肪量
とスクワットの最大
挙上重量との関係
（Brechue と Abe, 2002）

上重量に差がみられる．また，トレーニングによって筋量を増加させた場合，その増加に見合った筋力の増加が起こるとは限らない．両者の関係は非常に複雑で，さらなる研究が必要である[5]．

D．心理的因子の影響

先にも述べたように，階級が同じ選手同士では，除脂肪量（筋肉量）はほぼ同じである．ところが挙上重量には差がみられ，それが競技成績として現れる．また，同じ除脂肪量の一般大学生とトップ・パワーリフターを比べると，筋量が同じでも挙上重量は大学生のほうが相当に低い．その原因は何なのだろうか．

筋力は，筋の横断面積という生理学的な因子による影響を受けることを述べた．しかし，筋が発揮する筋力は日によっても違うし，同じ日でも時間によって異なる．「火事場のばか力」に例えられる現象は，特殊な精神状態において想像以上の能力を無意識のうちに発揮することであり，発揮される筋力がその状態でも意欲や意志に強く関連することを示している．つまり，筋力は大脳皮質の興奮水準によっても左右されている．優れたスポーツ選手では心理的な興奮のレベルが高く，生理的な因子によって規制された筋の最大能力に近いレベルの力の発揮が可能である．また，たくさんの筋群が同時に収縮に参加するような運動では，1つの筋の場合とは違って，力発揮の面で大きな抑制を受ける．トレーニングを積んだ選手では，この抑制の程度が低く，同時に多くの筋群を動員した動作でも高い能力の発揮が可能であると考えられる．

E．筋肉量の男女差とその上限

重量級の選手は子どもの頃から体格が大きい．また，軽量級の選手が成人してから重量級に階級を変更することはあり得ない．つまり，「人類がどこまで重い重量を挙上できるか」の答えは，基本的に「どれだけ大きな筋量をもつ選手が存在するか」という生理学的因子の影響を受ける．これまで，さまざまなスポーツ選手を対象に筋肉量の指標である除脂肪量が測定されてきた．筋肉量（筋量）の大小には長さ要因，つまり身長が影響する．そのため，長身の選手ほど大きな除脂肪

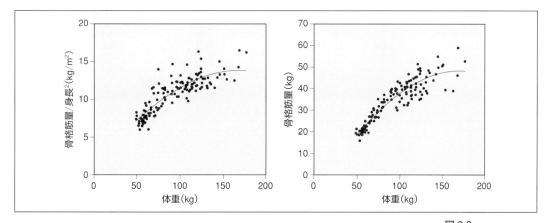

図 9.8
男性スポーツ選手の
骨格筋量
(Abe ら, 2018)

量をもつ可能性がある．一方，大型スポーツ選手では体脂肪量も多い．脂肪細胞の量が増加すると，細胞内にあるタンパク質や水分も増え，それが除脂肪量として評価されてしまう．したがって，筋量を指標にすることが望ましい．

　一般男性の筋量は平均 22.7 kg で，この数値を身長あたりの相対値にすると約 7.8 kg となる．一方，平均体重が約 110 kg の大型スポーツ選手では，筋量の平均値が約 40 kg，身長あたりの相対値は約 12 kg であった（図 9.8）．ちなみに，パワーリフティングのスーパー・ヘビー級の世界チャンピオンで，500 kg のスクワットも可能な選手の筋量は 58 kg，身長あたりの相対値は 17.2 kg であり，極めて大きな値を示した．この値は，現時点での筋量の最大値である．一方，一般女性の筋量は平均 14.5 kg，身長あたり相対値は平均 5.6 kg であり，一般男性の約 70％の値を示した．また，体重が 100 kg を超える女子の大型選手では筋量の平均が 31.9 kg，身長あたりの相対値にして 10.7 kg であった．女性の最も大きな値は，パワーリフティングの世界チャンピオンの 13.2 kg（身長あたりの相対値）であり，男性の最大値（17.2 kg）の約 77％を示した．この値は一般男女に認められた筋量の差に類似していた．

練習問題

　1）筋の収縮速度を決定する要因は何か．
　2）体脂肪率とスプリント能力との関係について説明せよ．
　3）挙上重量はどのような要因について決定されるか．
　4）「火事場のばか力」とはどんな現象か．

参考引用文献

　1）Abe, T. *et al., Eur. J. Sport Sci.*, **20**(1), 100-105, 2020
　2）Fukashiro, S. *et al., Acta Physiol. Scand.*, **175**, 183-187, 1998
　3）Kubo, K. *et al., J. Appl. Physiol.*, **87**, 2090-2096, 1999
　4）金久博昭，バイオメカニクス研究，**1**, 148-163, 1997
　5）Loenneke, J.P. *et al., Med. Hypotheses*, **125**, 51-56, 2019
　6）Abe, T. *et al., Am. J. Hum. Biol.*, **30**, e23102, 2018

10章 どのような運動をすると骨が強くなるか？

10.1 骨は折れない？

　「粉骨砕身」という言葉の意味を文字からイメージすると「骨は粉々に打ち砕か
れ，身体（からだ）もボロボロ」といったところだろうか．この言葉の正確な意味
は「身を砕いて粉にするほど，一心に働く」，「力の限り努力する」である．この字
を見て私たちが「何やらこれは大変そうだな」と思えるのは，「本来，骨は硬く簡
単に折れるものではない．その骨を折るほど何かに打ち込むことがいかに大変か」
理解できるからである．私たちが骨に対して抱いているイメージは「骨はめった
なことでは折れない」である．実際，肌の上から触ってみると骨は硬い．

A. 骨折増加の理由—子どもと中高年齢者の場合（図10.1）—

　「骨はよほどのことがなければ折れないもの」と私たちが抱くイメージとは裏腹
に，近ごろでは高齢社会の話題とあわせて中高年齢者の転倒などによる骨折の増
加や，子どもの体力低下に起因した骨折の話をよく耳にする．しかもその発生は
強い衝撃を受けたとか大きな圧力がかかったなどの特別な状況下ではない．子ど
もの場合には転んで手を突いたときに手首の骨を折った，人とぶつかったときに
腕の骨が折れたなど，「なぜそんなことで？」と首をかしげたくなるような理由に
よって発生する骨折が多いのである．また中高年齢者では転倒による骨折が圧倒
的に多い．なぜこのような状況下で骨折が頻繁に発生するのだろうか？

図10.1
骨折の理由

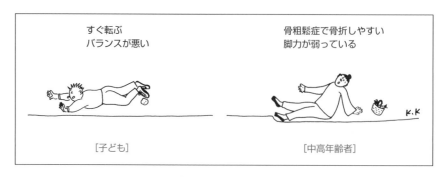

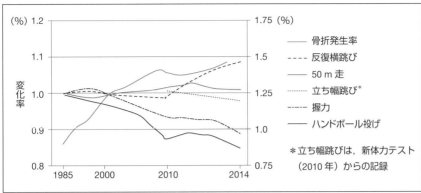

図 10.2
児童（11 歳児）の体
力・運動能力と骨折
発生率の推移
（体力・運動能力は
1985 年を基準に算出）
［独立行政法人日本ス
ポーツ振興センター
『学校の管理下の災害
―基本統計―』，およ
び『平成 24 年度体力・
運動能力調査結果の概
要』より著者改変作図］

a. 増加する子どもの骨折

運動不足による子どもの体力低下が叫ばれて久しい．新体力テストの成績は一部の項目を除いて 2000 年頃から横ばい，もしくは向上傾向も認められているが，体力水準が高かった 1985 年頃と比較すると 2014 年は依然低い水準である（図10.2）．増加する子どもの骨折の背景には，身体活動量の絶対的な減少と，それに伴う基礎体力や運動適性の低下に加えて，二極化する運動習慣も関連しているといわれている．まったく運動をせずに体力水準が低い子どもがいる一方で，熱心に運動に取り組み体力水準も高い子どもがいるのである．運動量の不足は筋力，神経系の未発達をもたらし，そのためにからだのバランスを容易に崩して転倒したり，少しの外力に対しても自分の筋力だけではからだを支えることができず，骨に直接大きな力が加わるために骨折が発生してしまう．また，身体活動量の低下は，運動の刺激によって期待される骨強度の増大（10.5 節参照）にも影響を及ぼし，骨折の増加に拍車をかけている．子どもの運動不足が各機能の発達と，骨格筋や骨の発育の双方に影響を及ぼし，骨折の増加を引き起こしているのである．一方，あるスポーツに特化して小さいときからだを酷使することにより，骨折や疲労骨折などの外科的疾患の増加も認められている．

このように子どもの骨折増加の背景には，慢性的な身体活動量の不足と過剰な運動量がともに影響していると考えられる．

b. 骨粗鬆症と骨折

一方，中高年齢者では加齢による老化現象で骨量が減少し，骨も脆弱化してくる．そのため骨の強度も低下し，骨折を起こしやすくなるのである．特に高齢となって顕著となるのは骨粗鬆症が背景にある転倒時の骨折増加である．近年の調査によると，人口の約 10%弱（1000 万人）が骨粗鬆症と推定されている．このような状態にならないためには骨を折らないことを第一義として，筋機能や神経機能を維持し転倒の発生を抑えることがまず第一にあげられるだろう．そして同時に骨そのものの強さを維持するための対策を講じなければならない．

B. 運動をすれば骨は丈夫になる？

骨折発生の理由には，子どもと中高年齢者とでは年齢差による骨の強度（骨強

度）や，骨折発生時の状況など，大きな違いがある．しかし一方で，双方には共通点も認められる．低レベルの筋機能や神経系機能，そして低レベルの骨強度である．はたして弱い骨は強くなるだろうか？　また，どうようにすれば骨の強度を維持することができるだろうか？

　実際，これまでの研究成果では，若年期から中年期にかけての運動は骨強度の増加に促進的に，また中高年齢者が行う運動は加齢による骨強度の低下に抑制的に働くことが報告されている．しかし当然のことながら，骨の強さを規定する要因は運動だけでなく，年齢や性差，疾病の有無，食習慣など多くの要因が相互に関連している．したがって運動のみ，あるいは栄養のみといった一面的な対処では骨強度の強化は望めない．骨強度を高め，骨の健康を獲得し，また維持してゆくためには，これらの要因について総合的に検討することが不可欠である．

10.2　骨の機能（役割）と構造

　骨の強度と運動はどのように関連しているだろうか？　強い骨を作り，維持するには何をすればよいのだろうか？　この疑問を解くために，まずは骨の機能と構造について理解しよう．

A.　骨の機能（役割）

　骨の機能には内臓の保護，カルシウムの貯蔵，身体の支持，形態の維持のほか，骨髄における白血球，赤血球，抗体，血小板の製造があげられる．いずれも私たちが生きるうえで欠かせない機能ではあるが，この中で特に骨の強度に強く関連しているのは骨のカルシウム量である．骨は全カルシウム量の99％を貯蔵しており，残りのわずか1％が血中にあり，心臓の拍動（筋肉の収縮）や，ホルモン分泌，血液凝固などの生命活動に欠かせない重要な役割を果たしている．したがって血中カルシウム量が低下すると，からだは骨からカルシウムを溶かし出して血中のカルシウム濃度を補うための機構を働かせる（骨吸収という）．骨の強度はカルシウム量に強く依存しているので，低下した血中のカルシウム量を補うために骨のカルシウム量を減少させることは，骨強度の低下を招くことになる．

B.　骨の構造

　成人では約200個の骨が相互に連結し，骨に付着した骨格筋の収縮によって，受動的な運動を行っている（図10.3）．骨の表面は骨膜や関節軟骨によって覆われており，髄腔には骨髄が入っている（図10.4）．

　骨は有機物質である基質と無機成分である骨塩から成っている．前者はコラーゲン線維とその線維間に存在する多糖体，後者はこれに沈着する骨塩（カルシウム，リン酸，炭酸，クエン酸イオンなど）である．イメージとしては針金で形作った土台（コラーゲン）に，粘土（骨塩）を土台の内部，表面に埋めてゆくと，最後に

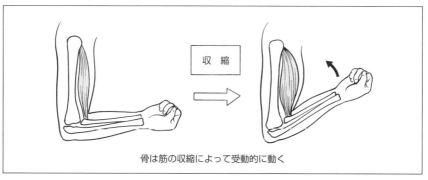

図 10.3
骨と骨格筋

収縮

骨は筋の収縮によって受動的に動く

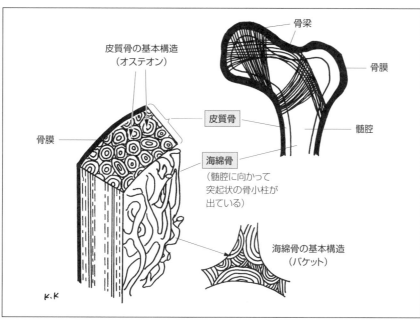

図 10.4
骨の構造

骨梁

皮質骨の基本構造
（オステオン）

骨膜

皮質骨

骨膜

髄腔

海綿骨

（髄腔に向かって
突起状の骨小柱が
出ている）

海綿骨の基本構造
（パケット）

K.K

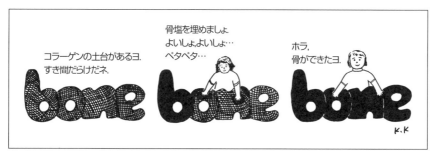

図 10.5
骨のでき方の概念

コラーゲンの土台があるヨ.
すき間だらけだネ.

骨塩を埋めましょ.
よいしょよいしょ…
ペタペタ…

ホラ,
骨ができたヨ.

bone   bone   bone

K.K

は 1 つのオブジェ（骨）が完成するようなものである（図 10.5）．骨塩はヒドロキ
シアパタイトという結晶の形で存在するが，一部は非結晶性のリン酸カルシウム
の形で存在し，その量は副甲状腺ホルモン（PTH）や活性型ビタミン D，エストロ
ゲン（女性ホルモン）の調節を受けている．このほか，栄養や運動などの生活習慣
によっても骨塩は影響を受けている．骨塩量は骨強度を評価する指標の 1 つで
BMC（bone mineral content）と呼ばれ，その量は g/cm の単位で表される.
　構造的に観察すると骨は大別して皮質骨と海綿骨とに分けられる（図 10.4）.

骨を割ってみると，海綿骨の部分に骨梁という部分があるが，骨梁は加齢によってその構造が崩れることから，骨強度の評価にしばしば使用される．皮質骨と海綿骨の割合は各骨の所在部位によって異なっており，長骨である大腿骨では皮質骨が約80%を占めている．また腰椎と大腿骨頚部では，海綿骨がそれぞれ約65%，約50%である．

C. 内分泌器官としての骨—他臓器とのクロストーク（相互作用）—

私たちのからだを構成する脂肪細胞や骨格筋が内分泌器官としてアディポカイン（レプチンなど）やミオカイン（IL6など）を分泌しているのと同様に，近年，骨も骨芽細胞からホルモンとしての作用を持つタンパク質（オステオカルシン，FGF23，リポカイン2など）を分泌し，骨格筋や腎臓，膵臓，脳など，他臓器間との連携により，エネルギー代謝やリン代謝，あるいは認知機能などの制御に深く関与していることが報告されている．

特にオステオカルシンについては，その分泌量が運動によって増加することが動物やヒトで確認されている．骨と骨格筋の関連において，ある酵素（γカルボキシラーゼ）によって活性化したオステオカルシンが血中に放出され，筋線維に発現する受容体を介することにより，（活動筋での）グルコース，脂肪酸の摂取と分解が亢進し，その結果ATP合成が促進する．

10.3 骨強度の評価

骨の強さはどのように評価されているだろうか．例えば突き指や捻挫などのけがをして病院へ行くと，レントゲンといわれるX線を使って骨に異常が発生していないか確認する．これも骨の状態を知る1つの方法である．

骨強度の評価には骨量（骨基質と骨塩量の総量）や骨の構造（骨梁の構造），骨の質（骨基質と骨塩量の割合）が指標として用いられている．これまで数種類の測定方法が開発され実用化されており，測定の目的や測定部位の違いによって用いられる測定方法は異なってくる．近年では精密度の高い測定法が開発されたために，より高い精度で骨の強度を評価することが可能になった．表10.1に代表的な測定方法を記す．

表 10.1
骨の強度の測定法

(1) X線を用いた測定方法 　　X線写真による形態からの測定方法 　　X線写真の濃度測定法（photon densitometry） 　　単光子吸収測定法（single photon absorptiometry） 　　二重光子吸収測定法（dual photon absorptiometry） 　　二重エネルギーX線吸収測定法；DEXA（DXA）法（dual energy X-ray absorptiometry） (2) QCT：quantitative computed tomography (3) 超音波を用いた測定方法　　(4) MRIを用いた測定方法

（1）二重エネルギー X 線吸収測定法（DEXA（DXA）法）　これらの測定方法のなかで特に精密度に優れ，さらに被爆線量の少なさで安全性の高いのが DEXA（DXA）法である．骨の強度の評価には，骨塩量のほかに骨密度（bone mineral density；BMD）が用いられることが多く，DEXA 法では単位面積あたりのミネラルの量をもって骨密度としている（単位は g/cm^2）．

（2）超音波法　超音波法は DEXA 法と比べて，安価でコンパクトな機材で，短時間に多数の測定が可能である．超音波法は低周波の超音波を当てて，それが骨を伝播する速度や減衰の程度で骨の物性を評価する方法である．この方法では海綿骨が 95％を占める踵骨が測定部位となる．測定方法の選択には，測定の目的，対象者の状態，測定部位を考慮したうえで決定するのが適当である．

10.4　骨の代謝

A. 骨芽細胞と破骨細胞

　骨を体内から取り出し，目の前に置いたとしよう．骨は筋や内臓とは異なり，体外に取り出した後，放置していても腐ることはない．このような特徴のために，骨はややもすると代謝とは関係のない単なる物体と勘違いされやすい．しかし，実際骨は体内では代謝の活発な組織であり，1 年で全身骨量の約 20 ～ 30％の骨が新しい骨組織に入れ替わることが明らかになっている．骨の代謝には古い骨組織を破壊する（骨吸収）ための破骨細胞と，新しい骨を形成する（骨形成）ための骨芽細胞が関与している．破骨細胞は骨の吸収とあわせて，ホルモン（副甲状腺ホルモン，カルシトニン）に反応して血中のカルシウム濃度を一定に維持するよう機能している．一方，骨芽細胞によって，有機質である骨基質が形成され，次いでカルシウムなどの無機質の沈着が起こり，骨形成が完成する．骨形成にも女性ホルモン（エストロゲン）が促進的に働いている．このように両細胞ともホルモンやサイトカインなどの情報伝達物質によってその機能が厳密に調節されており，この調節が狂わなければおおむね骨量は一定に保たれる（この状態をカップリングと呼んでいる）．しかし，この調節が何らかの要因によって狂い，2 つの細胞の働きに偏りが生じると，骨量が減少したり，あるいは過剰につくられ，各種障害を引き起こす（この状態をアンカップリングと呼んでいる）．骨代謝の様子を図 10.6 に示した．

B. 骨代謝，骨強度に影響を与える要因

—内因的要因（遺伝的要因）と外因的要因（環境的要因）—

　骨代謝は破骨細胞と骨芽細胞が担っているが，これら細胞の活性に影響を与える要因として内因的要因（遺伝的要因）と外因的要因があげられる．前者は性差や人種，加齢などが，後者にはカルシウム摂取などの栄養摂取状況，アルコール，たばこ，コーヒーなどの嗜好品と関連した生活習慣，運動習慣，骨代謝に作用す

図 10.6
破骨細胞と骨芽細胞
による骨代謝（吸収
と形成）

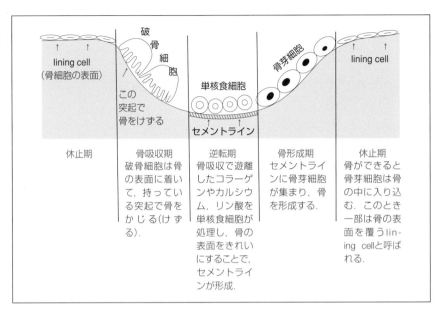

る疾病の有無などが含まれる．内因的，外因的要因によって骨代謝がどのような
影響を受けているのか，以下に記す．

a. 内因的要因

(1)**性差**：女性の場合，閉経によってエストロゲンの分泌量が激減することで
骨吸収が骨形成を上回る．

(2)**家系**：両親や兄弟など親戚に骨粗鬆症を呈している人がいる．骨細の家系．

(3)**加齢**：老化現象による骨量の減少，腸管からの活性型ビタミンD，カルシ
ウムの吸収力低下が起こる．

b. 外因的要因

(1)**骨代謝に作用する疾病の有無**

・**婦人科の病気**：卵巣摘出手術…卵巣からの女性ホルモン（エストロゲン）の分
泌がなくなるために骨吸収が骨形成を上回る．
続発性無月経…骨吸収が促進される．

・**消化器系の病気**：胃や十二指腸の切除…消化力が減少するため，カルシウム
や活性型ビタミンDの吸収が悪くなる．

・**代謝系の病気**：糖尿病，甲状腺機能亢進症．

・**その他**：肝臓病，腎臓病，血液透析中の人．副腎皮質ホルモンの服用．

(2)**生活習慣に関する要因**

・**栄養**：カルシウム摂取量が少ない[*1]．アルコール，コーヒーを何杯も飲む[*2]．

・**運動**：運動不足では，運動によって生じる筋から骨への力学的荷重が減少し，
骨形成が行われにくい．

・**日光浴**：日照時間が短いと，紫外線によって皮膚で作られるビタミンDが
不足し，カルシウムの吸収が悪くなる．

＊1　カルシウム摂取
量が少ないと，不足
した分を骨から補う
ために，骨はカルシ
ウム不足となる．

＊2　アルコール，コー
ヒーなどは胃腸の働
きを低下させ，腸か
らのカルシウムの吸
収率を妨げ，尿から
の排泄を促す．

このように，骨代謝にはカルシウムやホルモン，活性型ビタミンDが強く関与していることが理解できるであろう．では実際，内因性，あるいは外因性要因に何らかの変化(例えば加齢による閉経や，摂取カルシウム量の減少)が発生したとき，体内ではどのような機構が働くのだろうか？

C. ホルモンと骨代謝

血中のカルシウム濃度が低下すると，その情報は副甲状腺へ送られ，そこから副甲状腺ホルモンが分泌される．副甲状腺ホルモンは骨からのカルシウムの溶け出し(骨吸収)を促進する．また副甲状腺ホルモンは腎臓にも作用して加水分解によってビタミンDから活性型のビタミンDを作らせる．活性型ビタミンDは骨からカルシウムが溶け出すことを助け，また腸管からのカルシウム吸収を増加させる作用を持っている(図10.7)．一方，血中カルシウム濃度が一定レベル以上になった場合は，骨からのカルシウム流出を抑制するためにカルシトニンというホルモンを分泌させ，破骨細胞に働きかけて骨吸収を抑える働きを発揮する．

女性ホルモンの1つであるエストロゲンも骨代謝に深く関連したホルモンで，骨芽細胞の働きを助けて骨形成を促すほか，カルシトニンの分泌量を増やして副甲状腺ホルモンの活動を抑える機能を持っている．また腎臓で活性型のビタミンDが作られるのを助ける作用も持っている．したがって先に示したように，閉経やホルモン分泌に異常が発生した場合には，骨吸収が骨形成を上回る．

10.5 なぜ運動は骨を強くするのか？ —骨と力学的荷重—

A. 無重力実験や長期のベッドレストの実験

運動が骨強度の強化や代謝亢進に対して有効であるといわれ，奨励されている理由は，運動によって発生する骨への力学的荷重(メカニカルストレス)にある．運動を介した力学的荷重が骨代謝や骨強度に対して重要な影響を及ぼしていることが，無重力実験や長期のベッドレスト(寝たきり)の実験から明らかにされている．かつてソビエト時代の人工衛星で行われた実験ではラットを無重力状態下に

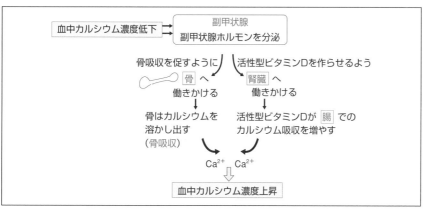

図10.7
血中カルシウム濃度低下時のカルシウム調整

約 20 日間おいたところ，骨を新しく作る骨形成という働きが停止していたということが報告されている．またほかの実験では無重力状態の初期(2，3 日間)は骨を壊す骨吸収が亢進することが報告されている．このように無重力や臥床状態は総じて骨の量を減らす方向に作用することが認められている．反対にラットに対して荷重刺激を与えると骨吸収を抑える作用のあることが認められている．

　ヒトを対象とした研究では，スポーツ選手や運動を習慣的に行っている者の骨は，運動習慣のない同年代の一般人よりも強かったことが明らかとなっている．このことから運動による身体機能の向上は，強い衝撃や圧迫などから骨を守るとともに，運動による荷重が骨形成を促し，骨吸収を抑えるため，骨強度を向上，維持させる作用があると考えられているのである．

B．運動が骨代謝に及ぼす影響─運動と骨量(骨塩量)増加のメカニズム─

　実際に運動を行ったときに骨の内部ではどのような変化が起こり，骨量，骨塩量が増加していくのだろうか？

　骨はそこに付着している筋によって受動的に動かされる．そのため骨が受ける外力(荷重)は，筋肉の収縮や運動時に受ける衝撃(ジャンプ時の着地やテニスの打撃など)である．これらの外力によって，骨内部では骨基質であるコラーゲン分子の構造が歪んだ状態となる．すると分子内で均衡を保っていた荷電が分子外への圧電位として作用し，骨内にマイナスの微小電位が発生する．この圧電位発生がプラスのカルシウムイオンと結合し，骨に骨塩が沈着するのである．

　このほか運動が骨塩量を増加させるメカニズムとしては，運動によって増加した骨内の血流量が骨芽細胞の活性化を促し骨形成に寄与する，血流滞留によって酸性に傾きがちな血液の pH を中性にし，骨溶解を防ぐことが考えられている．しかしこの機構については不明な点も残されている．

10.6　骨を強くする運動とは？

　骨強度を高めるためには，運動時の骨への力学的荷重(メカニカルストレス)による骨形成の促進が欠かせないことは明らかである．したがってより確実な効果を期待するのであれば，その運動の動作特性を把握しておくことが不可欠である．なぜなら運動によって生じるメカニカルストレスは，その種類や強度，頻度，期間によって性質が異なるため，骨に及ぶ影響も異なってくるからである．また運動を実践すれば全身の骨密度が一様に高まるのではなく，その効果が顕著に認められる部位とそうでない部位が生じる．つまり，どんな運動がどの部位にどの程度の効果を及ぼすのかについて検討する必要がでてくる．これらの注意点を踏まえ，運動と骨量，骨密度との関係についていくつかの図を参照しながら解説する．

A. 運動の動作特性と骨密度との関連

　運動によって骨密度が増加することは認められているが，どの部位の骨密度が
より運動の影響を受けるかは，行われた運動の動作特性の違いによって異なるこ
とが明らかになっている．例えば，図 10.8 が示すように，ラケットを持って行
うバドミントン選手では利き腕と，非利き腕とでは前腕骨遠位 1/2 部分で 6%,
また骨端では 13% も利き腕の骨密度が高くなっている．また一般人でも利き腕
のほうが，非利き腕よりも骨密度が高く，日常の身体活動の影響が骨密度にも反
映していた．一方，両腕をほぼ同じ頻度，強度で動かす水泳では両腕の骨密度に
有意な相違は認められていない．このような現象は下肢でも認められており，ジャ
ンプ競技ではどちらの足で踏み切るかで，やはり左右の脚の骨密度には相違が生
じている．図 10.9 は新体操選手と陸上長距離選手，そして一般人の大腿骨頚部
の骨密度の左右差を示したもので，演技中に高い頻度で踏み切りを行う左側の骨
密度のほうが右側の骨密度よりも有意に高くなっている（ここに示した新体操選
手の踏み切り足は，全員が左足であった）．一方，左右両脚を均等に使う陸上選
手や一般人には骨密度に左右差は認められていない．このように運動による骨密
度の変化は，各運動の骨にかかる荷重の強さや頻度に強く依存しており，運動の

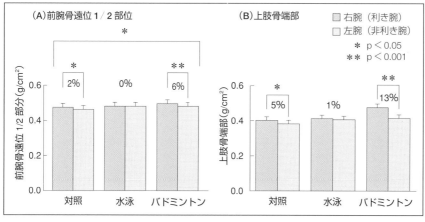

図 10.8
動作特性と上肢骨密
度の左右差の関係
（呉堅，運動が骨密度
に及ぼす影響，東京大
学大学院学位論文，
1999 より一部改変）

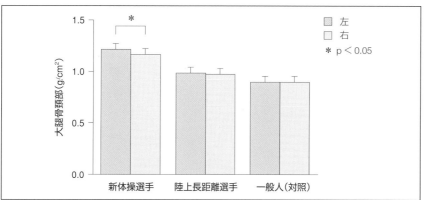

図 10.9
動作特性と大腿骨頚
部骨密度の左右差と
の関係
（呉堅，運動が骨密度
に及ぼす影響，東京
大学大学院学位論文，
1999 より一部改変）

種類によって効果が異なっている.

B. 運動をやめるとどうなるか？―運動の継続（運動習慣）が重要―

　中高年齢女性を対象とした運動と骨密度との関連を示したこれまでの研究では，レジスタンス・トレーニングやウォーキングなどの運動を 1 年程度継続した結果，骨密度の低下が抑えられたという報告がある．しかし一方で，運動をやめてしまうと骨密度の低下率は運動習慣のない人と同じレベルに戻ってしまうことも報告されている．このことは，骨密度の維持や低下の割合を低くするために実施する運動には，継続性も重要な要因であることを示している.

　そもそも私たちが運動するのは，「からだを動かしたい」という純粋な欲求があるからで，そのような欲求が生涯を通して持続すればおそらく健康状態も良好に保たれるだろうし，骨の強度も維持されることになる．しかし実際に私たちの生活環境はいつでも運動ができる状況ではないし，運動をしなくても何ら不便を感じないほどに機械化も進んでいる．したがって，「健康のため」あるいは「骨を強くしておくため」に，「わざわざ運動する」ことは，特に運動に慣れていない人には「おっくう」に思われるだろう．しかし，ここで考えてもらいたい．日本人の平均寿命は今や 80 歳以上である．自分の生活の質，すなわちクオリティ・オブ・ライフ（QOL）という観点から考えたとき，自分なりに健康であり，自立した生活を維持していることは重要なことではないだろうか．そのような点からも，骨の強度や身体の諸機能を維持するための運動はできるだけ持続できるのが望ましいのである.

10.7 いつ運動する？ ―加齢と骨塩量の変化との関係―

　骨塩量は成長に伴い増加し，その強度を増していく．ある期間，ピーク値を維持したあとは，老化によってそれらは低下していく．このような経過において骨に対する運動の効果はいずれの年齢においても認められる．しかし骨の強度を向上させ，また維持させるために行う運動の意味は，年齢によって異なってくるだろう．以下では加齢に伴う骨塩量の変化を把握するとともに，変化に伴う各年代における運動の重要性について考える.

A. 骨の成長

　骨は，発育期にはその形態的変化（長さと太さ）に著しい変化が認められる．大腿骨や前腕骨などの長管状骨の長軸方向の成長は，骨端と骨幹の間の成長軟骨体で行われており，細胞分裂によって肥大，増殖，変性などを経て骨形成に至っている．この軟骨体はX線を透過するという特性を有し，その部分を骨端線と呼んでいる．骨端線はX線写真において白く写ることから，この線が消失していた場合，成長が停止したとみなされる．男子では 18 歳，女子ではおよそ 15 歳

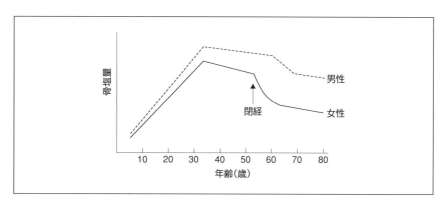

図 10.10
骨塩量の経時的変化
パターン

で長軸方向の発育が停滞，あるいは停止する.

B．骨塩量の増加と低下

　長軸方向の成長が停止したあとも骨は骨塩を蓄積し，骨を太く頑丈にしていく．骨塩量には性差が認められ男性の方が高い．また骨塩量の増加，低下の様相も男女で異なっている．図 10.10 に示すようにピーク値に至るのは男女ともおおよそ 30 歳代前半である．その後はおよそ 50 歳代までこのレベルを維持する．男性の骨塩量の低下は緩やかだが，女性の場合は閉経を契機に低下率が高くなり，より大量の骨量を失うなどの特徴が認められている．加齢による骨量低下の程度には個人差がみられるが，通常，骨量の低下開始の初期では 1 年で約 1%の割合で低下していたのが，閉経をはさんだ前後各数年間はその割合が約 3 〜 5%に増加し，80 歳の時点ではピーク時の骨量から 40%を失った状態に至る.

C．若いうちに骨塩量を高レベルにすることの意味

　図 10.10 に示されるように，骨塩量が増加するのは，おおよそ 30 歳代前半までである．ゆえに，成長期はもちろん，その後もできるだけ大量の骨量（骨塩量）を獲得し，骨の強度を高めておくことが重要である．この時期でより高い骨塩量を獲得する意味は，若年期，中年期における健康維持とともに，高齢期における骨強度の維持にある．先にも示したように，骨量の減少には個人差がほとんどないことから（骨代謝に影響を及ぼす疾患の罹患者は除く），若年期に骨塩量が高レベルに達しているということは，高齢になっても同年代の中では相対的に高レベルの骨量，骨塩量を有している可能性を意味するのである．高齢者において骨強度を維持していることは，骨折や障害などから身を守れる可能性を高め，健康な生活を送れる可能性が高いことを示唆している．同意ではあるが，若年期に低レベルの骨量，骨塩量しか有さなかった場合，高齢期の骨の強度は低く，早期からの骨粗鬆症などの罹患率を上昇させることが考えられる.

D.　成長期の運動習慣が骨密度に及ぼす影響

　成長期に行う運動は骨量，骨密度にどのような影響を及ぼしているだろうか．図10.11は運動習慣をもたない健康な女子大学生（対照群）と各種運動競技選手（14〜22歳）（運動群）について，腰椎と大腿骨の骨密度を比較したものである．また，レジスタンス・トレーニングの有無と骨密度の縦断的な変化を観察するために，同じ若年女性（14〜17歳）を対象に15か月の間隔をおいて，2回の測定を実施している．

　図10.11(a)をみると，長距離ランナーを除いていずれの運動でも腰椎，大腿骨骨密度は対照群よりも高い傾向を示していることがわかる．特にジャンプ動作が多いバレーボールやバスケットボールなどのハイインパクトな運動（加重負荷の強い運動）では，増加傾向が高いことがわかる．また，(b)の縦断的な変化（トレーニング効果）をみると，特に大腿骨にその効果が顕著であった．一方，対照群の骨密度の時間的な変化は有意ではなかった．以上の結果は，若年期に行う身体活動が骨密度の増加に結びついていることを示している．

　一方，以上の結果とは逆の現象，すなわち運動が骨量を低下させてしまうケースもみられる．女性の場合，運動が過度（オーバーロード）であると，ときとして月経異常をきたし，それによって骨吸収を抑えるエストロゲンの分泌量が低下するため，骨量も低下してしまう．この現象は陸上長距離選手で多くみられ，そのような選手は月経異常を有さない選手よりも骨折が多い．「運動もやり方を間違えると逆効果を生む可能性がある」のである．したがって各自の年齢や健康状態，運動能力にあったやり方で運動することはとても大切である．また，選手の場合にはトレーニング量を調節し，からだおよび精神症状に変化（疲労感，不眠，食欲減退，意欲の低下，興味の低下など）がないか，本人，そして周囲の人々が注意する必要がある．

図10.11
運動習慣が異なる若年女性の骨密度（腰椎と大腿骨）

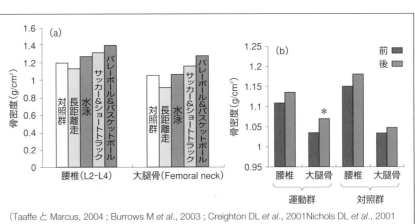

（TaaffeとMarcus, 2004；Burrows M *et al*., 2003；Creighton DL *et al*., 2001Nichols DL *et al*., 2001より筆者作図改変）

E. 骨塩量のピーク値を維持し，減少を最小限に抑えることの意味

30歳代までに高い骨塩量を獲得し骨強度を強くすることは，その後の人生での骨の健康にも影響を及ぼす意味で重要であることを述べた．では，骨塩量がピーク値に至った後は，そのまま何も考えなくてもよいのだろうか？

骨塩量も老化現象の一現象としてその量が低下する．骨塩量はおよそ40歳代で低下傾向に転ずるが，女性の場合は特に閉経を契機にその減少率が上昇していることが明らかとなっている．加齢や性差などの内因的因子によって生じる骨量の減少や骨強度の低下を完全に抑えることはできないが，その減少の割合を低いレベルに抑え，骨折などの障害から身を守ることは中高年齢者の健康維持に大きく関与してくることが考えられる．

生理的機能の中には身体活動によって老化の程度を軽減したり，機能の維持が可能なパラメーターも存在することが明らかになっている．このことは，運動が中高年齢者の生理的な自立の延長を可能にすることを意味し，それがひいては中高年齢者自身のQOLにまで影響を及ぼす可能性を有することを意味している．したがって，骨強度に関してもほかの機能と同様に，骨塩量の減少や骨強度の低下の割合を抑えることは，中高年齢者の自立した生活に大きく貢献することが予想されるのである．

F. 中・高年期の運動習慣が骨密度に及ぼす影響

閉経後の女性を対象としたトレーニングによる骨密度の変化を調べた研究によると，加齢による腰椎，大腿骨頚部骨密度の低下は認められるものの，骨密度の低下の割合はトレーニングをしていた人たちのほうが対照群よりも，低く抑えられていたという．

中高年齢者の場合，安全性の問題からジャンプ動作を含むスポーツや高強度の走運動などは不適当であると考えられる．したがって運動種目としては，低・中強度のウォーキングや，浮力の作用で荷重負荷量の少ない（膝関節などへの負担が軽い）水泳，体操などが行われることが多い．「低強度の運動では荷重負荷が十分に得られないのでは？」と考える人もいるだろうが，効果は認められている．また中高年齢者でこのようなウォーキング，水泳などの運動習慣を有していることは，おおむね日常生活でも活動的であることが予想される．したがってスポーツ活動以外での筋活動量も多くなり，骨への刺激量がさらに増加するために，骨密度維持が促進される傾向がいっそう強くなることも考えられる．

G. 自分の好きな運動を続けよう（図10.12）

これまでの研究結果によって，いずれの年齢層においても運動習慣が骨密度の向上や，維持に貢献していることが明らかとなった．骨の強度は運動によってのみ決定されるものではないが，積極的な働きかけという点からかんがみて，運動

図 10.12
あなたなら何をしま
すか

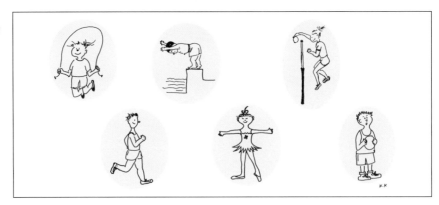

の実践による効果はおおいに期待できよう．

　ここに示したいくつかのデータから，骨にかかる荷重，あるいは筋収縮の大きさや頻度の違いが骨密度に影響を及ぼしていたことが理解できたであろう．したがって，骨密度を向上させるための運動ということであれば，そのような点を検討することが必要である．しかし，年齢や生活習慣の違い，また各人の体力レベルなどはそれぞれ異なるわけであるから，実施する運動はその運動特性と各人の健康状態や運動能力などを考慮して選択することが大切である．特に運動強度が高くなくても，ウォーキングのように左右の脚にかかる荷重量や左右の運動量がほぼ同程度の運動では，バランスよく骨に働きかけるであろう．重要なことは，「これをしないと骨粗鬆症になる」などの脅迫的な気持ちで運動するのではなく，楽しみながら運動を持続することで，「気がついてみたら健康だったし，骨も強くなったようだ」ということになれば「いうことなし！」である．

練習問題

1）骨の機能と構造を説明せよ．

2）骨強度の評価の指標には何があるか．また，測定方法の中の１つであるDEXA法は何を評価しているか．

3）骨代謝を説明せよ．

4）骨強度を維持，向上させることを目的に運動を行うときの留意点をあげよ．

5）運動刺激による骨の働きかけの意味は，若年期と中高年期とでは異なる点がある．それは何か．

参考文献

森田陸司監，福永仁夫編，骨粗鬆症と骨塩定量，メディカルレビュー社，1994
折茂　肇，カルシウム・ビタミンと骨粗鬆症，メジカルビュー社，1987
公益財団法人 骨粗鬆症財団，日本体育・学校健康センターの統計

11章 加齢による筋萎縮に対する運動と栄養摂取の役割

11.1 加齢による筋萎縮と身体障害

A. サルコペニアとは？

　わが国は生活水準の向上や医療技術の進歩と施設の充実により，世界有数の長寿国となった．しかしその一方で，人口の高齢化に伴う生活習慣病や寝たきり老人の著しい増加を招いた．高齢者におけるこれらの問題を引き起こす根本的要因の1つはサルコペニア（Sarcopenia：ギリシャ語で sarco−は「肉」，−penia は「減少」を意味する），すなわち「加齢とともに起こる骨格筋量の低下」である．健康な一般成人は20歳から50歳までの間に約10%の筋量を失うが，50歳を過ぎると80歳までにさらに30～40%という急激な筋量減少が起こる．またサルコペニアは筋量の低下だけではなく，筋力（筋機能）の低下を同時に引き起こすことから，結果的に高齢者の身体的自立を奪っていく（図11.1）．

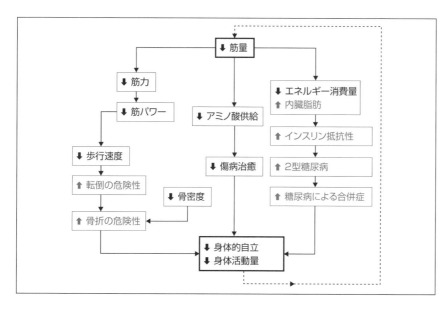

図 11.1
サルコペニアによって引き起こされる障害

a. 筋パワーの低下

　サルコペニアに伴う重大な筋の機能障害は，筋パワーの低下である．筋を素早く力強く収縮させる筋パワーの低下は，転倒の危険性の増加や日常生活活動の困難度と関連している．加齢による筋量の低下，特に速筋線維（Type Ⅱ）の選択的な萎縮，そして筋収縮を支配する運動神経と筋線維とのカップリングの低下が筋パワーの急激な低下を引き起こしていると考えられている．

b. 骨密度の低下

　「寝たきり」の高齢者が増加している大きな原因として，大腿骨や腰骨の骨折があげられる．加齢による骨密度の低下は，転倒などによる骨折の危険性を増加させる．サルコペニアによるさらなる運動量の低下が骨密度の低下を引き起こすことは明確だが，動物実験においては遺伝子操作によって筋量を増加させたマウスが運動量の増加なしで骨密度を改善したことが報告されている．つまりサルコペニアによる筋量低下が，骨減少や骨粗鬆症の進行に深く関与していると考えられる．

c. アミノ酸供給源の低下

　骨格筋を形成するタンパク質はアミノ酸から構成されている．骨格筋は栄養障害，損傷，疾病などによる創傷から組織を治癒するのに必要となるアミノ酸の供給源でもある．そのため，骨格筋量の減少は身体の回復能力を低下させる．

d. 安静時代謝の低下

　サルコペニアは，安静時エネルギー代謝量の低下や脂肪酸化作用の低下，そして，それらに伴う総エネルギー消費量の低下に関連する．これらの代謝系の変化は高齢者における内臓脂肪や肥満者の割合を増加させ，高血圧や脂質異常症を引き起こし，インスリン抵抗性や心血管系疾患の危険性を促進する．

　サルコペニアの原因は現在のところはっきりとは解明されていないが，おそらく，多様な遺伝子的要因と外的要因が関連した結果として引き起こされるものと考えられる．しかし，いずれのサルコペニアの要因も，結果的には骨格筋を構成する筋タンパク質の合成速度と分解速度のアンバランスによって筋タンパク質の減少を引き起こしている．このアンバランスは，運動習慣や食生活の改善によって修正されることもわかっており，サルコペニアがある程度予防，あるいは改善可能な現象であると考えられる．

B. 加齢によって筋タンパク質代謝は低下するか？

　健康な一般成人の骨格筋の代謝が1日のサイクルの中で大きく変化することなど想像できない．しかし，実際は筋タンパク質を合成する期間（食物摂取後や運動後）と分解する期間（空腹時やストレス下）とのバランスによって，筋量は一定量に保たれている（図 11.2）．

　じっとしているだけでも絶えず古い筋タンパク質を分解し新しく作り直す，一種のリモデリングが骨格筋内で繰り返されている．筋タンパク質の合成と分解の

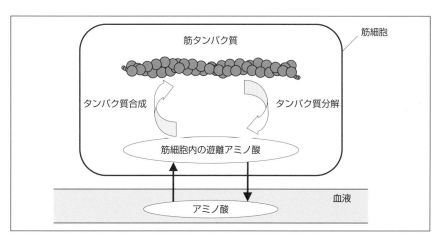

図 11.2
筋細胞内でのタンパ
ク質合成と分解

速度差を出納バランスと呼んでいるが，この値がプラスのときは筋タンパク質が増加し（同化作用），逆に出納バランスがマイナスのときには筋タンパク質が減少する（異化作用）．

　安静空腹時では筋タンパク質の合成速度よりも分解速度のほうが高いため，出納バランスはマイナスで，結果的に筋タンパク質の異化作用が促進されている．

　高齢者では筋量やその代謝率が低下しているにもかかわらず，安静空腹状態での筋タンパク質の出納バランスは若年者と比べて差はなく，加齢による筋タンパク質代謝障害は認められない．日常生活において，タンパク質の分解期間の大半を占める空腹時のタンパク質代謝に問題がないとすると，サルコペニアは「高齢者の骨格筋が食物摂取や筋収縮などの筋タンパク質合成の刺激に対してある種の抵抗性を示すことで，結果的に筋タンパク質合成速度を若年者のように増加させることができなくなってくる」ことによって引き起こされると考えられる．

11.2 サルコペニアに対する栄養素の役割

A. サルコペニアに対するタンパク質摂取の効力

　食事で摂取するタンパク質は，いったんアミノ酸という形で血中に取り込まれ，そこから筋タンパク質合成に利用される（図 11.2）．

　このアミノ酸摂取による筋タンパク質合成刺激には用量依存効果があり，高濃度の血中アミノ酸は筋細胞へのアミノ酸輸送を増加し，筋細胞内の遊離アミノ酸濃度を高めることによって筋タンパク質の合成を急激に刺激し，筋タンパク質の同化作用が促される．高齢者においても，多量のアミノ酸を摂取した場合は若年者と同等のタンパク質同化作用を得ることができる．しかし，タンパク質同化作用が最も高いとされる不可欠アミノ酸（必須アミノ酸．その中でも特にロイシン）に対する感受性の低下が加齢に伴う栄養障害の1つとして指摘されており，高齢者は一般成人と比較して多くのタンパク質摂取が必要であることが示唆されている．

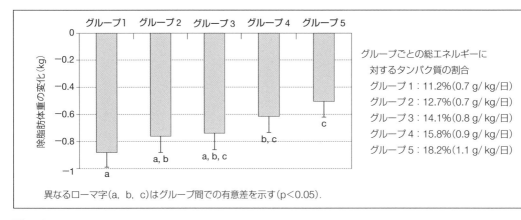

グループごとの総エネルギーに対するタンパク質の割合
グループ1：11.2%(0.7 g/kg/日)
グループ2：12.7%(0.7 g/kg/日)
グループ3：14.1%(0.8 g/kg/日)
グループ4：15.8%(0.9 g/kg/日)
グループ5：18.2%(1.1 g/kg/日)

異なるローマ字(a，b，c)はグループ間での有意差を示す($p < 0.05$).

図 11.3
高齢者のタンパク質摂取量と除脂肪体重の変化
(Houston ら，2008 を改変)

　米国で行われた2000人以上の高齢者を対象とした3年間の追跡調査において，カロリー摂取量で補正した総タンパク質摂取量は高齢者の除脂肪体重の減少と負の相関を示した(図11.3)．さらに，タンパク質を最も多く摂取していた群(1日の総タンパク質摂取量の平均値が1.1 g/kg体重/日)は，タンパク質摂取量が最も低かった群(0.7 g/kg体重/日)と比較して骨格筋量の低下が約40%抑えられた．疾患などによる体重減少は同時に骨格筋量の過度な減少を引き起こす恐れがあるが，この3年間の追跡調査において急激な体重減少を経験した被験者を検証した結果，タンパク質摂取量の最も少ない群において最も高い除脂肪量の減少を示した．これらの結果からも，食生活におけるタンパク質の摂取は，高齢者の骨格筋タンパク質の代謝と筋量の維持に重要であるといえる．

　「日本人の食事摂取基準2020」では，タンパク質の推奨量は成人男性(30〜64歳)で65 g/日，高齢男性(65歳以上)では60 g/日である(女性は成人と高齢者ともに50 g/日)．この推奨量は体内のタンパク質の窒素量のバランスから計算されており，骨格筋を維持するために最低限必要なタンパク質の摂取量を意味する．各年齢層の参照体重を用いて体重あたりのタンパク質推奨量を計算すると，成人男性で1.03 g/kg体重/日，高齢男性で1.04 g/kg体重/日(成人女性と高齢女性はそれぞれ1.05 g/kg体重/日と1.01 g/kg体重/日)となり，年齢にかかわりなく体重1 kgあたり約1 g程度のタンパク質の摂取が必要となる．また ESPEN (European Society for Clinical Nutrition and Metabolism：欧州臨床栄養代謝学会)はサルコペニア予防にむけたタンパク質摂取と運動のガイドラインを2014年に提示し，その中で健常な高齢者はより積極的にタンパク質を摂取すべきであるとして1.0〜1.2 g/kg体重/日のタンパク質摂取を推奨すると同時に，レジスタンス運動や有酸素性運動を積極的に行うべきだとしている．

B．食後の内分泌ホルモン応答と筋内アミノ酸の利用

　日常食生活で摂取する普通の食事には，アミノ酸以外にも，糖質や脂質が含まれている．アミノ酸と糖質の混合物を若年者が摂取すると，アミノ酸のみのサプ

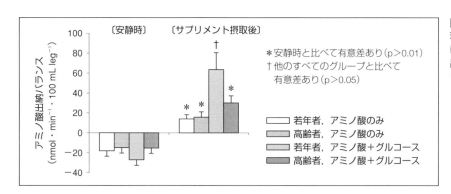

図11.4
若年者と高齢者における下肢のアミノ酸出納バランス
(Fujita と Volpi, 2004)

リメントよりも筋タンパク質合成率が2倍に増加し，一種の相乗効果を示す．しかし高齢者が同じ混合物を摂取しても，アミノ酸のみのサプリメント以上の効果は得られない．高齢者のサプリメントにおいて，糖質の付加は逆に筋タンパク質代謝回転の速度を低下させ，筋組織のリモデリングを妨げてしまう（図11.4）．

　他の栄養素を混合せずにアミノ酸だけを摂取すると，内因性のホルモン応答は著しく抑えられるが，糖質を摂取すると血糖値が上昇するためにインスリン分泌が起こる．

　インスリンが血中の糖（グルコース）を筋細胞内に取り込み，血糖値を下げる働きをすることは広く知られている（p.20，p.45参照）．同時にインスリンは，筋タンパク質の合成作用を促進する働きを持っていることも明らかになっている．若年者では食事摂取後に起こるインスリン分泌により筋タンパク質の合成速度がさらに増加するが，高齢者では（健康な高齢者），この内因性のインスリン刺激に対する筋タンパク質の合成能に障害がみられる．そのため，加齢に伴う骨格筋および全身のタンパク質代謝のインスリン抵抗性が，サルコペニアに大きく関与している可能性が高い．

11.3 高齢者における運動処方

A. レジスタンス運動はサルコペニア予防の鍵？

　加齢とともに身体活動量は低下する傾向にあり，運動不足が高齢者の筋量と筋機能の低下を招いている大きな要因の1つであると考えられる．筋機能の低下は身体活動を困難にさせ，さらなる運動不足とサルコペニアの悪化を導く（図11.1）．この悪循環を断ち切ることが高齢者の充実した生活（QOL）の向上と健康の維持につながると考えられる．

　一過性のレジスタンス運動は年齢にかかわらず若年者でも高齢者でも，筋原線維（ミオシン重鎖とアクチン）と骨格筋全体でのタンパク質合成を刺激し，筋タンパク質の同化作用を促進することが認められている．つまりレジスタンス運動後の筋タンパク質合成能の促進は，高齢者においても維持されていることがわかる．

B. 筋力トレーニングの重要性

　一度レジスタンス運動を行うとその効果はどれくらい維持されるのだろうか？若年者の運動後 2 日間にわたる筋タンパク質代謝をみた研究では，筋タンパク質合成速度は運動後 48 時後においても有意に増加していた．つまり一過性のレジスタンス運動の効果は少なくとも運動後 2 日間は維持されたことになる（図 11.5）．この持続効果はレジスタンス運動の種類や強度によって影響を受けると思われるが，レジスタンス運動が筋力トレーニングとして長期にわたって定期的に続けられた場合には，筋の肥大につながることが知られている．この筋力トレーニングは高齢者においても有効である（図 11.6）．

　さらに数多くの研究で筋力トレーニングにより健康な高齢者の筋量，筋線維サイズ，筋持久力，筋パワーの増加など，筋肥大とともに筋機能の改善が確認されている．

　また筋力トレーニングは，介護施設に属する虚弱な高齢者においても，バランス能力，歩行スピード，階段を上るパワーなど，日常生活に必要な多くの機能を改善することが認められている．したがって，サルコペニアの予防と治療の一環として，筋力トレーニングを日常生活に取り入れることは非常に重要である．

図 11.5
一過性のレジスタンス運動による筋タンパク質合成速度の変化
（Phillips ら，1997 を改変）

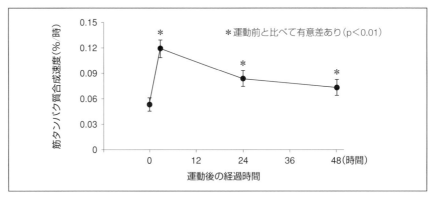

図 11.6
高齢者における筋線維断面積からみた筋力トレーニングの効果
（Pyka ら，1994 を改変）

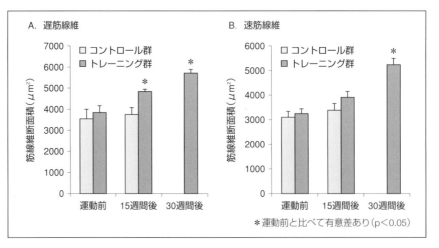

C. 有酸素運動の筋タンパク質代謝に与える影響

　加齢にかかわらず，長期にわたる有酸素運動のトレーニングによって，最大酸素摂取量（$\dot{V}O_2max$），ミトコンドリア酸化系酵素活性，あるいはエネルギー消費量の増加が起こる．また，グルコース代謝に関連したインスリン感受性の改善効果も認められる．これらの有酸素運動の効果は高齢者における生活習慣病の予防に大きく貢献することは明らかである．

　さらに一過性の有酸素運動（40% $\dot{V}O_2max$）の急性の効果として，筋タンパク質合成速度の上昇が確認されている．しかし，レジスタンス運動によって得られるような顕著な増加はみられず，結果的に明らかな筋肥大は期待できない．したがって，有酸素運動のみで加齢に伴う筋量減少を防ぐことはできない．

D. 有酸素運動とレジスタンス運動の組み合わせによる効果とは？

　筋線維と筋線維を包み込む基底膜の間にあるサテライト細胞は，筋線維のもとになる細胞である．このサテライト細胞の活性化がレジスタンス運動後に起こる筋線維の修復と筋肥大には不可欠である（図11.7）．

　加齢とともに，サテライト細胞の活性低下と細胞の絶対数の低下が起こるが，それがサルコペニアの1つの原因として考えられている．そのため，サテライト細胞の活性を維持することがサルコペニア対策には不可欠であると思われる．

　筋力トレーニングによるサテライト細胞数の増加と細胞の活性化が確認されており，また高齢者においては有酸素運動のトレーニングによっても同様の効果がもたらされる．

　さらに興味深いことに，一過性の有酸素運動の急性効果として，高齢者における筋タンパク質代謝に対するインスリン抵抗性の改善が認められている．通常は抑制されている混合食摂取時のインスリン刺激に対する筋タンパク質の合成能が，有酸素運動の刺激によって向上すると思われる．このようにサルコペニア対策としての運動処方には有酸素運動とレジスタンス運動の組み合わせが重要である．

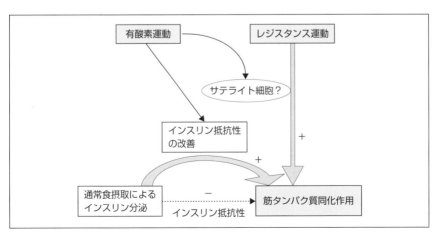

図11.7
高齢者における筋タンパク質同化作用からみた有酸素運動とレジスタンス運動の組み合わせによる効果

11.4 運動とサプリメントの組み合わせによってサルコペニアを防げるか？

A. レジスタンス運動と栄養サプリメントの併用

　図 11.8 は若年者において，レジスタンス運動とサプリメントの組み合わせによる筋タンパク質の合成と分解に与える効果を安静時と比べたものである．安静空腹時にアミノ酸のサプリメントを摂取すると，筋タンパク質の出納バランスがプラスになり，筋タンパク質の同化作用が刺激される．このアミノ酸を 1 回のレジスタンス運動直後に摂取すると出納バランスはいっそうプラスを示し，運動とアミノ酸の相乗効果が生まれる．さらに若年者においてはアミノ酸のサプリメントにグルコースを負荷することで，さらなる筋タンパク質合成刺激が得られた．これはグルコースによるカロリー付加とグルコース摂取による内因性のインスリン分泌による筋タンパク質合成刺激によってもたらされた結果と思われる．しかし前述したとおり，高齢者においてはアミノ酸サプリメントにグルコースが加えられると，アミノ酸のみで得られるタンパク質合成刺激が打ち消されてしまうため，アミノ酸にグルコースを加えたサプリメントでは大きな相乗効果は期待できない．

B. 運動効果を最大限に生かすためのサプリメント摂取のコツとは？

　レジスタンス運動後の筋タンパク質合成速度の増大を最大限に生かすためのサプリメント摂取にはいくつか考慮すべき点がある．

a. サプリメントを摂るタイミング

　年齢にかかわらず，レジスタンス運動直後から 1 時間後までの間にサプリメントを摂取することで，筋タンパク質の同化作用を最大限に高めることが認めら

図 11.8
運動とサプリメントの組み合わせによる筋タンパク質合成速度と分解速度の比較
（Rasmussen ら，2000, Biolo ら，1999, Volpi ら，1999, and Rasmussen ら，2000 を改変）

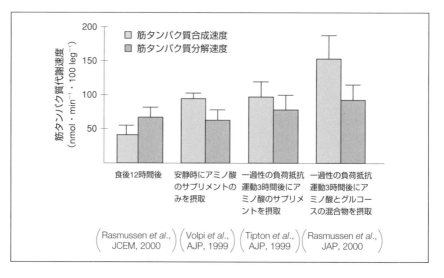

れている．この効果は運動後 3 時間後くらいから徐々に低下する傾向がある．

b. サプリメントの吸収速度

　一般に市販されているサプリメントであるホエイとカゼインは共に牛乳から抽出されたタンパク質であるが，そのタンパク質の種類の違いにより，摂取してから体内に吸収されるまでの時間が異なる．

　若年者では消化の緩やかなタンパク質（カゼイン等）のほうが，消化速度の速いタンパク質（ホエー等）よりも全身レベルでの筋タンパク質の同化作用が高いが，高齢者では逆に急速に消化吸収されるタンパク質を摂取するほうが，緩やかに消化されるタンパク質を摂取するよりも高い筋タンパク質の同化作用がみられる．このことから高齢者においては，運動直後のサプリメント摂取によってタンパク質の同化作用を最大限に刺激するために，消化吸収の良いサプリメントを摂取する必要がある．

c. サプリメントの内容物

　高齢者はサプリメントによって余分なカロリーを摂取すると，その分，通常食の摂取量が減少する傾向がある．そのため，高齢者におけるサプリメントは，低カロリーで，しかも筋タンパク質合成刺激の高いものが望まれる．不可欠アミノ酸（必須アミノ酸）以外のアミノ酸は，良質タンパク質にも多く含まれるが，筋タンパク質合成刺激には関与していない．タンパク質代謝に対するインスリン抵抗性を持つ高齢者には，不可欠アミノ酸のみを含むサプリメントが最も適していると思われる．

C. サルコペニア対策 ─栄養摂取と運動の組み合わせ─

　運動や栄養摂取とそれにかかわる因子がサルコペニアの予防と治療において重要であることに疑う余地はない．バランスのとれた通常食に加えて，筋タンパク質合成刺激の高いサプリメントの摂取，レジスタンス運動と有酸素運動の組み合わせによって筋タンパク質の同化作用を最大限に高めることで，加齢による筋量減少を最小限に抑えることができる．これらの日常生活の改善はホルモン補充療法などの医療的介入に比べて安全，しかも手軽に実践できるサルコペニア予防法である．

練習問題

　1）サルコペニアを説明せよ．
　2）筋タンパク質合成を促進する 2 つの要素をあげよ．
　3）高齢者における筋タンパク質代謝のインスリン抵抗性を説明せよ．
　4）有酸素運動による筋タンパク質代謝への影響とは何か．
　5）レジスタンス運動とサプリメントの組み合わせによる筋タンパク質合成の相乗効果とは何か．

12章 | 子どもの体力・運動能力を改善する方法とは

12.1 子どもの体力・運動能力をどのように考えるか？

A. 子どもの体力低下は本当か？

「子どもの体力が低下している」という話の多くは，文部科学省の体力・運動能力調査の結果を基にしている．近年は下げ止まりの状態ではあるが，1980年頃を境に，横断的にみた各年齢，各項目の平均値は低下してきている．10～19歳の値を縦断的に解釈できるように，いくつかの年代についてコホート分析[*]をすると，項目によって，最近の値は

① 10歳では過去と同じだが，19歳までに低下している，

② 10歳ですでに低下していて，19歳まで低下のまま，

③ 10歳では低下しているが，19歳までには同じになる，

の3パターン（図12.1）になる．②のパターンであれば10歳以前を改善すればよいだろうし，③のパターンであれば発達が遅いだけとも受け取れる．したがって，一概に，最近の子ども（10～19歳）の体力が低下しているとは決めつけられない[1]といわれている．

しかし，最近，測定値のばらつきが大きくなってきたし，運動しない子どもの割合が増えてきて，その測定値が低い．そのおかげで横断的にみた平均値が低下していると推察されている．そして，運動している子どもと運動しない子どもの値の推移が②のパターンなので，乳幼児期，小学校期に運動しないこと，もしく

*コホート分析：コホートは，人口統計で同時期に出生した集団を意味し，こうした統計的要因を共有する集団を追跡して分析する手法．

図12.1
10歳から19歳の体力・運動能力測定値推移パターン（模式図）

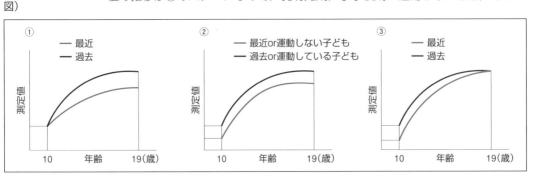

はスポーツドロップアウトが影響しているかもしれない [1] と考えられている.

B. 運動しない子どもが増えたから，体力・運動能力の測定値が下がったのか？

a. 4〜6歳児

4〜6歳の幼児を対象にした体力・運動能力調査 [2,3] がある．25 m走，立ち幅跳び，ソフトボール投げ，両足連続とびこしの横断的な平均値を1986年と2016年とで比べると，同じ年齢でのそれぞれの値が，近年低下していることがわかる．しかし，同時に，小学校に入るまでに過去の値にかなり追いつくこともわかる(p.138 図12.2)．この時期(4〜6歳)の発達が遅いだけとも読み取れるし，遅いことが小学校期の子どもの体力・運動能力にまで影響しているとも考えられる．したがって，この結果が10歳時の値を低下させている原因とは決めつけられない．別途，運動しない子どもの割合がこの時期に増えているのか，運動しない子どもの値が低いのかを調査する必要がある．

b. 7〜9歳児

つぎに，小学校低・中学年(7歳と9歳)の運動能力テストの横断的な平均値を1986年と2008年および2017年とで比べると，やはり50 m走，立ち幅跳び，ソフトボール投げの値は，同年齢でみると，下げ止まりはみせるものの低下傾向にある [4] (図12.3) [5]．この時期，運動している子どもと運動しない子どもの値の差は年齢が進むにつれて大きくなるので，低学年の頃の値の低下は，運動しないことによる低下かどうかは定かではない．加えて，それぞれの値が，この先②あるいは③のいずれのパターンをたどるのかを検討する必要がある．

c. スポーツドロップアウト

一方，早い時期からひとつのスポーツ種目の練習・トレーニングだけを行うことを「早期専門化」と呼ぶが，このことは子どものからだや心にさまざまな歪みを生じさせている．早熟の子どもは，体力・運動能力が高く活躍する傾向にあるので，やり過ぎによる歪みを受け，晩熟あるいは体力・運動能力の低い子どもは，活躍の場がないことによる歪みを受ける．そのおかげで学校運動部や地域スポーツクラブといったスポーツ集団から多くの子どもが離れていく．このことをスポーツドロップアウトと呼ぶ．この言葉には，集団から離れていくことを悪とす

図12.3
小学校低・中学年の運動能力テストの平均値の推移 [5]
（平成29年度体力・運動能力調査報告書，文部省，2018より作図）

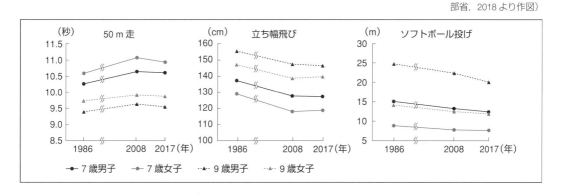

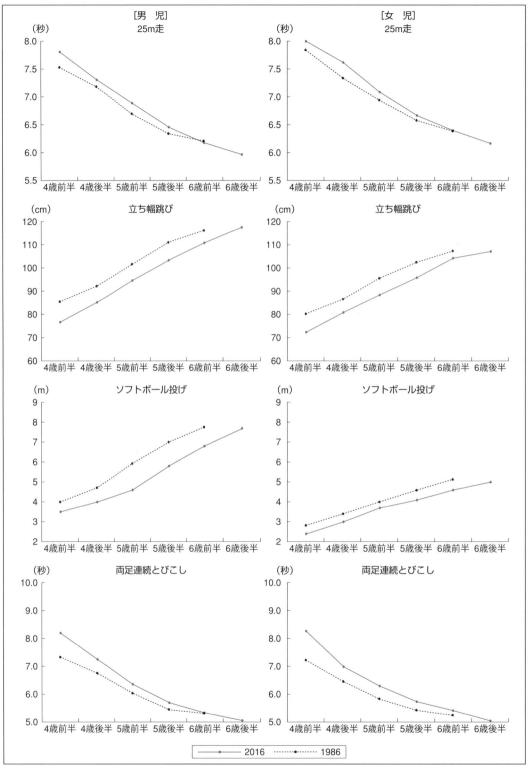

図 12.2　幼児の運動能力 2016 年と 1986 年との比較 [2, 3]

るようなイメージがある．しかし，集団に残ることは，必ずしも善ではないので，この言葉は適当ではない．別の才能があって，そのための別ルートを選択したと解釈したいところである．しかし，子ども自身や周囲の人がこの言葉のように解釈するので，集団を離れた多くの子どもが運動をしなくなっていると考えられる．

d. ボール投げデータからの解釈

一例として運動能力のひとつである「ボール投げ」をみてみる．最近の子どもの能力は②のパターンのように低下している（図 12.4）し [5,6]，ほとんど毎日運動している子どもに比べて，運動しない子どもの能力はやはり②のパターンのように低い（図 12.5）．これらのデータから「運動しない子どもの割合が増えて，その体力・運動能力が 10 歳以前から低下している」という推察は妥当のようであるが，それでもなお，「体力・運動能力として測られている項目がこの時期に身につけておくべき体力を表しているのか？」そして「子どもの頃に体力・運動能力に優れていることが生涯にわたってどのように影響するのか？」についての検討を加えながら，子どもの体力・運動能力を考えるべきである．

C. そもそも現代社会において，子どもに体力・運動能力は必要か？

機械化，都市化，そして少子化の進んだ現代社会に，子どものからだやこころは適応している．この状況において，「これまで測定されたり，考えられたりしてきた体力・運動能力が，生涯にわたって本当に必要なのか？」そして「子どもの時期にそれを改善しておく必要があるのか？」といった議論は，当然，出てきておかしくない．これまで，それに対する確たる知見はないが，以下の理由により双方とも必要と考えるのである．

生活していく中で何かを成し遂げたいと思ったときに，多くの事には体力・運動能力が要求される．また，たとえその何かが精神作業であったとしても，からだの状態は精神作業に影響を及ぼすので，体力・運動能力を高めておくことはプラスに働くはずである．最近では，体力・運動能力を高めるための筋活動は，精

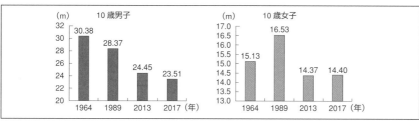

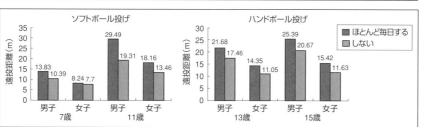

図 12.4
四世代間における
ボール投げ距離の比
較 [5]
（平成 29 年度体力・運
動能力調査報告書，文
部省，2018 より作図）

図 12.5
運動を実施する頻度
別にみたボール投げ
能力 [5]
（平成 29 年度体力・運
動能力調査報告書，文
部省，2018 より作図）

神作業を司る脳機能にとっても好ましい刺激になるといわれている.

　一方，幼児期および小学校低学年期には神経系機能の発達が著しく，からだの機能は発達の著しい時期に改善するのが効率的といわれている．また，子どもにとって，快感や楽しみが新たな遊びのエネルギーになる[7]．それではどのような時に快感や楽しみが得られるのかと考えると，からだを思うように動かせれば楽しいと感じるし，そのおかげでやろうとした事ができて，相手を凌げて活躍できれば快感も得られるだろう．したがって，この時期には，神経系機能が大きく関わる「からだを思うように動かす能力」を高めたい．後々まで効果が残ることにも意義はあるが，この能力を高められれば，からだを動かすことを習慣化できて，結果的に体力・運動能力も高められると考える．そうなれば，生涯にわたって，健康に関わる恩恵も，スポーツを楽しむ恩恵も受けられるはずである.

12.2　子どもの体力・運動能力をどのように改善するか？

A.　成長段階に応じた働きかけ

　からだを動かすとは，神経系の働きを筋肉の活動で表現することなので，両者への働きかけとなる．具体的にはさまざまな動きを試みて，思うように動かせるように試行錯誤を繰り返すことになるが，子どもの成長段階に応じて働きかけの内容，方法を変える必要があると考える.

　「からだを思うように動かせる能力」を高めるために，さまざまな動きを経験させる根拠は，以下のような運動学習の理論に拠る.

　正確に 10 kg の力で壁を押せるようになるためには，10 kg の力で繰り返し押す練習をするよりも，5 kg，10 kg，15 kg の力を取り混ぜて押す練習をしたほうが，練習直後にみる結果では劣るが，後々まで練習の効果が維持されるといわれている．このような練習を『変動練習』と呼ぶ.

　また，手，足，頭の 3 か所，それぞれで正確に 10 kg の力で壁を押せるようになるためには，手で練習して，その後，足，そして頭と練習するブロック練習よりも，3 か所の力発揮を取り混ぜて練習するランダム練習のほうが，やはり効果がより維持されるといわれている．この現象を『文脈干渉効果』と呼ぶ.

　これらの練習法によって効果が維持される生理学的な理由は定かではないが，練習中に誤差刺激があったほうが小脳での記憶が効率的に進むのかもしれない，あるいは，同じ刺激を受けているだけではできたつもりになっているだけで，記憶として十分に定着しないのかもしれないと考えられている．練習中に刺激が変わること，いい換えれば，新鮮な刺激を受けることが神経系機能には重要なのである.

B.　周囲の働きかけ

　幼児期には，自発的な活動のみでは，体力・運動能力を向上させる刺激として

不十分といわれている．すなわち，親を含めた周囲の人が活動させる必要があるということである．からだを動かす習慣があったり，家庭内にテレビや雑誌によるスポーツ情報が多かったりといった親のライフスタイルは，この時期の子どもの活動に大きく影響する[8]．したがって，まず，親がからだを動かすライフスタイルに向かうべきであり，子どもといっしょにからだを動かすべきである．しかし，それが難しいのであれば，地域あるいは民間のスポーツクラブに通わせるのもひとつの方法である．近所で遊ぶように仕向けても，友達も，場所も少ない現代社会なので，通わせることは，子どもにからだを動かす新たな機会を与え，習慣化への第一歩となる．周囲の人はその価値を積極的に認め，コミュニケーションをとり，うまくできたら褒めてあげる．それほどに生活でのエネルギーを注入すべきである．

C. 指導方法

a. 小学1年生と4年生との差

指導の方法については，以下の結果を参照したい．小学校の1年生と4年生に，ボール投げ練習で同じ内容を指導したところ，投げた距離の伸び率は，平均値でみると両学年で同程度であったが，その分布は両学年間で異なっていた．すなわち，1年生では練習する前に投げた距離に関係なく距離が伸びたが，4年生では練習する前に投げた距離の短かった子どもほど距離が伸びたのである（図12.6）．この結果は，練習前に距離の短かった子どもをみると，指導内容をより理解できたので4年生がより伸びたし，練習前に距離の長かった子どもをみると，日常の投げる動作がより定着していたので4年生がより伸びなかったと考えられる．裏を返せば，幼児期，小学校低学年期には，動き方を周囲の人から言葉で指導されても十分には理解できない，そして習得的な動作がまだ十分には定着してないということである．したがって，テレビやビデオで模範的な動きを見せたり，指導者自らのデモンストレーションを見せたりすることの役割がより大きいし，経験の少ない動作を繰り返し練習することの意義がより大きいということである．

b. 才能に応じたルート分け

スポーツクラブにおける，子どもの指導法はかなり確立されてきているし，子どもの体力・運動能力に応じたルート分けもできている．特に，水泳，体操といった個人種目では，ある動きができたか否か，タイムが良いか悪いかといった運動のできばえが明確なので，なおさらである．通わせるようになってからは，親を含めた周囲の人が，子どもの才能を客観的に判断することが重要になってくる．才能があると判断すれば，後は早期専門化になっていないかの注意で十分である．才能がそれほどないと判断した場合，どのルートに子どもを乗せるかは難しい．別のスポーツ種目のルートもあるし，からだを動かすことを習慣化させることを目指したルートもある．いずれにしても，この時期には，親を含めた周囲の人が，子どもを活動的にさせる環境をつくらなければならないのである．

図 12.6
練習前の遠投距離と
練習による遠投距離
の変化率（男子）[9]

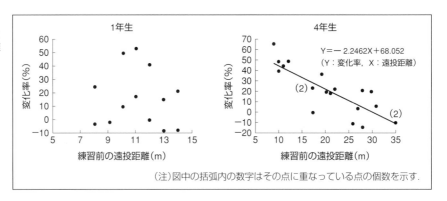

（注）図中の括弧内の数字はその点に重なっている点の個数を示す.

D. 学校体育と学外でのスポーツ活動

　小学校に入学すると，学校での体育の授業があり，学習指導要領では「体力を向上させる」ことを目標に掲げている．ただし，低・中学年では，運動能力を高めて，その結果として体力が向上するという順序になるはずである．そして，特に，運動しない子どもの運動能力を高めることが授業での大きな課題である．そうした子どもが，授業を嫌いにならないようにと始められた「楽しい」だけの体育では，運動能力を十分には高められない．指導され，理解するプロセスが必要であり，学年が進むにつれて，からだの動きに関する知識が蓄積され，子どもが挑む内容にすべきである．概括すると，低・中学年では，「動きのスキルを身につけさせる」内容を主体とし，中・高学年になれば「からだを動かすエネルギーを身につけさせる」内容も加える．以下の結果はそのことを傍証する.

　リトルリーグ野球に参加している小学生の子どもの，投げたボールスピードと振ったバットスピードの年間変化量を調査した[10]．その結果，身長の低い子どもでは投げたボールスピードの伸びが大きく，身長の高い子どもでは振ったバットスピードの伸びが大きかった（図 12.7）．成長に応じて投打動作の練習の割合を変えていないし，投と打の動きのスキルは似ているので，使う用具の重さに起因する変化量の違いと考えられた．すなわち，身長の低い時期には概して筋力はまだ弱いけれども，ボールはバットに比べて軽いので，効率的な投げの動きを身につけられてスピードが出るようになる，一方，身長が高くなって筋力も強くなると，重いバットで打つ動きも身につけられるようになり，スピードが出るようになるということである．動きの中でも，筋力に大きく依存する動きの習得は，時期を遅らせたほうがよいということであるし，からだの動きに比べれば筋力を高めるのも時期を遅らせたほうがよいということである.

　学校外では，野球，サッカーといった団体種目も含めて，運動している子どもはさまざまなスポーツクラブにも参加するようになる．その中では，成長に伴って自発的な参加，自覚的な活動へと移行していくように，親を含めた周囲の人は計らうべきである．一方，地域でも民間でも，運動しない子どもを運動させるプ

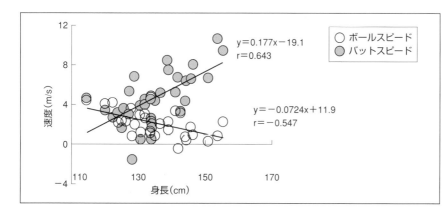

図 12.7
身長（1年目）とボールスピード，バットスピードの1年間の変化量 [10]
（石田・平野，2001）

ログラムをより多く備える必要がある．「からだを思うように動かす能力」を高められ，「動きのスキル」を教えられるという指導者を雇い，相手と競い合うスポーツ種目に，ウォーキング，サイクリング，水泳，レジスタンス・トレーニングといった自分のからだの変容をみられるような内容も加え，からだを動かすことによって得られる達成感，充足感に訴える．このように，多様なルートを備えておくことが，子どもの体力・運動能力の改善には必須と考える．

練習問題

1）子どもの体力・運動能力（文部科学省調査）の最近の傾向を述べよ．

2）スポーツの早期専門化とスポーツドロップアウトとの関係を説明せよ．

3）子どもの体力・運動能力を高める意義を説明せよ．

4）子どもにさまざまな動きを経験させる根拠を述べよ．

5）子どもには模範的な動きを見せたほうがよいとする根拠を述べよ．

引用文献

1）海老原修，子どものこころとからだを育てる．山地啓司編「子どものこころとからだを強くする」，市村出版，2005

2）近藤充夫，杉原　隆，森　司朗，吉田伊津美，最近の幼児の運動能力．休育の科学，**48**（**10**），851-859，1998

3）森　司朗ほか．幼児の運動能力の現状と運動発達促進のための運動指導及び家庭環境に関する研究（課題番号 15H03072）．平成 27 ～ 29 年度文部科学省科学研究費補助金（基盤研究 B）研究成果報告書

4）小林寛道，現代の子どもの体力—最低必要な体力とは—，体育の科学，**49**（**1**），14-19，1999

5）文部科学省，平成 29 年度体力・運動能力調査結果の概要及び報告書について，2018

6）宮下充正，少子高齢社会構成員に望まれること，宮下充正．臼井永男編「身体福祉論—自活できる能力の保持—」，（財）放送大学教育振興会，pp224-233，2003

7）穐丸武臣，幼児の運動遊び．子どもと発育発達，**1**（**3**），161-164，2003

8）海老原修，桜井伸二，宮下充正，就学前児童のスポーツ参与が投動作に及ぼす影響について，*Jpn.J.Sports Sci.*，**2**（**1**），72-78，1983

9）正木浩之，千葉生子，渡辺哲司，平野裕一，小学校 1 年生及び 4 年生児童における投動作の練習の効果，バイオメカニクス研究，**1**（**3**），222-227，1997

10）石田和之，平野裕一，少年野球選手の体格と投打能力，第 13 回トレーニング科学研究会抄録集，p28，2001

13章 いろいろな環境下で安全に運動を行う方法とは

運動を行ううえで，「よい環境」というのは高いパフォーマンスを発揮する条件の1つと考えられる．しかし，実際の場面では，暑かったり寒かったりなど，厳しい環境条件下で運動を行わなければならないことも少なくない．本章では，さまざまな環境条件下において安全に運動を行う方法，ならびにそうした条件下でもパフォーマンスの低下を防ぐ方法を最近の研究結果などから紹介する．

13.1 猛暑での運動（暑熱環境）

インターハイや全国中学校大会，そして甲子園で行われる全国高校野球大会など，日本におけるジュニア期年代の大きな大会は学校の夏休みを利用するため，真夏に開催されることが多い．世界的にみても夏季オリンピックやサッカーW杯などは暑い時期に開催されることが多い．一流競技選手だけではなく，一般的な運動愛好者も，夏休み期間中は運動をする機会が多く，学校においては部活動の本格的な練習はこの期間に行われている．つまり，暑熱環境は私たちにとって，運動を行う環境条件としては最も身近で，最も対処法を知っておく必要がある環境といえるであろう．

A．暑熱環境下での運動に対する生体反応

体温は産熱量（熱産生量）と放熱量のバランスによって決まる（図13.1）．適度な環境条件下では，産生された熱は，皮膚血流量の増加による伝導や対流（非蒸発性熱放散）と汗の蒸発（蒸発性熱放散）により環境中へ放散される（図13.2）．しかし，環境温が皮膚温より高くなるような環境下では，運動による産熱量以外に太陽や地面からの輻射熱が加わるため，熱は体内へ流入してしまう．また，風がなく湿度が高い暑熱環境条件では，空気の水蒸気圧が高くなるため汗が蒸発しない．つまり，環境温が皮膚温よりも高く，湿度が100%に近い環境条件では，運動によって産生された熱が体内から放散する術はないということになる．

日本スポーツ協会は，1993年に「熱中症予防のための運動指針（2019年に改訂版発表）」を発表した（図13.3）．この指針には，環境温度の設定として，気温だ

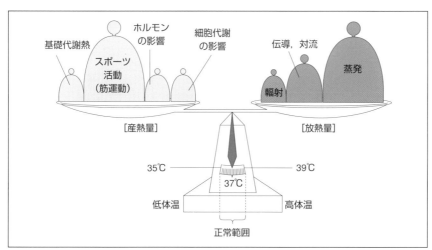

図 13.1
スポーツ活動中の産
熱と放熱のバランス

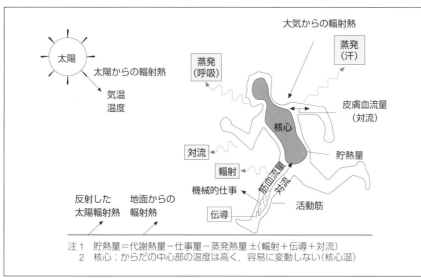

図 13.2
運動による熱産生と
その後の深部から皮
膚への熱移動
(Gisolfi, 1984)

注1　貯熱量＝代謝熱量－仕事量－蒸発熱量±（輻射＋伝導＋対流）
　　2　核心；からだの中心部の温度は高く，容易に変動しない（核心温）

けではなく，湿球黒球温度（WBGT；wet-bulb globe temperature）が使用されて
いる．これは，上述の体熱バランスに関与する，気温，湿度，輻射熱を考慮に入
れた指標である．計算式は，屋外で日射のある場合には，WBGT＝（0.7×湿球
温度）＋（0.2×黒球温度）＋（0.1×乾球温度）で，室内で日射のない場合は，
WBGT＝（0.7×湿球温度）＋（0.3×黒球温度）から計算される．近年は，夏季
に大会を開催する自治体や競技団体などがWBGTにより，試合中の水分補給タ
イムの設定や試合時間の調整などを行っている．2014年夏にブラジルで開催さ
れたサッカーW杯では，WBGT 32℃を超えた1試合において，前後半30分時
にそれぞれ5分間ずつcooling/drinks breakがW杯史上初めて実施された．しか
しながら，暑熱を理由に大会を中止した例はこれまでなく，2007年夏に大阪で
開催された世界陸上大会の男子マラソン競技では，スタート時の気温が29℃
（ゴール時は33℃！），湿度78％の環境条件で行われ，出場85人中28人が途中
棄権し，6人が病院で手当てを受ける事態が発生した．

図 13.3
熱中症予防運動指針
（公益財団法人日本ス
ポーツ協会，スポーツ
活動中の熱中症予防ガ
イドブック，2019）

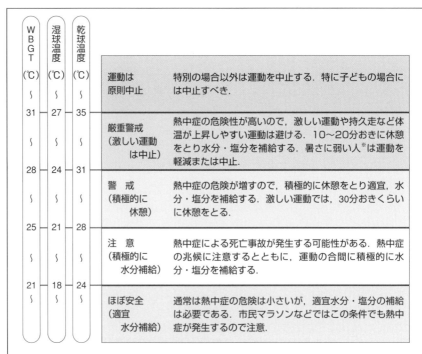

WBGT（℃）	湿球温度（℃）	乾球温度（℃）		
〜31	〜27	〜35	運動は原則中止	特別の場合以外は運動を中止する．特に子どもの場合には中止すべき．
28〜	24〜	31〜	厳重警戒（激しい運動は中止）	熱中症の危険性が高いので，激しい運動や持久走など体温が上昇しやすい運動は避ける．10〜20分おきに休憩をとり水分・塩分を補給する．暑さに弱い人※は運動を軽減または中止．
25〜	21〜	28〜	警戒（積極的に休憩）	熱中症の危険が増すので，積極的に休憩をとり適宜，水分・塩分を補給する．激しい運動では，30分おきくらいに休憩をとる．
21〜	18〜	24〜	注意（積極的に水分補給）	熱中症による死亡事故が発生する可能性がある．熱中症の兆候に注意するとともに，運動の合間に積極的に水分・塩分を補給する．
〜	〜	〜	ほぼ安全（適宜水分補給）	通常は熱中症の危険は小さいが，適宜水分・塩分の補給は必要である．市民マラソンなどではこの条件でも熱中症が発生するので注意．

1）環境条件の評価には WBGT（暑さ指数とも言われる）の使用が望ましい．
2）乾球温度（気温）を用いる場合には，湿度に注意する．
　　湿度が高ければ，1 ランク厳しい環境条件の運動指針を適用する．
3）熱中症の発症のリスクは個人差が大きく，運動強度も大きく関係する．
　　運動指針は平均的な目安であり，スポーツ現場では個人差や競技特性に配慮する．

※暑さに弱い人：体力の低い人，肥満の人や暑さに慣れていない人など．

B. 暑熱環境が運動パフォーマンスに与える影響

　暑熱環境が，運動パフォーマンスを低下させることはこれまで数多く報告されている．上述したように，マラソン競技のような長時間にわたる運動においてはその影響は顕著で，WBGT が 5℃から 25℃まで上昇するにしたがって，マラソンのコースレコードが低下することが報告されている[1]．

a. 有酸素運動のパフォーマンスに与える影響

　図 13.4 に示すように，暑熱環境は有酸素運動の持続時間を短くする．暑熱環境では，体温が上昇し，脱水により心臓循環機能が低下する．また，そのほかにも代謝・筋機能の変化，中枢の疲労などが起こり，パフォーマンスを低下させると考えられている（図 13.5）[2, 3, 4]．

b. 無酸素運動のパフォーマンスに与える影響

　一方，無酸素運動のパフォーマンスに対しては，暑熱環境はマイナス要因にならないようである．寒冷環境と比較すると，筋温のスムーズな上昇により暑熱環境のほうがパフォーマンスは高くなることが報告されている（図 13.6）．

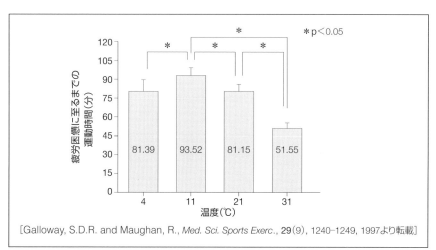

図 13.4
70 % V̇O₂max の自転車エルゴメータ運動における疲労困憊に至った時間に及ぼす環境温の影響

[Galloway, S.D.R. and Maughan, R., *Med. Sci. Sports Exerc.*, **29**(9), 1240–1249, 1997より転載]

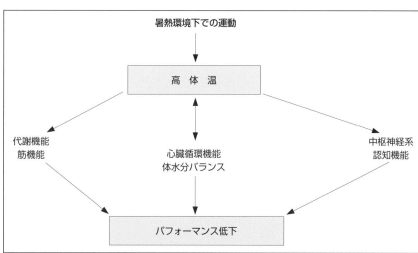

図 13.5
暑熱環境下における運動時のパフォーマンス低下メカニズム
（Hargreaves と Febbraio, 1998, Hasegawa と Cheung, 2013, Flouris and Schlader, 2015を一部改変）

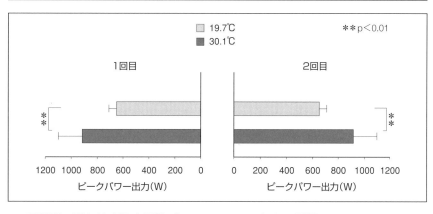

図 13.6
ウインゲート無酸素性パワーテストに及ぼす環境温の影響
（Ball ら, 1999）

c. 長時間の間欠的高強度運動パフォーマンスに与える影響

　サッカーやラグビーのような球技系の競技は，1〜2時間の有酸素運動の中に，数秒から数十秒の高強度の無酸素運動が間欠的に行われる．このような長時間の間欠的高強度運動パフォーマンスに及ぼす環境温の影響に関する報告は非常に少ない．暑熱環境のサッカーの試合では，年齢が上がるほど試合時間が長くなり，

図 13.7
各年代の夏季大会における
サッカーの試
合中の体重減少率
（Yasumatsu ら，2008）

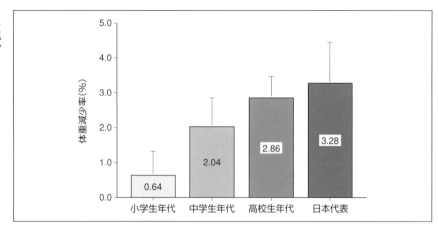

図 13.8
長時間にわたる間欠
的運動に及ぼす環境
温の影響
（Yasumatsu ら，2001）

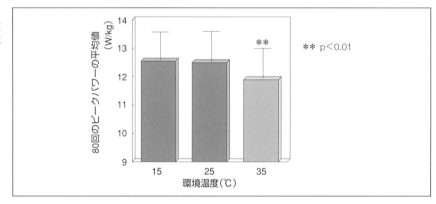

それに比例して脱水レベルも上昇し（図 13.7），暑熱環境下では試合中の移動距離が減少し，オフェンスラインとデフェンスラインをコンパクトに保つことが難しくなることが報告されている．自転車エルゴメータ運動を利用した実験室的研究でも，長時間の間欠的高強度運動を環境温 15℃，25℃，35℃の 3 環境条件で行うと，35℃環境では，ほかの環境条件と比較して有意にパフォーマンスが低下する（図 13.8）．つまり，長時間にわたる間欠的高強度運動パフォーマンスに，暑熱環境はマイナス要因であることが示されている．

C．暑熱環境で運動パフォーマンスを落とさない方法

暑熱環境下でのパフォーマンス低下を防ぐ方法も，さまざまな角度から広く研究されている．暑熱馴化，水分補給および身体冷却は，その代表的な方法である[5]．
a．暑熱馴化
日本では梅雨の合間の暑い日や，梅雨明けしてすぐの時期，または合宿の初日などに，熱中症に対して注意が必要である．そこで，一般には熱中症などの事故を防ぐため，また競技選手では中東や東南アジアなど常に暑熱環境である地域に遠征し試合を行う前の準備として，重要な役割を果たすのが暑熱馴化である．暑熱馴化による生体の反応を表 13.1 に，暑熱馴化の留意点を表 13.2 にまとめた．

馴化反応	効　　果	馴化日数
皮膚血流量増加	代謝熱が深部組織からからだの表面へ移る	7 〜 14 日
心拍出量の効果的配分	代謝と体温調節に見合う皮膚および筋への適切な血流量の確保：運動中の血圧安定	3 〜 6 日
発汗開始閾値低下	より早く蒸発による体冷却（熱放散）が開始される	7 〜 14 日
皮膚表面上の汗の効果的分布	蒸発による体冷却が効果的に行われる	7 〜 14 日
発汗量増加	蒸発による体冷却が最大となる	7 〜 14 日
汗の食塩濃度低下	血液中の電解質を保存	5 〜 10 日

表 13.1
暑熱馴化による生理学的反応
（サッカーの暑さ対策ガイドブック，日本サッカー協会，1997 を一部改変）

1. 暑熱馴化は暑熱環境下での運動により最も効果が現れ，運動か暑熱曝露のどちらかだけでは効果が小さい．
2. 暑熱馴化は暑熱環境に設定された部屋での運動や，暑熱環境条件下でのトレーニングにより実行される．
3. 暑熱馴化に対する生理学的適応は 3 〜 6 日，最適な運動パフォーマンス発揮には 7 〜 14 日必要．3 日以上間隔をあけない．
4. 暑熱馴化の初期においてはトレーニングの量や強度は低く，その後徐々に上げていき，高強度のトレーニングも数回は行う．時間は 100 分が望ましい．
5. 亜熱帯地域などの暑熱環境下に移動して競技を行う場合は，現地に少なくとも 5 日前に入り，調整する必要がある．
6. 馴化の効果は，暑熱湿潤条件よりも暑熱乾燥条件での馴化のほうが長持ちする．
7. 高い有酸素能力は暑熱馴化の維持に関連する．
8. 馴化は発汗量が増加するため，水分摂取量も増加させる必要がある．
9. 脱水はパフォーマンスを低下させ，暑熱馴化の効果を無駄にしてしまう．
10. 馴化の効果は，少なくとも 1 週間長くても 1 か月と考えられる．

表 13.2
暑熱環境下での競技のための準備
（Maughan と Shirreffs，1997，Périard ら，2015 を一部改変）

近年は，ラグビー W 杯（2019 年）とオリンピック（2020 年）が夏の日本で，世界陸上（2019 年）とサッカー W 杯（2022 年）が中東カタールで行われており，トップアスリートの暑熱馴化戦略が重要になってきている[6]．

b．水分補給

暑熱環境下での運動中は発汗により体内の水分を多く損失する．この状態を脱水といい脱水のレベルが進行すると，循環血液量の減少，1 回拍出量の低下，酸素運搬能の低下，心拍数の増加，主観的運動強度（RPE）の増加，電解質の損失による血液濃縮など，スポーツパフォーマンスの低下が生じる要因が複数引き起こされる（図 13.9）．一般に，脱水レベルが体重の 2％を超えると有酸素運動パフォーマンスに影響を及ぼすといわれている[7]．

脱水を防ぐには水分補給が効果的で，その方法もさまざまな研究者から提唱されている．水分補給でもっとも重要なことは，口から飲水するだけでは不十分であり，水分を胃から小腸に移動し，小腸でいかに早く吸収させるかということである．したがって，水分の吸収速度をスムーズにする観点から，飲料水の温度は適度に冷たいほうが望ましく，のどが渇く前からおよそ 15 分ごとに約 150 〜

図 13.9
脱水による運動能力
の低下
（Bangsbo，1992 を一部改変）

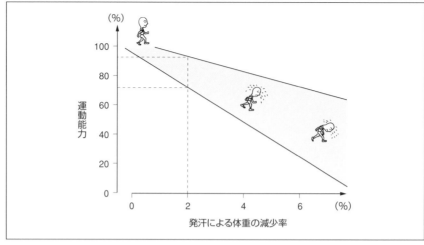

図 13.10
水分補給の方法と注意点

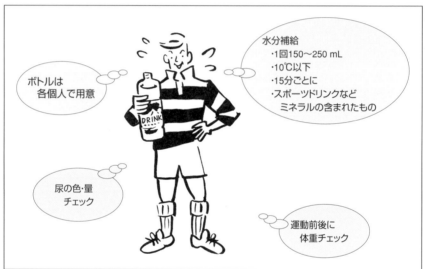

　250 mL を計画的に補給することが勧められている．また，汗により失われた電解質，特に塩分を補給し，長時間にわたる運動ではエネルギー（糖）の補給も考慮して，スポーツドリンクなど塩分と糖分を含む飲料水の補給が望ましい．量に関しては，発汗量には大きな個人差があるので，運動前後の体重を測定し，飲料水量の調節を各個人で行うことが重要である．その他にも，試合 24 時間前には利尿作用により脱水を誘発するカフェインやアルコールの摂取を控えたり，尿の量が少なく色が濃い黄色になっているときには脱水の状態にあることを自覚することなどがあげられる（図 13.10）．

　水分補給は，持久的な運動パフォーマンスだけではなく，サッカーのような間欠的高強度運動パフォーマンスにおいても効果がある．試合前とハーフタイム以外の試合中に，前・後半合わせて 1000 mL の水分を補給すると，体重減少率は 2%以内に抑えることができ，30 m スプリントパフォーマンスも約 0.1 秒，距離に換算すると 1 m 近く差が出てくる（図 13.11）．

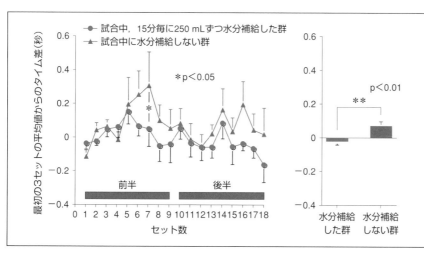

図 13.11
サッカーの試合をシ
ミュレートした運動
におけるスプリント
パフォーマンスに対
する水分補給の効果
（Yasumatsu ら，2003）

冷却方法	エルゴジェニック効果		冷却効果		設備負担	備考
	運動前	運動中	核心温	皮膚温		
冷水浴	＋＋＋		＋＋＋	＋＋＋	＋＋＋	スプリント運動には△
クーリングベスト	＋	＋＋＋		＋＋＋	＋	重量が気になる可能性あり
アイスパック	＋	＋		＋＋＋	＋	スプリント運動には△
アイススラリー	＋＋	＋＋＋	＋＋	＋	＋＋	胃腸不快感の可能性あり
送風／水スプレー		＋		＋＋＋	＋＋	送風は設備負担大
頸部冷却		＋＋		＋＋＋（頸部）	＋	熱中症に注意

効果や負担度の大きさを示す．＋：小，＋＋：中，＋＋＋：大

表 13.3
身体冷却の効果と特
徴
（長谷川，*NSCA JAPAN*,
25（6），2-10, 2018）

c. 体冷却

体温の上昇を抑制するという観点から，体表面を冷却する方法が行われている．運動前に水風呂や水のシャワーにより，運動開始時の体温を低くし，運動による体温上昇幅を増幅することによりパフォーマンスの維持に効果があるとされるプレクーリングは，その代表例である．しかし，効果があるのは 30 〜 40 分までの持久的運動に対してであり，間欠的な運動や短い運動には効果が期待できないとされている．一方，運動中の冷却方法として，氷などを装備できるベストを着ることによって，運動を行っている筋群は冷却せずに体幹部を冷却する方法がある．ベストを装着することによる重量が影響しにくい競技，例えばボートやヨットなどで応用されていることが報告されている．また，近年は，身体の内部から冷却する方法として，アイススラリー（シャーベット状の氷飲料）を摂取する方法も実践されている（表 13.3）[5]．

（1）服装　軽く，通気性がよく，明るい色がよい．吸水性および発散性のよいものを着用し，発汗による気化熱を多くするためできるだけ皮膚は外気にさらしたほうがよい．

（2）試合前のウォーミングアップ　通常よりも強度や時間を減らし，スト

表 13.4
暑熱環境下における
運動中の脱水と高体
温の予防法
(Eichner, 1998)

1. のどの渇きの感覚を頼りにしない
2. 計画的に水分補給する
3. スポーツドリンクなどの飲料水を摂取する
4. 体重をつねに測定する
5. 尿の量・色をチェックする
6. カフェイン，アルコールの摂取は避ける
7. 食事による回復が鍵である
8. できる限り涼しいところにいる
9. 脱水・熱中症の危険信号を知っておく
10. 体力強化と暑熱馴化を十分行っておく

レッチなどは涼しい環境で行うなどの工夫が必要である．日本には古くから「汗出し」と称して，無理に汗を出すことが心地よいと感じる選手もいる．しかし，これは，試合前の過度の体温上昇および水分損失により，試合中に発揮するパフォーマンスを低下させる可能性があるので避けたほうがよい．

（3）食事と休養　暑熱対策の重要な要素である．暑熱環境での運動は運動のストレスと暑さのストレスが加わり，さらに食欲も低下しがちである．エネルギー源となる炭水化物の補給のために，酢のものなどの刺激物とともに摂取し，食事においてビタミン，ミネラルを補給することが大切である．当然休養も重要で，エアコンが効いた部屋で休息したり，十分な睡眠をとって疲労回復をはかる必要がある．

以上のことから，暑熱環境下での運動に対する注意点は表 13.4 のようにまとめられている．

13.2 寒い環境での運動（寒冷環境）

寒冷環境において頻繁に行われるスポーツは，スキーやアイススケートが代表的である．そのほかにも，日本の正月に恒例的に行われている駅伝やサッカー，ラグビーなどがあげられる．したがって，レクリエーションスポーツだけではなく，競技スポーツにとっても，寒冷環境対策は大変重要である．

A．寒冷環境下での運動に対する生体反応

図 13.1 から体温のバランスを考えると，寒冷環境下では，外気温度のほうが体温よりも低くなり輻射や対流による熱損失量（放熱量）は大きくなる．熱放散量を少なくするために，皮膚表面を流れる血液量を少なくし，温かい血液を伝導による熱放散から守る．同時に，体毛の毛根の周りの筋肉を収縮させ，「鳥肌」ができる．これは体毛の多い動物では，毛を立てることにより断熱作用を期待できるが，人間には毛が少なすぎるため意味がない．さらに寒くなると，皮膚表面から放出される熱の量が多くなり，からだの中心部の熱を守ることができなくなると判断し，体の先端部の血管をさらに収縮する．これが進行すると凍傷になる．当

然，熱放散量を減らすと同時に熱産生量を増やそうとする．例えば，無意識に筋肉が収縮する「ふるえ」により多くの熱を産生する．しかし，これも限界があり，体内のエネルギーがなくなれば，筋肉は収縮できなくなる．屋外では，風が強くなれば対流による熱損失量が大きくなり，体温との温度差が大きい水温下では空気中に比べて3〜5倍の熱量が損失する．そのため，一般的に，他の環境条件下と比較して寒冷環境下での運動時は，酸素摂取量が多く体温が低い．この酸素摂取量の増加は，「ふるえ」に炭水化物を利用するためと考えられている[8]．

B. 寒冷環境が運動パフォーマンスに与える影響

近年，1年のほぼ半分が冬となる北欧を中心に，寒冷環境が運動パフォーマンスに与える影響が報告されている．寒冷環境は，筋肉の温度を低下させ，また温度的不快感を引き起こす．このことが，運動パフォーマンスに対して悪影響を及ぼすと考えられている[9]．

a. 有酸素運動のパフォーマンスに与える影響

有酸素運動のパフォーマンスに対して，寒冷環境は暑熱環境と同様にマイナス要因になるようである．70% $\dot{V}O_2$max の自転車エルゴメータ運動の持続時間を測定した実験の結果では，11℃では94分持続できた運動が，4℃では81分に低下してしまったという（図13.4）．この原因としては，末梢の血流量減少による血中乳酸除去能力の低下や，ふるえのエネルギーとなる炭水化物消費の増加が考えられている．

b. 無酸素運動のパフォーマンスに与える影響

寒冷環境では，単発的なジャンプといった無酸素運動のパフォーマンスは低下する（図13.12）．1℃の深部体温の下降は約5%のスプリントおよびジャンプパフォーマンスの低下を引き起こすことが報告されている[8]．これらは，筋温の低下による神経筋伝導効率の低下や，グリコーゲン利用の増加によるエネルギー効率の低下によるものと考えられている．したがって，寒冷環境下で爆発的な運動パフォーマンスを発揮する競技においては，ウォーミングアップをしっかり行っ

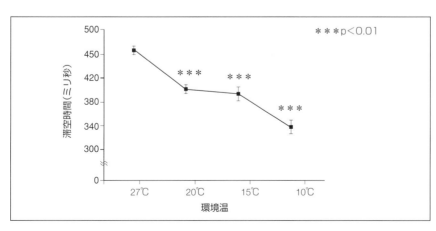

図13.12
40 cm の高さからのドロップジャンプ滞空時間に及ぼす環境温の影響
（Oksa ら，1997）

て体温を十分に上げておくことが重要である.

c. 長時間の間欠的高強度運動パフォーマンスに与える影響

有酸素運動と無酸素運動の両方でパフォーマンスが低下する寒冷環境では,球技系種目のパフォーマンスも低下することが容易に想像できる. ほとんどの球技種目には前後半の間などにハーフタイムなどの中断があり,その間に筋温が低下し,直後の運動再開時のスプリントパフォーマンスが低下することが報告されている(図13.13). しかしながら,サッカーの試合での総移動距離に対しては,寒冷環境は影響しないようである[10].

d. スポーツスキルに与える影響

寒冷環境は,手指の巧緻性や姿勢の維持を困難にし,さらに心理的不快感を伴うことから,スポーツスキルに対して影響が大きいことが知られている. 例えば,野球の投球やバスケットボールのフリースロー,バレーボールのトス,射撃,弓などが該当する. つまり,寒冷が複雑な調整を必要とする動きに対して,足裏や足首の機械受容器など姿勢に関連した感覚機能や筋と神経の反射機能を抑制し,さらに記憶や集中力といった知覚認知機能を低下させる. これらの要因が複合的に関与して,スキル系のパフォーマンスの低下を引き起こすと考えられている[9].

C. 寒冷環境で運動パフォーマンスを落とさない方法

寒冷環境下において最も注意しなくてはいけないのは,体熱が環境に奪われるのを防ぐことである. 特に,ウォーミングアップの際には,筋を保温することが重要となる. しかし,長時間に及ぶ運動の場合,体温の上昇も著しくなり適当に体熱を放散することも必要となる.

a. 服装

汗となって体外に出た水分は衣服を濡らし,体温を外に逃がしやすくする. 特に休憩時は失われる熱のほうが多くなり,凍傷や低体温症の原因となる. したがって,スポーツの種目によって衣服への工夫が必要となる. 一般的には,3層の衣類の重ね着が有効で,一番内側には,体内の熱を換気するようなポリエステルやポリプロピレン製の軽いものを,その外側には,断熱作用をともなうフリースやウール素材のものを,そして,一番外側には,からだから熱を奪う風や雨の影響を小さくするため防風防水機能があるものを装着することが望ましい. このような重ね着のスタイルは,クロスカントリーやランニングのような持久的スポーツにおいて,暑くなったら脱いで熱を発散することを容易にする[11].

b. 手袋(アームウォーマー)・帽子・ネックウォーマー着用

ヒトの頭部および四肢の末端部は,動脈と静脈による熱交換がさかんなため,熱放散機能において重要な部位である. 実際,ランニングシャツで腕は外気にさらしているが手袋をしている光景は,正月などの陸上競技長距離選手によくみられる. また,近年の寒冷対策アイテムとして,ランニングに装着するアームウォーマーも,この部位の熱放散防止を目的にしている. また,球技種目などのウォー

ミングアップ時によく見られるのが，ニット帽子とネックウォーマーである．ネックウォーマーは，野球選手やサッカーのゴールキーパーなど，試合中の運動量が比較的少ない際の保温に効果的である．これらのアイテムが寒冷下でのパフォーマンスに及ぼす影響は明らかではないが，いずれも着脱が容易で保温効果があるため，特にウォーミングアップ時における体温上昇を助け，ふるえなどによる余計なエネルギー消費を防ぐと考えられている．

c. 再ウォームアップ（re-warm-up）

すでに，上述したように，寒冷環境下の試合では，ハーフタイム後に，筋温が約2℃低下し，このことが後半開始時の高強度運動の量を低下させる要因であると考えられている．そこで，ハーフタイムの残り7分間に心拍数135拍/分程度の再ウォームアップ（re-warm-up）を行うと，後半開始時のスプリントパフォーマンスの低下は抑えられることが報告されている（図13.13）．

d. 寒冷馴化

暑熱馴化と同様に，寒冷馴化は寒冷下での運動パフォーマンスの低下防止に有効であると考えられる．一般的に，寒冷馴化による生体の反応では，皮膚血管緊張度の増加により，皮膚血流量が減少し，熱放散量が減少する．またカテコールアミンの反応性が増大し，非ふるえ性熱産生量が増加する，ふるえが始まる体温（ふるえ閾値）が低下し，より早く熱産生反応が起こるなどである．しかし，これらの反応は運動を伴う際には相殺されることが多いため，寒冷曝露と運動を同時に行った際の運動パフォーマンスへの効果についてはまだ明らかになっていない．一方，冬季に屋外でトレーニングした選手は，屋内でトレーニングした選手よりも，ランニング効率が良いことが報告されている[12]．また，持久性能力の優れた者は寒冷に対して体温調節の感受性や熱産生反応の改善がみられることから，運動自体が耐寒性を増加させることも考えられる[8]．

e. 栄養補給

寒冷環境下では，ふるえによるエネルギー損失が多くなることが報告されていることから，エネルギー源を蓄える意味で食事は重要であり，特に炭水化物およ

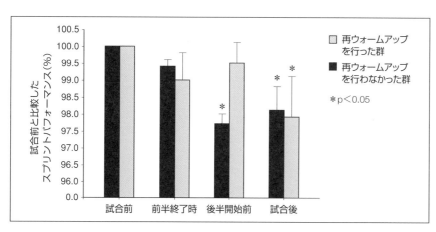

図13.13
ハーフタイム時の再ウォームアップの有無がスプリントパフォーマンスに及ぼす影響
（Mohrら，2004）

び水分の補給がパフォーマンスに大きく影響する[8]. しかし，アルコールは禁物である. 感覚的には暖かく感じても，血管拡張作用とともに熱の放散が高まってしまい，外気温が体温よりも低い状況では当然体熱は奪われ，低体温を招く.

風邪の予防

　寒冷環境下では，湿度も低いことが多く空気が乾燥しやすいため，上気道感染による風邪にかかりやすくなる. 予防法としては，ウイルスの体内への侵入を防ぐために「うがい」と「手洗い」を徹底し，汗をかいた後はできるだけ早く着替えを行う. また，感染拡大を防ぐ意味でも，飲料ボトルの回し飲みは控え，個人ボトルを用意することが望ましい.

13.3 山地などでの運動（高所環境）

　海面からの高度が上昇するにつれて，酸素分圧と気温が低下し，空気密度が減少する. このような高所環境下での運動においては，酸素の確保と体温の保持が運動パフォーマンスの低下と事故の予防に対して重要になる. 1968 年のメキシコオリンピック前後から高所でのパフォーマンス発揮について数多くの研究がなされるようになってきた. また，高所をフィールドとした代表的なスポーツである登山は，近年参加人口が増加しており，高所に対する生体反応を知ることは高山病などの事故防止に役立つと考えられる.

A. 高所環境下での運動に対する生体反応

　高所環境下での運動中の反応は，適応の観点からいうと急性適応，つまり代償現象にいいかえることができる. 低地での運動時に比べて，最大下運動時では呼吸数，心拍数，心拍出量が増加し，1 回拍出量，酸素摂取量はほとんど変わらない. 一方，最大運動時では，最大酸素摂取量が著しく減少する（図 13.14）. この急性適応がうまくいかなかった場合に，人体には高所障害，いわゆる急性高山病の症状が現れる. おもな症状は，頭痛，倦怠，運動失調，目や顔のむくみ，咳，息切れ，不規則な呼吸，食欲減退，吐き気，嘔吐，尿量の減少などで，重症になると，高所肺水腫，高所脳浮腫，高所網膜出血などになり，時には死に至る. これらの症状が現れたときには，できるだけ早期に高度を下げることが原則となる.

B. 高所環境が運動パフォーマンスに与える影響

a. 有酸素および無酸素運動のパフォーマンスに与える影響

　高所環境が運動パフォーマンスに与える影響を理解するには，高所で行われた陸上競技の記録が大変参考になる. 表 13.5 は，1964 年の東京オリンピック（海抜 50 m 以下）と 1968 年のメキシコオリンピック（海抜 2300 m），および 1979 年のユニバーシアード・メキシコ大会（海抜 2300 m）と 1981 年のユニバーシアー

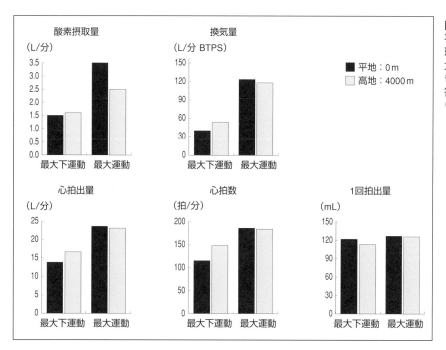

図 13.14
平地と高地（4000 m）環境で最大および最大下運動を行ったときの呼吸循環系の応答
(Stenberg ら，1966)

		短距離			長距離		
		100 m	200 m	400 m	5000 m	10000 m	マラソン
（低地）	東京オリンピック　　　　（1964）	10 秒 0	20 秒 3	45 秒 1	13 分 48 秒 8	28 分 24 秒 4	2 時間 12 分 11 秒
（高地）	メキシコオリンピック　　（1968）	9 秒 9	19 秒 8	43 秒 8	14 分 05 秒 0	29 分 27 秒 4	2 時間 20 分 26 秒
	記録の変化	+	+	+	−	−	−
（低地）	ユニバーシアードブカレスト大会（1981）	10 秒 18	20 秒 79	45 秒 18	13 分 49 秒 95	29 分 42 秒 86	2 時間 22 分 14 秒
（高地）	ユニバーシアードメキシコ大会（1979）	10 秒 19	19 秒 72	44 秒 98	14 分 12 秒 90	29 分 56 秒 10	実施されず
	記録の変化	−	+	+	−	−	−

注　＋：記録向上　　−：記録低下

表 13.5
低地と高地での国際大会陸上競技走種目（男子）の優勝記録の比較

ド・ブカレスト大会（海抜 115 m）における男子の陸上競技走種目の優勝タイムを比較したものである．一般的に，無酸素性運動の短距離や跳躍種目では空気密度の減少による空気抵抗の低減から平地よりも有利であると考えられている．一方，有酸素性運動である持久性種目では高所における最大酸素摂取能が高度の上昇に伴い指数関数的に減少することから，平地に比較して記録が低下すると考えられている[13]．

b. 長時間の間欠的高強度運動パフォーマンスに与える影響

　近年，サッカー W 杯の南米予選では，ボリビア（海抜 3600 m）やエクアドル（海抜 2800 m）などの高所の国のホームアドバンテージが話題になっており，海抜差が大きくなるほど，ホームでの勝率が高くなることが報告されている（図13.15）．国内では，1995 年にエクアドルで開催された U−17 世界選手権における移動距離のデータを，当時の日本サッカー協会の科学研究委員会が報告してい

図 13.15
サッカーの試合にお
いて，ホームチーム
国とアウェーチーム
国の高度差が勝率に
及ぼす影響
(McSharry, 2007)

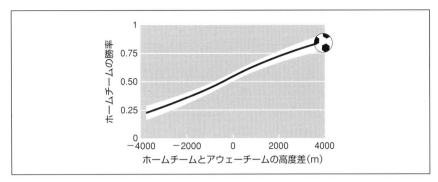

る．この報告によると，日本国内で行ったアジア予選よりも 5 分間当たり約
20 m 減少しており，この移動距離は国内の中学生レベルであった．これらのこ
とから，単発のスプリント速度には影響しないものの，次のスプリントまでの回
復時間を長くし，高所がパフォーマンスに悪影響を及ぼすことが考えられる．ま
た，気圧の問題から，ボールはよく飛び，キックの精度は乱れ，ボールの軌道も
異なる．このことは，特にゴールキーパーにとって，認識すべき点である．

C. 高所環境で運動パフォーマンスを落とさない方法

高所環境での運動，特に持久性の種目においてはパフォーマンスの低下が著し
い．したがって，メキシコなど高所で行われる国際大会に向けた準備において，
これまでさまざまな対策が考えられてきた．

a. 高所馴化

長期間の高地滞在は，赤血球，ヘモグロビン濃度，ヘマトクリット値の増加に
よる酸素運搬能の向上，活動する肺胞，毛細血管の増加，呼吸数や心拍数の減少
がみられ，高所での低酸素に対する耐性を改善する．さらに，運動をすることに
より，1 回拍出量の増加，LT 強度の増大，筋緩衝能の増大，解糖系の抑制，内
分泌系の変化がみられるようになる．

一般的に 1500 m までの準高所では数日間で馴化するが，2300 m になると，
馴化には 1 〜 2 週間を要し，それから 4600 m までは，610 m 高度が上がるごと
に，さらに 1 週間必要とされている．高所でのトレーニングは，オーバートレー
ニングや疲労が蓄積しやすいという傾向があるため，計画は慎重に行うべきであ
る．また，高所への馴化には個人差があり，あらかじめ低圧実験室などで個人の
高所耐性を把握しておくことはその後のトレーニング計画に役立つと思われる．
こうした対策は，陸上長距離やクロスカントリースキーだけではなく，サッカー
のような団体球技系の種目でも行われている．実際に，2010 年 FIFA W 杯日本代
表チームは，南アフリカで行われた大会前に，低圧実験室での高所適応チェック，
低酸素吸入での事前馴化，そして大会前のスイス合宿での高所馴化を行い，本大
会でベスト 16 という結果を出した．

b. 試合直前に試合会場に行く？

　高所環境での競技には，十分な準備が必要であることが明らかになっている一方で，サッカー W 杯の南米予選では，高所での試合に向けたアウェーのチームが，試合直前の数時間前に現地入りし，試合後にすぐに下山する方法が多くみられる．このことは，南米以外の国で行っている国内のリーグ戦の日程が過密であるため，高所馴化期間が物理的にとれない事情もある．さらに，急性高山病の発生が一般的には高所移動後数日後にみられることから，精神的な不快感を味わう前に試合をしてしまおうという狙いもあるようである．しかし，生理学的なパフォーマンス低下要因を覆い隠すことはできないため，ほとんどの試合が敗戦という結果になっている．したがって，試合直前の現地入りは，決して奨められない対策である．

c. 栄養補給

　高山病の症状に食欲不振がある．この食欲不振により平均して 40%のエネルギー摂取の減少になるといわれ，大きな体重の減少を伴う．したがって，食事の際の工夫が必要となる．高脂質食よりも高糖質食のほうが高所耐性を促進し，高山病の症状や高所での初期のパフォーマンスの低下を軽減するといわれている．

　高所の大気は一般的に気温が低く乾燥しているため，かなりの体水分が蒸発によって失われる．つまり，暑熱環境下と同様に脱水を引き起こしやすいが，気温が低いせいもあり，自覚症状のないままで脱水が進行する危険性がある．したがって，体重のチェックや頻繁な水分補給も必要となる．

練習問題

　1）暑熱環境下での運動のパフォーマンスが低下する理由を述べよ．

　2）暑熱環境対策として，推奨される方法をあげ，理由を述べよ．

　3）寒冷環境下での運動のパフォーマンスが低下する理由を述べよ．

　4）寒冷環境対策として，推奨される方法をあげ，理由を述べよ．

　5）高所環境において，有利な種目と不利な種目をあげ，理由を述べよ．

参考引用文献

1）Ely et al., *Med. Sci. Sports Exerc.*, **39**(3), 487-493, 2007
2）Hargreaves and Febbraio, *Int. J. Sports Med.*, **19**(Suppl. 2), S115-S116, 1998
3）Hasegawa and Cheung, *J. Phys. Fitness Sports Med.*, **2**(4), 429-438, 2013
4）Flouris and Schlader, *Scand. J. Med. Sci. Sports*, **25**(Suppl. 1), 52-64, 2015
5）長谷川, *NSCA JAPAN*, **25**(6), 2-10, 2018
6）安松, トレーニング科学, **26**(3), 133-138, 2015
7）ACSM position stand, *Med. Sci. Sports Exerc.*, **39**(2), 377-390, 2007
8）Nimmo, *J. Sports Sci.*, **22**(10), 898-916, 2004
9）Mäkinen, *Am. J. Hum. Biol.*, **19**(2), 155-164, 2007
10）Link and Weber, *J. Strength Cond. Res.*, **31**(7), 1766-1770, 2017
11）ACSM position stand, *Med. Sci. Sports Exerc.*, **38**(11), 2012-2029, 2006
12）Muller et al., *Eur. J. Appl. Physiol.*, **112**(2), 795-800, 2012
13）Levine et al., *Scand. J. Med. Sci. Sports*, **18**(Suppl.1), 76-84, 2008

14章 動作の巧みさを科学する

手先の器用な人，つまずいてもケガをしないように転ぶ人，スポーツの球技でボールの扱いがうまい人，ちょっと練習するとすぐに技を覚えてしまう人．逆に，文字がへただったり，何のスポーツをさせてもうまくいかない人，練習させてもなかなか覚えない人．日常生活の中の身のこなしやスポーツ動作には，このように「うまい，へた」が必ずある．これらの動作はすべて自らの意志で行う「随意運動」であるが，経験や技能から判断して成功の見込みが少ないと思われるような動作を思い通りに遂行できることを「うまい」と評価し，思うように動作ができないことを「へた」という．うまい，へたの評価は相対的，主観的なものである．この「うまい，へた」をスポーツ科学の分野では，巧みさ，スキル，巧緻性，調整力，協応性，器用さ，技能，技術，コツという言葉で表している．ここでは動作の巧みさを「スキル」という言葉で代表させるが，このスキルは果たして「生まれつき」なのだろうか．練習の効果はどのくらいあるのだろうか．

14.1 スポーツ科学でいう「スキル」

A. スキルの要素

スキルには一般に次のような要素によって構成される．

(1)**状況把握能力**：視覚，聴覚，皮膚感覚，運動感覚などからの感覚能力や状況の予測能力．

(2)**強さの調整**：力やスピードなどの運動に必要な出力を適切な強さに調節する能力（グレーディング能力）．

(3)**時間的調整**：適切な時刻に運動を出力する能力（タイミング能力）．

(4)**空間的調整**：どの筋群に張力発揮を強要するかという空間的配列を調節する能力（スペーシングあるいはポジショニング能力）．

(5)**素早さ**：素早く運動を開始する，または素早く運動を切り換える能力．

これらの要素がさまざまな比率で組み合わされて，さまざまな巧みな動作が遂行されるのである[1,2]．

例えば，人間はまったく初めての運動でも，その運動にちょうどよい力を発揮

することができる．ご飯茶碗を持ち上げるのに 10 kg のダンベルを持つような力を発揮する者がいないように，人間は適切な出力をあらかじめ設定してから運動を起こす．この調整は状況把握能力の「フィードフォワード制御」が強くかかわっている．そして，一度筋力を発揮したら，筋からのフィードバック信号を確認しながら，運動の強さの調節（グレーディング），順序づけ（タイミング），空間的調節（スペーシング）を行い，効率よい巧みな動作を構築するのである．

B.　スキルがよく表れる動作

スキルがよく表れる動作（図 14.1）として，次の 7 種類があげられる [2]．

（1）キャッチ　　野球やサッカーにみられる動いているボールの捕球など．

（2）的当て　　サッカーやバスケットボールのゴール，テニスの狙ったボール着地点，クレー射撃のピジョンなど．

（3）フェイント　　バスケットボールやバレーボールなどでよく使われるフェイント．

（4）かわす　　相手ボクサーのパンチをまともに受けないように，危ないと思った瞬間，さっとからだをかわす．

（5）姿勢の安定　　からだが地面に接触している範囲を「支持面」というが，真上からからだを見て，身体重心が支持面の中にある場合は静止していることができる．からだを押されたりしたときに安定しているためには，押される方向に両足を広げればよく，その方向に対して安定度が増し，動きやすくなる．武道の構えあるいはバレーボールやテニスのレシーブの際の構えはこの身体重心と支持面の関係が重要となる．

（6）繊細な動き　　日本舞踊における手や指の微妙な動きや，工芸職人の手さばきなどのように，力の入れ具合を精密にコントロールすること．

（7）複雑な動き　　舞踊をはじめ，体操競技やフィギュアスケートなどにおける全身の多関節の動きのコントロールや，楽器の演奏における手や指や足の多関節の同時コントロールなど．

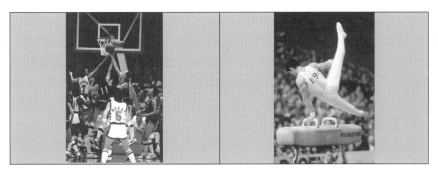

図 14.1
スキルがよく表れる動作

14.2 脳とスキル

A. 脳の運動中枢

　スキルを司るのは「脳」である．ヒトの脳は，あらゆる動物のなかで最も発達した器官であり，その中でも意志や意欲などを司る「前頭葉」には，運動野，運動前野，眼球運動野，補足運動野などの運動中枢がたくさんある．

　随意運動（図 14.2）は，からだの各種受容器からのインパルス（電気的な信号）や記憶に基づく興奮が，まず，全体として特定の型をなして運動野に送り込まれ，総合的に分析されて動作のプログラムが作られる．運動野でプログラムされた刺激は，インパルスとして脊髄の錐体の中を通る線維（錐体路）を介して，効果器である骨格筋に伝えられる．この局面において，意志の統制を受けない錐体外路の作用が重要な役割を果たす[1]．つまり，錐体外路は高等な反射の経路といってよく，錐体外路の中にはいくつかの動作の原型のようなものが封じ込められており，必要に応じてそれを引き出して用いる．ニューロンがそれ以外の細胞に連絡することを神経支配といい，感覚受容器を支配するものを感覚ニューロン，骨格筋を支配するものを運動ニューロンと呼ぶ．1 つの運動ニューロンとこれに支配される筋線維とを合わせて運動単位と呼ぶ．運動ニューロンには α と γ の 2 種類があり，α は骨格筋を，γ は筋紡錘内の筋線維を支配する（p.73 図 5.9 参照）．

　大脳皮質以外にも，脳には大脳基底核，小脳など，多くの重要な運動中枢がある．大脳基底核は随意運動の強さの調節（グレーディング）や順序づけ（タイミング）に関係し，からだの姿勢制御（ポジショニング）には小脳が深くかかわっていると考えられている．また，運動に熟練すると次第に無意識にからだが動くようになるが，この現象は小脳内に運動のプログラムが蓄えられるために起こるといわれている．

図 14.2
随意運動[1]
（猪飼道夫，1973）

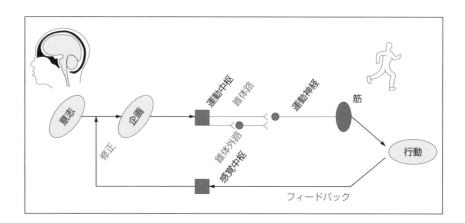

B. 動作の自動化

a. メインプログラムとサブプログラム

随意運動のなかでも，意識的に行われる部分と無意識的に行われる部分とがある．例えば歩行で，歩き始めようとするときは意志がかかわり，歩くときの両足を交互に前に出すという動作は意識にのぼらない．この点については次のようにまとめられている．

「随意運動を行うとき，われわれが意識するものは，無数の意識されない動きの組み合わせから成る1つのプログラムの名前だけであって，意志を働かせるということは，このプログラムを実行させるスイッチを押すことに相当するのである．プログラミングの言葉を使えば，1つの動き，例えば歩くということは，「歩く」というメインプログラムを実行することであり，そのために，メインプログラムの実行中に必要な動作をつめ込んだサブプログラムを次々に引用していくことに相当する．サブプログラムにはいろいろな種類のものがあり，もともとそれだけでメインプログラムだったものが，何度も使われるうちにサブプログラムとして保存されるようになったもの（自動化した動作）や，もともと生体に固有のものとして備わっている動き（反射および自動運動）などがある．」[3] このサブプログラムは小脳の中に蓄えられると考えられている．

b. 意識せずにボールが打てるようになるのはなぜか（サブプログラム化）

未経験の運動や，まだうまくいかない運動の場合には，特に意識して運動の企画（プログラム）をつくらなければならない．例えば，テニスのストロークでトップスピンを習得しようとする場合には，「まずゆっくりした動作で素振りを行い，模擬動作（プログラムの生成）を練習する．その動作が確認できたならば，次にその場でボールを地面に落としてバウンドしたボールを，ラケットを下から上に並進移動させながら打つ」という過程を踏む．これは，最初に模擬動作で生成した，神経回路網を流れるプログラムの時間軸を縮めるという作業であり，こういった段階を経ることによって，別段意識せずともトップスピンが打てるようになり，メインプログラムがサブプログラム化するのである（図14.3）．いったんその動作が自動化されれば，動作それ自体は意識の外に追い出され（サブプログラムに入り），意識はボールとの時間的・空間的位置関係や，あるいはどこにストロークを打ち込もうかといった動作以外のところに移っていく．しかしながら，より望ましい方向への動作の修正を行うというときなどは，サブプログラムに入っている動作であっても，いつでも動作そのものを意識の範囲内に呼び戻すことができる．そして，改善動作が習得され自分のものになれば，またサブプログラムに入ってしまうのである．

ある動作を意識の範囲外に追い出すことこそ，いわゆる「からだで覚える」ということであり，合目的的な運動パターンの生成といえる．これができあがれば，運動開始時には，メインプログラムのスイッチを意志によって押すだけ，となる．

図 14.3
トップスピンの習得
（サブプログラム化）

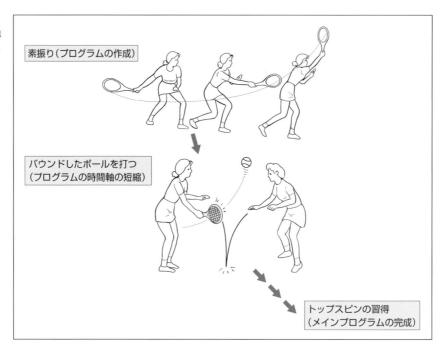

素振り（プログラムの作成）

バウンドしたボールを打つ
（プログラムの時間軸の短縮）

トップスピンの習得
（メインプログラムの完成）

　すなわち，巧みな随意運動とは，数多くの意識されない運動パターンを，意識によって巧みに配列し，統合することであるともいえるのである．

14.3 スキルに関係する反射

　ここでは，スポーツのスキルに特に関係する伸張反射と頸反射について解説したい．反射とは，感覚受容器から求心性ニューロンによって伝えられたインパルスが，中枢神経内のどこかで意志とは無関係に切り換えられて遠心性ニューロン（運動系または自律系）に伝達され，効果器にその効果の現われる現象をいい，その経路を反射弓，切り換えの場所を反射中枢という．反射は，無意識という点で，前述した随意運動の中の意識されない動作（自動化された動作）と同じであるが，入力刺激が受容器から効果器へ常に一定の経路をたどり，"完全に"意志と関係しないという点で異なる．

　（1）伸張反射（stretch reflex）　脊髄内に反射中枢をもつ脊髄反射の1つであり，一般に骨格筋が急激に伸張されるとそれが刺激となってその筋が収縮するというものである．受容器は筋肉にある筋紡錘であり，これが急激に伸びるとインパルスが発生し，Ia 感覚ニューロンを介して脊髄前柱のα運動ニューロンに直接伝わり筋収縮が起こる．ダイナミックな運動ほど，反動動作を伴う場合が多い．反動動作とは「筋がいったん伸張されたあと短縮する」ので，この動作様式は伸張反射と深いかかわりをもつと考えられてきた．しかし，筋と腱に分けてみるという最近の研究によって，反動動作でも筋自体は伸張しないことがわかってきた．ただ，反動動作によって筋張力が増大することで，たとえ筋が伸張されず等尺性

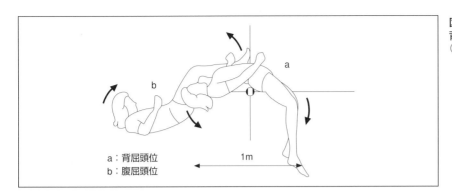

図 14.4
背面跳びと頸反射 [4]
（深代千之，1990）

活動でも，筋紡錘自体が伸張されることがあり，伸張反射が生じている可能性もある．

　(2)緊張性頸反射(tonic neck reflex)　　頭を前後左右に傾けることによって四肢の筋緊張が変化する反射で，姿勢制御に大きな役割を果たしている．頭位の変化によって，頸筋の筋紡錘が刺激され，その興奮が反射路を介して四肢筋に伝えられるのである．例えば，走高跳の背面跳びの空中フォームでは，体幹の背屈から腹屈への動作に先だって頸の背屈と腹屈が行われるが，これは頸反射がからだ全体の動作をリードする例として考えられている(図 14.4)．すなわち，背屈頭位によって体幹は背方にアーチを作り湾曲し，上肢は伸展緊張が増して下肢では弱まる．逆に，脚の「ぬき」の局面では，腹屈頭位によって体幹は腹方に湾曲し，上肢の伸展緊張が弱まり，下肢ではそれが増す．このように背面跳びの空中動作が頸反射に基づいたものであることから，動作獲得が容易であり，そこに比較的短期間に上達する理由があると考えられている．さらに，背面跳び以上に複雑な空中動作をこなす体操競技や飛込競技などでは，この頸反射がより大きな役割を果たしていると予想される．

14.4 練習効果の生理学的メカニズム

　スポーツをはじめ，歩行や習字などの随意運動は「練習」によって上達する．練習によって繰り返し同じ動作を行うということは，前述した脳や脊髄の同じ運動中枢や運動経路を繰り返し使うということであり，「インパルスが繰り返し同じ神経回路を流れる」ことである．繰り返し同じ回路が使われると，接合部であるシナプスが肥大したり，分枝したりして，伝達効率が改善されるが，それは知的記憶と学習をつかさどる「海馬」という部分で起こることが知られている．熟練した動作が無意識のうちに正しく素早く遂行される，いわゆる「からだで覚えた動作」は，この神経系のメカニズムによっている．例をあげると，初めて行く土地は地図を見て確かめながら道を探すが，毎朝通う道は道筋を覚えているので「今日は何をしよう」と別のことを考えていても目的地に行くことができる．逆に，へたな動作を繰り返すと悪い癖が身につき，矯正が困難になるのはこのメカニズ

図 14.5
スキャモンの発達曲線

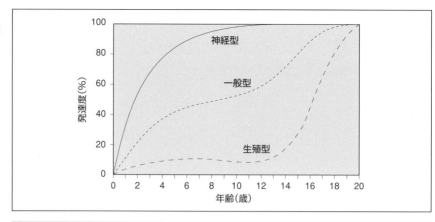

図 14.6
A：ヒトの手の運動野にある細胞のからみ合いの発達
1：生まれた時
2：生後 3 か月
3：生後 15 か月

B：ヒトの運動野にある錐体細胞の樹状突起の発達[5]
（時実利彦，1971）

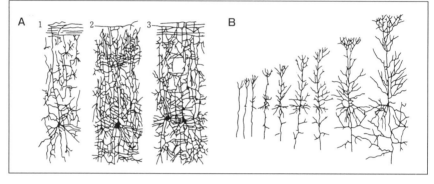

ムの負の影響による.

　スキャモンの発達曲線（図 14.5）によれば，骨格や筋肉，内臓などは 18 歳頃まで徐々に発達を続けるが，スキルを司る脳は 12 歳頃までにほぼ成人の重量に達してしまう.神経細胞の数は，生後数か月および老化による死滅を除くと，一生ほとんど変化しないので，成長に伴う脳の重量変化の主原因は神経細胞の数の増加ではなく，細胞体から出ている樹状突起や軸索の分枝の増加である（図 14.6）と考えられる.したがって，スキルを要する巧みな動作の練習は，脳の発達するできるだけ早い時期に始めるのがよい.そして，さまざまな運動を経験し，できるだけ多数のシナプスの伝達効率をよくしておくことが，成人になってからの運動のうまい，へたを大きく左右すると考えられるのである.

　音楽や芸術は小さい頃から始めることが大切という諺が多くあるのは，このことをいっているのである.スポーツ動作における典型的な例として，投動作（オーバーハンドスロー）の性差がある.一般に女性は男性よりうまく投げられないことが多いが，その原因は小さい頃の投動作の経験の有無によっていると考えられている.

14.5　うまくなるにはどう練習すればよいか？

　練習によってスキルを習得することを，「運動学習」という.このスキルを向上

させる方法は，科学的にまだよくわかっているわけではない．しかし，心理学の局所運動の研究は，スポーツの運動学習におおいに参考になるものがある．その原理は次のようにまとめられている[2]．

(1)反復　スキルを向上させるには，疲労しすぎない限度内で繰り返し同じ動作を行うことが大切である．反復練習は，練習の始めに多く行うのがよい．

(2)目的意識　「その動作を習得するのだ」という明確な目的意識をもって練習を行うと，漫然と動作を繰り返すだけに比べてずっと練習効果が大きい．

(3)レミニッセンス　練習を休止したあと再開すると，練習していないにもかかわらず休止直前より技術が向上していることがある．この現象をレミニッセンス効果といい，特に集中的に練習をしたあとの休息後に顕著に起こる．同じ練習を続けていると練習効果があがらなくなることがあるが，そのような場合には思い切って練習を休み，気分転換を図ればレミニッセンスが起こり，意外な技術の向上が得られる可能性がある．

(4)オーバーラーニング　ある課題を練習している場合に，初めて合格基準を達成した後さらに続けて練習を行うこと．うまくできたところですぐ練習をやめてしまわないことが大切である．

(5)イメージ練習　実際にからだを動かさず，習得しようとする動作を，自分があたかもそれを行っているつもりになって頭の中でイメージを描くこと．イメージ練習はまったくの初心者よりも若干の経験がある者に対して有効であり，実際にからだを動かす練習と併用する(例えば1回動作を行った後，それについて頭の中で復唱する)と効果が増す．また，自分の責任だけで実行できる動作*には有効であるが，テニスのストロークや相手への対応動作などのように自分一人の責任だけでは実行できない動作(オープンスキル)には効果が小さい．

> ＊　テニスや卓球などのサーブ，バスケットボールのフリースロー，舞踊，体操など．心理学でいうクローズドスキル

(6)転移　ある1つの技能を習得することによって，その後に行われる別の技能の学習がよい影響を受けることを，学習効果が転移する(正の転移)[*1]という．逆に先の学習が後の学習を阻害するような転移を「負の転移[*2]」という．運動学習においては，先の練習が後の練習に役立つように，つまり正の転移が連続して生じるようにプログラムを組み立てることが重要である．

> ＊1　例えば軟式テニスがうまい人はそのスキルを硬式テニスに応用できるということを正の転移という．
> ＊2　例えばバドミントンで手首を使うショットが身についていて硬式テニスで手首を使いすぎるなどを負の転移という．

(7)フィードバック　自分の動作や動作の結果に関する情報をもとに，自分が正しい動作を行っているかどうかを確認することは，練習効果を上げるために非常に重要である．動作を行った者に対して動作の結果に関する情報を知らせることをフィードバックという．

14.6 各種動作のスキル

A. 速く走る

　運動会の徒競走で，1番になりたいと思わない人はいないだろう[6]．走動作は，腕と脚それぞれの左右交互動作，上体と下体の捻（ひね）り動作によって成り立っており，そのスピードはピッチとストライドの積により決まる．幼児から成人までの走スピードの発達をみると，ピッチはほとんど変化なく，走スピードはストライドと平行して増加する．

　我々の研究で，走運動中の下肢 3 関節の発揮トルクが明らかになり[7]，疾走中に選手がどのように力を入れて走っているかがわかってきた（図 14.7）．足首関節は接地時のみに働き，空中ではリラックスされている．膝関節は走運動中にほとんど使われず，これまで考えられていた脚を巻き込む局面でも働かない．ただし脚を前に振り出したときに下腿が前に行きすぎないように屈曲の力を発揮する．

　これらに対し，常に大きく働くのが股関節である．脚を後ろから前に振り出す（速く股関節を屈曲させればリラックスされた膝は屈曲して下腿は巻き込まれる）．このとき，大腿を高く上げるよりもむしろ "速く" 上げることが重要になる．その後，脚を前から振り降ろし接地するが，接地中の脚は膝の屈伸をせずに脚を 1 本の棒のようにして前から後ろに引き戻す．この動作は，股関節を中心にした脚のスウィング動作と呼ばれる．このスウィング動作を習得して，うまく脚を回せば速く走れるのである．

図 14.7
走動作中の下肢 3 関節のトルクと出力
（深代ら，1998）

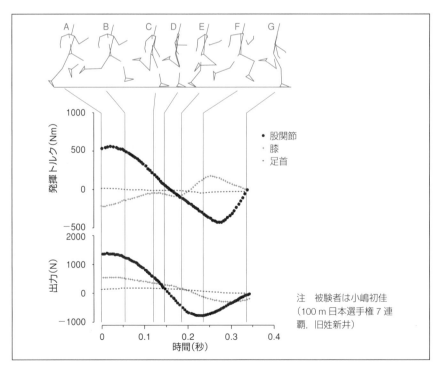

B. 高く，遠くへ跳ぶ

　助走を用いないでその場から跳躍する「垂直跳や立幅跳」は，脚を一度屈曲させてから伸展させる「反動動作」と，脚の伸展にタイミングを合わせて腕を振る「振込動作」が重要であるとされている．反動動作は，主働筋の腱に蓄えられた弾性エネルギーを使うことができ，振込動作はからだ全体の運動エネルギーの増加に貢献するからである．

　一方，助走後の跳躍「走幅跳（図 14.8）・三段跳・走高跳あるいは球技の中の跳躍」は，踏み切りに入る時点でからだがすでに大きな水平速度を得ているので，踏み切りは運動の方向を変えるという役割をもつ．このときの地面反力は極めて大きく（ピーク値は体重の 7 〜 10 倍），人間の運動の中で最もダイナミックであるといえる．高く跳ぶためには，踏み切り脚がなるべく曲がらないように踏み切り，逆に助走速度を減少させずに前方へ跳ぶためには，膝をクッションのように使うことがよいとされている．

　走幅跳の踏み切りでは，前方回転が生じる．その状態で着地に至ると，上体が前に倒れて記録をロスするので，空中で前方回転を相殺する動作，つまり四肢を回転する「はさみ跳」や四肢を上下に伸ばす「そり跳」を行う必要がある．ただし，空中動作は重心の軌跡に影響しないので，けっして重心の跳躍高や飛距離を伸ばすことはない．

C. 遠くへ投げる

　ヒトより速く走り，遠くへ跳ぶ動物はたくさんいるが，モノを投げるという動作，特に上手投げ（オーバーハンドスロー，図 14.9）は，ヒトだけに与えられた動作である．

　幼児の投動作は，パターン 1 〜 6 の順序で発達し（図 14.10），5，6 歳で成人の投動作に近くなる．投てき距離は，動作の獲得と筋力の発達によって徐々に増加していくが，7，8 歳頃から性差が現れ，男子の投距離が女子に比べて大きく増大する．投てき距離に性差が生じてくる理由は，投動作の中でも特に手首のスナップ動作の差であるといわれている．また，成人になってもダイナミックな上手投げができない女性が多いのは，投動作が習熟する幼児期にそういった練習の機会がないからだと指摘されている．

　投動作は，キャッチャーに背中が見えるほど体幹を捻転させて，脚を使って体

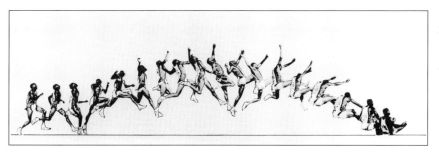

図 14.8
走幅跳のダイナミックな動作
（M. パウエル 8 m 95
の世界記録の試技）
（深代ら，1993）

図 14.9
オーバーハンドス
ロー [8)]
（桜井伸二，1991）

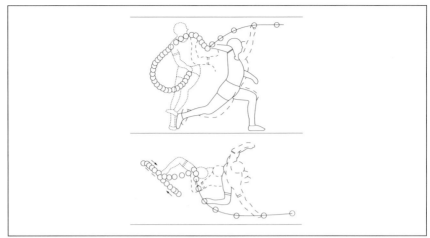

図 14.10
投動作の発達

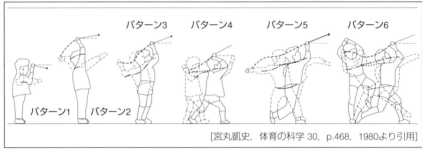

パターン1　パターン2　パターン3　パターン4　パターン5　パターン6

[宮丸凱史，体育の科学 30，p.468，1980より引用]

幹を前方に移動させながら，体幹を捩り戻し，そして肩から先の腕は「ムチ動作」を行うようにする．ムチ動作は，投，打，サッカーのキックなどの動作に共通して見られるもので，体幹中央から末端へと順に遅れて運動が起きる，いいかえると各関節のスピードのピーク値がずれて起こることをいう．

　オーバーハンドスローは，テニスのサーブやバレーボールのアタックなどの動作とまったく同じ動作だといえる．例えば，モノを投げる動作の未経験の女性が，成人してからテニスを始めた場合，投動作に習熟していない女性はサーブで苦労するということになる．したがって，テニスのサーブが不得意な人は逆に遠投を練習すればサーブの練習効果が上がるといえる．

D. うまく打つ

　野球のバッティングやテニスのストロークでは，体幹の長軸回りの回転が，バットやラケットの速度を高める．打動作それ自体，つまり「素振り」についてみると，まず，脚と体幹によって身体全体の回転運動を起こす．そのとき，巧みな人は肩回転よりも腰回転を先導させる「上体と下体の回転のズレ」を生じさせるようにしているが，この動作は体幹の筋を引き伸ばし，ある種の反動効果を引き出すと考えられる．そして体幹を回転させた後に腕が前方に出てくるが，その腕の運動は体幹で蓄えられた機械的エネルギーの一部を末端に移動させているのである．

　打具で最も反発する部分を「スウィートスポット」というが，実際の打（「実打」）

では，このスウィートスポットにボールを当てることが最も重要になる．ここで打つと打具に生じる振動が非常に小さく，握った手の感触もよいが，逆にここを外して打つと，打具にモーメントが生じて手や腕に衝撃を受ける．体幹の回転でスウィング速度を上げた後は，細かい動作を行うことができる腕の筋を中心に，打具をコントロールしてうまくボールをとらえることが大切なのである．

14.7 スキルは遺伝か環境か？

　「スキルは遺伝か環境か？」という問いの答えは，「おもに環境が効く」が正解である．自転車に1度乗れるようになると数年乗っていなくともすぐに乗れる例や，1度水泳を覚えると何年泳がなくともすぐに泳げることなどから，基本的な動作は1度覚えるとほぼ一生忘れないということができる．ただし，1度できるまでは努力を続けなければならない．この基本動作獲得の数を増やすことがスポーツスキルの基礎になるのである．基本的な動作を覚える「動作習得の至適時」は幼児から小学校低学年ということを指摘した．ただし，大学生以上の人が運動学習して効果がないかというとそんなことはない．幼児と大学生で何が違うかというと，1度できるまでの練習の回数や時間が大学生のほうが長くなるということである．スキル獲得の至適時に学習塾に通っていた学生には，「今からでも遅くない，コツコツといろいろな動作を練習してみよう，1度できるまで……」といいたい．「私，不器用だから」という言葉は，もうこれからは使わないようにしよう．その言葉は，「私，器用になる努力をしていないのだ」ということと同義だからである．人間は，努力によって，誰でもうまく巧みになれるのだ．

練習問題
1）スキルとは何か？
2）スキルの脳生理学的メカニズムを説明せよ．
3）動作の自動化とは？
4）スキルに関係する反射を説明せよ．
5）走・跳・投・打のスキルを解説せよ．

参考引用図書

1）猪飼道夫，身体運動の生理学，pp.310-333，杏林書院，1973
2）大築立志，なぜ運動にはじょうず・へたがあるのか，若い時に知っておきたい運動・健康とからだの秘密（田口貞善，山地啓司編著），pp.154-170，近代科学社，1998
3）大築立志，サイバネティクスからみたスキル，講座　現代のスポーツ科学　7．スポーツとスキル（宮下充正編著），pp.67-166，大修館書店，1978
4）深代千之，跳ぶ科学，大修館書店，1990
5）時実利彦，脳の話（岩波新書），岩波書店，1971
6）深代千之，運動会で1番になる方法，アスキー，2004
7）深代千之，桜井伸二，平野裕一，阿江通良編著，スポーツバイオメカニクス，朝倉書店，2000
8）桜井伸二，投げる科学，大修館書店，1991

15_章 ストレスと運動

15.1 運動はストレス解消に役立つか？
― 運動の抗ストレス効果 ―

A. ストレッサー

　最近，運動やスポーツが，ストレスに対して非常に効果的であることがさまざまな科学的データから証明され始めている．私たちの住む社会には，「ストレスの多い現代社会」という言葉は使い古されているほど，さまざまなストレスが存在する．仕事，勉強，人間関係などさまざまなものがストレスの原因（ストレッサー）となっている．これら多くのストレッサーによってもたらされるストレスに対して，私たちは何らかの対処法を身につけることが必要となってきている．本章では，スポーツや運動がこのストレスに対していったいどのような効果をもっているのかについて考えていく．

B. ストレスがからだに及ぼす影響のメカニズム

a. 免疫系への影響

　まずストレスに対する運動の効果について考える前に，ストレスが私たちのからだにどのような悪い影響を与えるのか，そのメカニズムから考えてみよう．ストレスに対するからだの反応は，自己を防衛するために先天的に備わった機能である．例えば，動物が天敵に出会ったときには，脳より大量のアドレナリンが血液中に分泌され，その結果，心拍数と血圧が上昇し，天敵から逃げるための急激な動作の開始を可能にする．緊張した場面で手のひらに汗をかくのは，手のひらに湿り気があったほうが，天敵から逃げるときに枝や木の幹をつかみやすいからだと考える人もいる．しかし，このようなストレスを受けた状態を繰り返すことによって，ヒトのからだの免疫力が低下することが最近わかってきた．

　免疫は，ヒトのからだに細菌やさまざまな有害なものが入ってきたときにそれらの侵入を防ぎ，私たちのからだを病気などから守ってくれる非常に重要な機能である．ところが，ストレスに何度もさらされることによってこの免疫力が低下してしまうのである．例えば，長い間ストレスにさらされている人は，そうでな

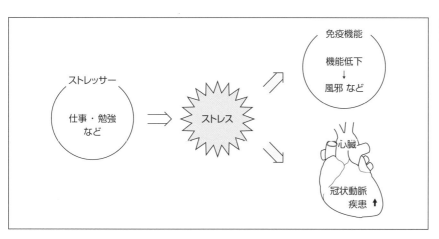

図 15.1
ストレスの影響

い人に比べて風邪をひく確率が 3 ～ 5 倍も高いことがわかっている．また，その確率はストレスにさらされる期間が長ければ長いほど高くなるのである．試験期間が終わった後や自分にとって非常に大切な行事の後に，突然体調を崩して風邪をひいた経験はないだろうか．ともすればこれらの原因は，「気がゆるんだ」，「疲れがどっと出た」ということになりがちであるが，実は長期のストレスによる免疫機能の低下によって引き起こされている可能性がある（図 15.1）．

b.　心臓への影響

　長期間ストレスにさらされることは，免疫機能の低下のみならず心臓にも悪い影響を与えることがわかっている．ストレスを長期間にわたって受けるグループとそうでないグループを比較した研究の結果では，冠（状）動脈疾患をわずらう割合が高くなることが示されている．冠状動脈というのは，心臓自体に酸素や栄養分を送る血管であり，心臓の周りにまるで王様の冠のように取り巻いていることから冠状動脈と呼ばれている．この冠状動脈が何らかの障害を起こすと心臓自体に酸素や栄養素が送られなくなり，心臓発作などが発生し，結果的には死に至ることもある．すなわちストレス自身が命をも縮めるのである．では，こうした命をも縮めてしまうストレスに対して，私たちはどのような方法で対処すればよいのであろうか．

C.　運動の抗ストレス効果

a.　ストレス解消法

　「あなたのストレス解消法は何ですか？」　そうたずねられたときに，あなたは何と答えるであろうか．ある調査（中央調査社，2007）によると，10 人中 6 人が何らかのストレスを感じており，その多くの原因が仕事であることが示されている．そしてそのストレス解消法で最も多かったのが，男性の場合は「酒を飲む」ことであり，女性の場合は「知人とおしゃべりをする」ことであった．また，女性の「おしゃべり」に次ぐストレス解消法は「買い物をし，好きなものを食べる」ことであった．

　ストレス解消法はそれぞれの個人個人で最適なものをみつけることができればよいのであるが，そのときに注意しなければいけない点がある．それは，「過食」である．ストレスがかかると，当然そのストレスを解消するために，酒を多めに飲んだり，おいしいお店を探しておしゃべりをしながら食事をする機会が増えてくる．しかしながら，前節で述べたように，ストレスを感じることによって血液中のアドレナリンの量が増え，それによって血圧も上昇する．さらにその状態が長く続くことによって心臓にとって重要な冠状動脈へ悪影響を与えるのである．そのような状態の中で，さらに高カロリーの食事をとり続けることは，冠状動脈の負担をますます大きくしてしまい，まさに火に油を注ぐことになる．ストレスを感じてその解消のために酒を飲むことを繰り返せば，ストレスによる循環器系への悪影響と高カロリーによる循環器系への悪影響が重なり，心臓発作，脳卒中などの循環器系の疾病を発生させる確率を増大させてしまうのである．

　ではいったいどのようなストレス解消法がよいのであろうか？　ストレス対処法については，瞑想法やグループカウンセリングなどさまざまな方法の効果について研究がなされているが，最近スポーツ・運動の効果についても多くの研究がなされている．これらの研究によって，スポーツや運動には，ストレスに対して「抗うつ効果」と「抗不安効果」があることが示されている．

b.　抗うつ効果

　うつ病というのは，特に気分が落ち込む原因がないのに気分が落ち込んで憂うつな気分になり，思考も悲観的になることをいう（p.186 コラム参照）．過度なストレスが続くことによってうつ病などが生じることが知られており，うつ病とストレスは非常に深い関係がある．運動は，このうつ病になることを抑える効果があることがわかっており，この効果を抗うつ効果と呼ぶ．例えば，うつ病患者に対して，ただ単にカウンセリングを行った場合とカウンセリングとランニングを組み合わせた場合とでは，ランニングを組み合わせた場合のほうがよりうつ状態が改善されることを示した研究もある．また 12 週間のストレス状況下におかれた兵士のうつ状態を調べた研究では，スポーツ経験者の兵士のほうがそうでない兵士よりもうつ状態の程度が低いことも示されている．すなわち，運動やスポーツを行うことによって，気分の落ち込みや憂うつな感情を防止することができるのである．

c.　抗不安効果

　一方，多くの人は，自分にストレスがかかるような場面において不安を感じる．この不安には，2 種類の不安があるとされており，1 つが「状態不安」，もう 1 つが「特性不安」と呼ばれている．状態不安はある特定の場面，例えば，面接会場とか試験会場などある状況において特異的に現れる不安のことをいい，数分・数秒で変化する不安感情のことをいう．一方，特性不安は，あがりやすい性格とか緊張しやすい性格などといった，その人個人が持つ不安傾向のことを意味する．運動はこれらの不安を低下させる効果，すなわち抗不安効果があることがわかって

いる．しかも，状態不安と特性不安とでは異なった運動の効果があることが知られている．例えば，久しぶりに友達とサッカーをしたなどといった一過性の運動は，一時的な不安すなわち状態不安を低下させるが，その人特有の特性不安は低下させることができないことがわかっている．一方，クラブ活動や，サークルの活動といった長期間にわたる運動・スポーツ活動は，その人個人が持つ特性不安を改善させることができる．すなわち，あがりやすい，緊張しやすいといった性格は，クラブ活動といった長期間の運動活動によって変えることができるかもしれないのである．

d.　抗ストレス効果と運動の種類

運動がストレスに対して有効であることはこれまで述べてきたが，いったいどのような運動がストレスに対して効果的なのであろうか．これまでに行われてきた研究は，この点についてランニングなどの有酸素運動と，ウエイトトレーニングなどのような負荷をかける運動，すなわちレジスタンス・トレーニングとではどちらのほうがストレスに対して有効であるかという点に着目している．これまでの研究によると，ランニングなどの有酸素運動はストレスに対して効果的であるという報告が多いものの，必ずしもウエイトトレーニングではストレスに対する効果がみられるとは限らないという傾向にある．すなわち，ストレスに対する効果という点では，ウエイトトレーニングよりもランニングのほうが好ましいことが指摘されている．また，運動の負荷という点からみると，低強度（最高心拍数の60％未満）の運動では，ストレスに対する効果は小さく，最高心拍数の60％以上の中強度，高強度の運動のほうがストレスに対する効果が大きいことがわかっている．しかし，競争的場面では抗ストレス効果がなくなるという研究もあり，自分のペースでいかに運動を楽しめるかということも重要となってくる．

15.2　なぜ運動はストレスに対して効果的なのか？
― 抗ストレス効果のメカニズム ―

A.　モルヒネのような働き（内因性モルヒネ仮説）

なぜ運動がストレスに対して効果的であるかという点は，完全には解明されていないが，そのメカニズムを説明する仮説がいくつかある．その1つが，内因性モルヒネ仮説である．内因性とはからだの中で作られるという意味であり，人間のからだにはモルヒネに似た物質が自然と備わっており，これらの物質は内因性モルヒネ様物質と呼ばれている．内因性モルヒネ様物質の中でもβ-エンドルフィンは，運動との関連が非常に深いことが指摘されている．

a.　ランナーズ・ハイ

β-エンドルフィンは体内で麻薬のような働きをすることが知られている．血液中のβ-エンドルフィンの量が増加すると，リラックスした気分を感じ，痛覚が鈍くなることなどが知られている．「ランナーズ・ハイ」という言葉を聞いたことがあるだろうか．ジョギングやランニングの後に異様な爽快感を感じることが

図 15.2
運動によるβ-エン
ドルフィンの増加と
ランナーズ・ハイ

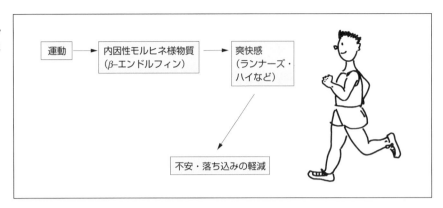

あるが，このランニングの後に爽快感を感じている状態を「ランナーズ・ハイ」と呼んでいる．このランナーズ・ハイは，運動によって血液中に放出されたβ-エンドルフィンによってもたらされていると考えられている（図 15.2）．ランニングによるβ-エンドルフィンの増加によって，まさにハイな状態になっているのである．

b. β-エンドルフィンと運動

　麻薬のような働きをするβ-エンドルフィンは，運動によって体内に放出されることがわかっている．例えば，軽い運動では血液中のβ-エンドルフィンは増加しないが，中程度以上の運動であればβ-エンドルフィンの量が増加することが知られている．また，運動後に感じる爽快感と血液中のβ-エンドルフィンの量には相関関係があるとする研究者もいる．つまり，血液中のβ-エンドルフィンの量が増えれば増えるほど，より爽快感を感じるというのである．

c. 内因性モルヒネ様物質がもたらす抗ストレス効果

　このように，運動を行うことによってβ-エンドルフィンなどの内因性モルヒネ様物質が増加し，それによって爽快感やリラックスした気分を感じるようになるのである．そして，ストレスによって感じた憂うつ感や不安感を軽減させてくれるのである．現在のところ，この内因性モルヒネ様物質による働きが，ストレスに対する運動の効果をもたらしているのではないかと考えられている．しかしながら，脳内の内因性モルヒネ様物質と血液中の内因性モルヒネ様物質とでは働きが違うのではないかといった問題点もあり，今後さらなる研究が必要とされている．

B. 抗うつ剤・抗不安剤のような働き（セロトニン仮説）

　「抗うつ剤」，「抗不安剤」という言葉を聞いたことがあるだろうか．抗うつ剤や抗不安剤は，うつ病や不安神経症などの症状を和らげる薬として精神疾患の患者などに対して用いられている（p.186 コラム参照）．これらの薬によるうつ病などへの効果と，運動によるうつ病などへの効果が似ていることから，運動には抗うつ剤や抗不安剤と同様の働きがあるのではないかと考えられている．逆に，抗う

つ剤や抗不安剤のメカニズムを調べれば，運動がなぜストレスに対して有効であるのかがわかるのではないかといえる．抗うつ剤などは，脳内のセロトニンという物質の働きに影響を与えることがわかっている．このことから，運動が脳内のセロトニンに何らかの影響を与えているのではないかと推測されている．この考えがセロトニン仮説と呼ばれているものである．

a. セロトニンと抗うつ剤

セロトニンとは，神経の情報を伝達する働きを持つ物質である．このセロトニンがうつ病とどのように関係しているかは完全に解明されていないが，脳内のセロトニンが増えるような薬（再吸収阻害剤）を用いると，うつ病の症状が緩和されることがわかっている．つまり，単純にいい切ってしまうと脳内のセロトニンが増加すればうつ病の症状が軽減されるのである．では，脳内のセロトニンを増加させるためにどのようにすればいいのであろうか？

b. トリプトファンからセロトニンへ（図 15.3）

セロトニンは，トリプトファンという物質から作られる．つまり，脳内のトリプトファンの量が増えると脳内のセロトニンの量が増え，結果的にはうつ症状を改善できる．トリプトファンは血液中にあり，これが脳内に運ばれてセロトニンになる．

しかしながら，トリプトファンは血液の中では，ほとんどがアルブミンという物質と結合している．そのため，簡単には脳内にトリプトファンが入り込めないようになっている．ところで，トリプトファンとは別に，遊離脂肪酸と呼ばれる物質もアルブミンと結合しやすいという性質がある．もし，この遊離脂肪酸が血液中で増加すれば，アルブミンのいくつかが遊離脂肪酸と結合し，その影響とし

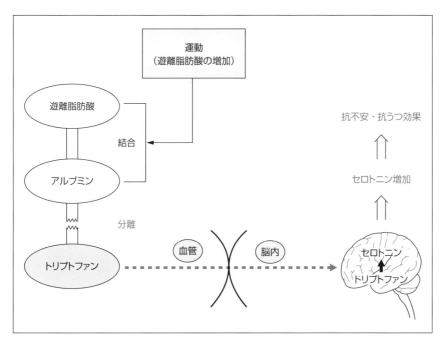

図 15.3
セロトニン仮説

て血液中にアルブミンと結合していないトリプトファンが多くなる．アルブミンと離れたトリプトファンは脳内に入りやすくなり，結果として脳内のトリプトファンの量を増やすことができる．しかし，そのためには血液中の遊離脂肪酸が増える必要がある．

c. 運動による遊離脂肪酸の増加

その遊離脂肪酸は，運動によって増加する．そのため，増加した遊離脂肪酸がアルブミンと結合し，アルブミンと結合していないトリプトファンの量が増加する．アルブミンと結合していないトリプトファンは脳内に入りやすくなるので，結果として脳内のトリプトファンの量が増加する．前にも述べたように，セロトニンはトリプトファンからつくられるために，脳内のトリプトファンが増加すると，同様にセロトニンの量が増加することが考えられる．「うつ症状」を抑える薬は脳内のセロトニンが増えるような薬であった．すなわち，抗うつ剤と似たような働きを運動はもたらしていると考えることができる．

d. 運動とセロトニン

これまでのことをまとめてみると，運動による遊離脂肪酸の増加，トリプトファンとアルブミンの分離，脳内のトリプトファンの増加，脳内のセロトニンの増加，うつ病症状の改善という一連のメカニズムによって，運動の抗うつ効果が現れるものと考えられている．しかしながら，運動によってセロトニンが増加することは明らかであるものの，セロトニンがうつ病の改善にどのようなメカニズムでもって関係しているのかは完全に解明されていない．セロトニンとうつ病の関係を明らかにする研究は，今なお続けられている．

C. 運動の心への効果（図 15.4）

これまでに，運動がからだにもたらす生理学的なメカニズムを考えてきたが，次に運動が心に対してもらたらす心理学的な効果について考えてみる．前にも述べたように，ある調査機関の調査によると，多くの人々がストレス解消方法として，おしゃべりを楽しんだり，友人と食事をしたりお酒を飲んだりしている．こういった友人との交流がストレス解消に大きな役目をしていることは明らかである．この他人との交流に運動やスポーツがまた大きく関わってくるのである．

a. 自分に対する自信：セルフエスティーム

他人と話をするときに，おどおどしてしまったり緊張してしまったためにうまく他人と交流することができなかった経験はないだろうか？　また，そんな自分に対して嫌になったり自信をなくしたりしたことはないだろうか？　自分に対する自信や自尊感情は，他人と交流するうえで重要なポイントとなる．この自分に対する自尊感情のことを専門用語で，セルフエスティームという．このセルフエスティーム，すなわち自分への自尊感情が，運動やスポーツを継続することによって高まってくることがわかっている．あなたの友達の中に，長年運動部に所属していて，他人と話をするときには大きな声で自信を持ってズバリズバリと言いた

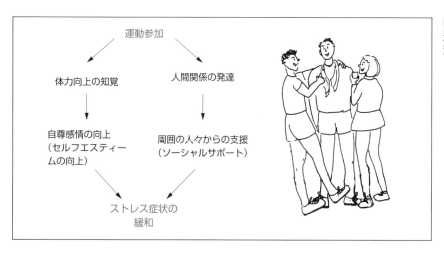

図 15.4
運動が心にもたらす
効果

いことを言ってのける人はいないだろうか？　その人は，長年のスポーツ活動によって，セルフエスティームが高まっているために他人との交流において自信を持って会話ができているのである．ではなぜ，こういった高いセルフエスティームが長年の運動活動によって身についてくるのだろうか．

b. 体力向上の知覚

　セルフエスティームの向上には，体力の向上の知覚が必要だとされている．体力の向上の知覚とは，自分自身の体力が向上したということをはっきり認識することである．例えば，これまで 20 分かかっていた距離のランニングが 10 分で終わるようになったとか，10 kg のダンベルしか挙げることができなかったのが，15 kg のダンベルを挙げることができるようになったなどのように，本人がはっきり自分の体力が向上したと知覚（認識）することが必要となる．60 名の成人男性および女性を，運動を 6 か月継続するグループと 6 か月間特に運動をしない 30 名ずつのグループに分けて，自尊感情，すなわちセルフエスティームがどのように変化するかを調べた研究がある．その結果，6 か月間運動をしたグループは，10 〜 15％の心肺機能の向上をみせると同時に，「体型の変化」，「体力の向上」，「体重の変化」という運動による効果を認識しており，自尊感情すなわちセルフエスティームが向上したことを示していた．つまり，長期間の運動によって，体力が向上し，その向上を感じることによって自分に対する自信が大きくなり，自分に対して肯定的な感情を持つことができるようになるのである．

c. ストレスとセルフエスティーム

　うつ病患者の特徴としてセルフエスティームが低いことがよく知られている．つまり，うつ病になると自尊感情が低くなり自分に対して自信を持てなくなるのである．運動を継続して体力を向上させ，それを認識することによって自尊感情を高めることで，ストレスによるうつ症状の発生を防ぐことができるようになる．また，自分に対して自信を持つことは，外向的な行動を引き起こさせ，友人や知人との交流の輪を広げさせる．友人や知人と会食や会話を楽しむことによってス

トレスを発散させることができるようになるのである.

　以上のように，運動による自尊感情の向上というものがストレスに対する心理的な効果の重要なポイントとなっている.

D.　運動の社会的効果：ソーシャルサポート

　これまで，スポーツ・運動の生理学的効果，心理学的効果について述べてきたが，スポーツにはこれらの効果のほかに，人間関係によるまた違った側面の効果がある.　スポーツを行うことは多くの場合，新しい人間関係を築くことになる.例えば，大学に入学後はクラスの友人しか交流がなかったのが，運動部やサークルに所属することによって上級生，下級生との交流が深まり，大学の授業や卒業後の進路などについてさまざまな情報を得ることができるようになったりする.そしてこの交流で得られた人間関係が，大きなストレスに直面したときにさまざまな手助けをしてくれるのである.　このような，ストレスに直面した人に対して，周囲の人間がさまざまな精神的，物質的支援を行うことを，ソーシャルサポートという.　運動部やサークルに所属することは，このソーシャルサポートを受ける機会を増やしてくれるのである.

　ソーシャルサポートに関する研究は，事例研究という手法を用いて行われている.　事例研究というのは，ストレスという大きな問題に直面したある個人が，どのようなプロセスを経て精神的に立ち直っていくかを，その人個人を中心に詳しく追跡調査する方法である.この事例研究によると,周囲からのソーシャルサポートがある場合にはストレスに直面しても比較的順調に快復するものの，積極的なソーシャルサポートがない場合には，さまざまな心理的問題を引き起こすことがわかっている.　つまり，ストレスに直面したときには，一人で対処せずに，周りの人たちの手助けを積極的に利用しようとすることがストレスにうまく対処する秘訣なのである.

　では具体的に，ソーシャルサポートとはどのようなものなのであろうか.　ソーシャルサポートの事例報告を見ると，これが実に驚くほど素朴で日常的なものである.　例えば，将来的なことに不安を感じていたが，部活動を通して知り合った友人が自分の部屋に遊びに来てゲーム機を操作しながらいろいろ話をするうちに将来的な不安がなくなったといった事例，また，金銭的なトラブルを抱えていたが，部活動の先輩がアルバイトを紹介してくれた事例など，日常的なさりげない交流が大きな助けになっていることが示されている.

　スポーツ，運動を通して得た人間関係が，ストレスに対処するための重要な働きをしているのである.

E.　運動の脳への効果

　これまで運動のストレスに対する効果を身体に及ぼす影響と心に及ぼす影響の2つの側面からみてきた.　しかし，これらに対する効果のほかにさらに大切な効

果が考えられる．それは，運動の持つ「脳」への影響である．

　これまでにも運動が脳にどのような影響を与えるかを調べるために動物などを用いた研究は多くなされてきていた．しかし，実際に人間の脳に運動がどのような影響を与えるかを調べた研究は少なかった．その理由は，ヒトの脳活動を詳しく測定する方法に限界があったからである．しかし，1980年代よりfMRI（functional magnetic resonance imaging；機能的磁気共鳴映像法）という方法を用いて脳の活動を目に見える形で詳しく調べることが可能となってきた（図15.5）．そのため，運動がヒトの脳にどのような影響を及ぼすかという研究も増えてきている．

　運動の脳への効果は特に「認知機能（cognitive function）」への影響という点から研究されている．認知機能とは，脳の処理能力を反映していると考えられ，単純な表現をすると「運動によって頭の働きがよくなるか」という研究が行われている．これらの研究によると，運動による脳への影響は加齢とともに大きく変化してくることがわかっている．

　例えば，若い世代では運動による脳への影響に大きな差はないが，加齢とともに脳の処理のスピード（この場合，P300と呼ばれるある脳波をもとに処理のスピードが測定されている）に差が出ることが示されている．すなわち，運動を定期的に行っている人と，運動を行っていない人では，高齢者になったときに脳の処理速度が運動をしている人のほうが早くなることが示されている．また，高齢者では運動をしている人のほうが，運動をしない人よりも脳の血流量が多いと主張している研究者もいる．さらに，動物を用いた実験では，運動を定期的にさせた動物のほうが海馬と呼ばれる脳の部位の神経の発達がより進むことも示されている．海馬は，記憶や学習といった脳の大切な機能と深い関わりを持つ部位であ

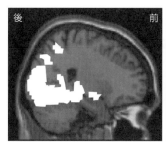
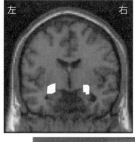
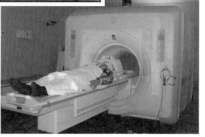

図15.5
fMRI装置（右下）およびその分析結果（左上）

（↑白い部分は，事故のシーンなど恐怖を感じる写真を見ているときに活動している脳部位を示している．目からの情報を処理する視覚野（左図）や感情の中枢である扁桃体（右図）と呼ばれる部分が活動している）

り，この部位の神経細胞の発達が運動をしたほうがより促進されることは，運動が脳の機能にいかに重要かを示すよい例となっていると考えられる.

特に動物実験では，運動をしたラットと運動をしなかったラットを比較すると，神経の結合を促進するBDNF（脳由来神経栄養因子）と呼ばれる物質が，運動をしたラットのほうがより多く海馬に存在していたことが示されている. このことは，運動することによって，脳の神経の結合が促進され，認知症などの予防に運動が効果的であることを示している.

このように，運動は脳の認知機能すなわち脳の働き具合にも影響を及ぼすことがわかってきており，運動することによってさまざまな効果を人間の身体そして脳にもたらしてくれるのである.

F. 運動の抗ストレス効果のメカニズム

これまで述べてきたように，運動の抗ストレス効果を説明するメカニズムにはβ-エンドルフィン仮説やセロトニン仮説といったものがある. しかしながら，いずれの考え方も，運動によって体内の物質に何らかの変化が生じ，その影響が脳に及ぶという点では共通しており，どうもこのことは事実のようである. 運動による体内環境の変化が脳の働きを変え，ストレスによるうつ病や不安症の症状を軽減させるのである. また，運動を継続することは自分に対する自信を高めることになり，人間関係といった社会的な側面からもストレスに対して効果を及ぼすのである.

最後に1996年に発表された面白い研究を紹介しよう. 長期間にわたる運動活動を経験したグループと運動経験のないグループの脳波を比較したところ，運動したグループのほうがβ（ベータ）波と呼ばれる脳波の量が多いことが発見された. α（アルファ）波と呼ばれる脳波は人間がどれほどリラックスしているかという指標によく用いられるが，逆にβ波は脳がどれほど活発に働いているかを示している. つまり，この研究結果は，長期間の運動を経験した人のほうが脳が活発に働いていることを意味している. もしかしたら将来，「運動すると頭がよくなる」といった発見が出てくるかもしれない. それほど運動は脳に対して大きな影響を与えるのである.

15.3 運動の負の側面

A. 運動がストレスとなるとき

これまでに運動がいかにストレスに対してよいかという点だけを述べてきた. しかし，実は運動そのものがストレスとなりうる場合もあるのである. そういう意味では，まさに運動は薬にも毒にもなるのである.

a. バーンアウト症候群（燃えつき症候群）

運動の負の側面の1つとして，バーンアウト症候群があげられる. バーンア

ウト症候群とは，自分で可能な限りの努力をしたにもかかわらず，それに見合う
結果が得られないがために，やる気をなくし精神的に燃えつきたような状態にな
ることをいう．このバーンアウト症候群については，当初，病院に勤務する看護
師たちがこの症状に多くかかっていることが報告されていたが，最近では多くの
スポーツ選手がこの燃えつき症候群，すなわちバーンアウト症候群になっている
ことが報告されている．バーンアウト症候群になるプロセスは，競技に固執し自
分の最大限の努力をそそぎ込むものの，それに見合うだけの価値が得られないた
めに，やがてからだや心の消耗が激しくなり，からだの不調や精神的な不調を訴
えるようになるというものである（図 15.6）．

　このバーンアウト症候群は，比較的強い運動部の学生や，体育・スポーツ系の
学部の学生にみられることが多い．子どもの頃から 1 つの競技を続け，また比
較的競技成績もよい学生が，大学に入学した後に，けがなどをきっかけにバーン
アウト症候群などに陥る場合が多くある．具体的には，これらの症状は，その人
の感情面，すなわち気分にその症状が出る．例えば，「何をするにもやる気がし
ない」，「いつも疲れを感じている」などといった自覚症状が出てくる．

　バーンアウト症候群になっているか，またバーンアウト症候群になることを防
ぐためには，この「気分」をチェックすることが大切なこととなってくる．専門家
などは，POMS（profile of mood state；ポムス）と呼ばれる質問紙でスポーツ選手
や運動部の学生などの気分状態を把握し，その人がバーンアウト症候群になって
いるかどうかをチェックしている．もし，自分が日記や何らかの記録をつけてい
る場合には，その日の自分の気分について簡単なコメントを入れておくとよい．
過去のそのコメントを読み返すことによって，自分の心理状態がどの程度である
かを把握することができ，バーンアウト症候群の予防にもつながるのである．

　からだやメンタルな面を鍛えるために，体育系の部やサークルに所属する人も
多いが，あまりにもスポーツや運動に固執することは，精神的・肉体的な消耗を

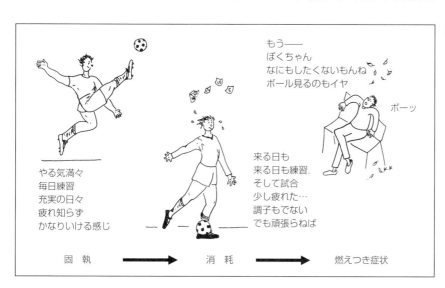

図 15.6
バーンアウト症候群
へのプロセス

招きバーンアウト症候群を招く危険性があるのである．また，バーンアウト症候群は，スポーツや運動のみにあてはまる言葉ではなく，むしろ，仕事，学業など自分がメインとする活動を通して起きることが多い．何事もそうであるが，適度というものが精神健康上最も好ましいようである．

b. タイプ A（A 型行動人間）

「突然死」という言葉を聞いたことがあるだろうか．特に何の症状もないのに突然倒れ，命を失うことをいう．このなかでも心臓性突然死というのは，何の前触れもなく突然心筋梗塞などの心疾患が起きる現象のことをいう．この心臓性突然死とストレスが非常に関係が深いことがわかっている．心臓性突然死で亡くなった症例のいくつかをみてみると，「対人関係で気疲れを感じていた」とか「塾通いの毎日で帰宅は午後 10 時過ぎになっていた」など何らかの大きなストレスを感じていたケースが多い．しかも，これらの突然死の症例ではその患者に共通した性格特性があるといわれている．それが，「タイプ A」と呼ばれるものである．

タイプ A とは人の行動パターンの呼び名であり，タイプ A の人は，①時間への切迫感を感じやすい，②攻撃的で敵意を抱くことが多い，③競争を伴った努力を好む，といった特徴を持っている．すなわち，いつも時間に追われていて，勤勉でアグレッシブであり，努力を強調するようなタイプの人をタイプ A と呼んでいる．逆に，これらの特徴に当てはまらない人は，タイプ B となる．

重要なことは，このタイプ A の人は，虚血性心疾患を起こす確率が高く，その確率はタイプ B の人の 2〜3 倍であるといわれている．つまり，いつも時間に追われていて，勉強や遊びでも競争心が強く，物事を達成しようという意欲を持っている人は，心疾患を起こしやすいのである．さらに，突き詰めていうのなら，タイプ A の人は，強いストレスにさらされたときに心臓性突然死を起こしやすいのである．

さて，あなたはタイプ A であろうか，それともタイプ B であろうか．表 15.1 に簡単な質問項目をあげたので，各自で質問に答えて自分がタイプ A であるかどうかを確かめて欲しい．くれぐれも，自分に正直に答えて欲しい．タイプ A

表 15.1
タイプ A 行動パターンチェックリスト

(1) 自分で決めた目標に向かって邁進していきたいと思う．	はい	いいえ
(2) 途中であきらめることなく，物事はてきぱきと素早く処理したいと思う．	はい	いいえ
(3) 仕事，遊びを問わず人に負けることが嫌いな方である．	はい	いいえ
(4) 人から認められたいという気持ちが強い方だと思う．	はい	いいえ
(5) 他人に対して，失礼はないか，不快感を与えてはいないかと神経質に気を遣ってしまう．	はい	いいえ
(6) 幅広く，仕事の全プロセスに精通しておきたいと思う．	はい	いいえ
(7) いつも時間を気にして，時間に追いかけられている気がする．	はい	いいえ
※「はい」が 4 つ以上あるとタイプ A の可能性あり		

(小谷泰則, 1999)

の人は，自分の身体症状の認知を抑制，すなわち自分がイライラしているのにイライラしていないと自分にいい聞かせる傾向があるといわれている．自分がタイプAであることを自覚せずに，そのままの生活を続けることは，ある意味で命を縮める可能性があるので，くれぐれも自分を飾らずにありのままの自分をみつめる手がかりにして欲しい．

15.4 どのような生活をすればストレスに強くなれるのか？

これまで，スポーツや運動がどのようにストレスと関係しているかについて説明してきた．では，いったい私たちはどのような生活をすればストレスに対して強くなれるのであろうか？

A. 運動を継続するコツ

ストレスに強くなるためには，運動が必要であることはこれまでの内容を読めば誰でも理解できると思う．運動を行うと，体内の環境に変化が起こり，β-エンドルフィンやセロトニンの働きに影響を与える．その結果，運動によってうつ状態が改善されたり，不安が軽減されるのであった．しかしながら，これらの抗不安効果，抗うつ効果を得るためには，中程度以上の負荷を持った運動が必要なのである．

私たちの生活に，中程度以上（最高心拍数の60％以上）の運動を毎日する時間はあるのだろうか？　総務省がまとめた，社会生活基本調査の結果（2016年）によると，10歳以上の人が1週間のうちに余暇に割り当てることができる時間は6時間13分である．7日間で約6時間であるから，1日にすると1時間を切ってしまう．運動部に所属している人を除いて，1日わずか1時間しかない貴重な時間を，毎日スポーツや運動に割り当てることは不可能である．映画を見たり，読書をしたり，友達と食事をしながら会話を楽しむといった別の余暇にも時間が必要なのである．

運動の抗不安効果や抗うつ効果は，基本的に運動の負荷の大きさと連動しているところが多い．例えば，運動によって呼吸循環器系の能力の向上が大きければ大きいほど，抗うつ効果が大きかったという報告もある．しかしながら，これらの効果には，長期の運動継続による変化というものもある．長期の運動経験は，その人の特性不安というものを変化させるという内容を覚えているだろうか（p.175参照）．つまり，長期的にスポーツに参加することによって，不安に対する抵抗力を増すことができるのである．さらに，長期間運動する習慣が自分自身に対するセルフエスティーム（自尊感情）をも高めてくれるのである．

1日の余暇の時間が1時間という現実と，運動による抗ストレス効果とを考え合わせた場合に，週1回，月1〜2回でも構わないから，定期的に運動を行う習慣を形成することが重要となってくる．

B. 休みと運動の組み合わせ

　仮に，あなたは猛烈なサラリーマンであったとしよう．バリバリ仕事をしていたが，ある日，急に心臓の動悸が激しくなったり，やる気がなくなったり異様な疲れを感じるようになったとする．このような症状がひどい場合，多くの人が，病院に行くであろう．病院では，多くの場合，医師から「仕事の量を減らし，休む時間を多くとるように」といわれる．さらにそれでも症状が改善されない場合には，抗うつ剤や抗不安剤の薬が処方される．

　ストレスの一番の解決法は，休むことであるとされている．しかしながら，重度のうつ症状をみせた患者に，2〜3週間の休養をとらせても症状が改善されなかったという報告もあり，また，6か月の休養でも十分に改善されなかったという報告もある．このことから，うつ病患者には休養とともに薬剤を使用することもある．

　しかしながら，運動のストレスに対する効果は，抗うつ剤などの薬と似た働きをすることを思い出して欲しい．つまり，重度のうつ病の患者は別として，通常の健常な人がストレスによって軽いうつ病傾向の症状が出た場合には，十分な休養と爽快感の伴う運動との組み合わせで，症状が改善される可能性がある．現に，うつ病患者に運動を行わせて症状を改善するという運動療法も行われている．このときに重要なのが，運動によって爽快感が伴うことであり，苦痛を伴う運動は逆にストレスになる．爽快感を伴う運動は，抗うつ剤のような働きをし，ストレスによる症状を緩和してくれるのである．

　ストレスの多い現代社会において，十分な休養と爽快感を伴う運動は，ストレスをうまく乗り越える重要な鍵となるのである．

Column　　　　　　うつ病と不安障害

うつ病とは

　うつ病とは，気分の落ち込み，活力の減退や疲労感の増加，不眠，抑うつ状態がつづく症状のことをいう．

　厚生労働省が推計したデータを見てみると，患者の数は年々増えていることがわかる．例えば，1996年のうつ病を含む気分障害の患者数は約43万人だったのに対し，世界金融危機の発生した2008年には約2.4倍の104万人に増え，それ以降も増え続ける傾向にある．そのため，うつ病はひとつの大きな社会的な問題となっている（図1）．患者数の内訳を見ると，男性と女性の患者数では，女性の患者数のほうが多い．この原因としてさまざまな理由が考えられるが，ひとつの理由として，女性ホルモン（エストロゲン）が関与しているのではないかと考えられている．体内のセロトニンと呼ばれる物質は，うつ症状を和らげる機能をもっているが，エストロゲンの減少はそのセロトニンの機能を弱めることがわかっている．つまり，月経や出産，加齢などによるエストロゲンの増減により，抗うつ効果のあるセロトニンの機能も影響を受け，結果として男性よ

りも女性の気分障害の患者数が多くなっているものと考えられる.

　うつ病の診断基準としては，世界保健機構（WHO）の「国際疾病分類第11改訂版（ICD-11）」という診断基準や，アメリカ精神医学会が作成した「精神障害の診断と統計マニュアル（DSM-5）」という診断基準がある．より単純で理解のしやすいDSM-IVというひとつ前のバージョンによると，以下の9項目のうち，5項目以上が（(1)，(2)の項目のどちらかが含まれることが必要），2週間以上にわたって当てはまる場合は，うつ病と診断される場合もある.

　(1) 気分の落ち込みがほとんど毎日続く（約2週間以上），
　(2) 何も楽しいと感じることができず，無気力で興味もわかない，
　(3) 食欲が無い，もしくは過度に食欲がある，
　(4) よく眠れない，もしくは非常に眠たい，
　(5) イライラして仕方ない，
　(6) 疲れがひどい，またはひどくだるい，
　(7) 自分を責めてしまう，
　(8) 集中力が低下し，思考力が働かない，
　(9) 自殺を繰り返し考える，

　治療法としては，抗うつ剤などの薬による治療と「休養」が必要になる．近年では，うつ病は誰にでも起こりうるところから，「心の風邪」と形容されることもある．通常の風邪の対策と同様に日頃から心と身体に十分な休養を与え，体調を整えることが予防のポイントとなる.

不安障害とは

　一方，不安障害は，過度な不安・恐怖反応によって心と身体の健康を阻害する症状で，この中には「パニック障害」やあがり症のような「社会不安障害」，「強迫性障害」などいくつかの障害がある．いずれの障害も病的な恐怖・不安反応の発現と考えられる．例えば，パニック障害では，前兆なしに動悸，発汗，身震い，息切れなどの恐怖感情が生じる．また一度そのような症状を体験してしまうとまた同じ症状が突然現れるのではないかという不安（予期不安）が生じ，不安がさらに高まるという悪循環に陥ってしまう.

　不安障害の診断は各障害によって異なるが，治療としては，認知行動療法（状況に少しずつ適応していく心理的なトレーニング）と薬による治療の組み合わせなどがある．抗不安薬には，脳内のGABA（ガンマ-アミノ酪酸：抑制性の神経伝達物質，抗不安作用がある）と呼ばれる物質を増やす働きを持つ薬が用いられたり，抗うつ剤として用いられる選択的セロトニン再取り込み阻害剤（SSRI：selective serotonin reuptake inhibitors）という薬なども用いられる場合もある（次項参照）.

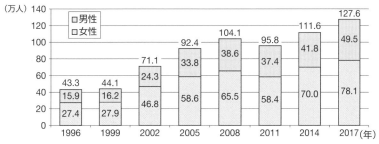

総患者数は，表章単位ごとの平均診療間隔を用いて算出するため，男性と女性の合計が総数に合わない場合がある.

1996〜2017年厚生労働省患者調査に基づいて作成

図1　気分障害（うつ病を含む）患者総数の推移（推計）

抗うつ剤の仕組み　―選択的セロトニン再取り込み阻害剤（SSRI）―

　うつ症状を軽減する薬として抗うつ剤がある．抗うつ剤の中には，選択的セロトニン再取り込み阻害剤（SSRI）と呼ばれる種類の薬がある．セロトニンはうつ症状の軽減に貢献することがわかっているが，脳の神経（シナプス）の軸索の末端（軸索終末）から放出され，次の神経へ情報を伝達している．ところがうつ状態では，このセロトニンの脳内での働きが弱まっていると考えられるため，脳内のセロトニンの量を増やす必要がある．セロトニンは通常，シナプスの末端から放出され次のシナプスへ結合するか，もしくはシナプスの末端に再度吸収される（図2A）．抗うつ剤は，この再吸収の仕組みを阻害し，シナプス間のセロトニンの量を増やすことができる（図2B）．シナプス間のセロトニンの量を増やすことによってセロトニンの働きを活性化し，うつ症状を改善できるものと考えられている．

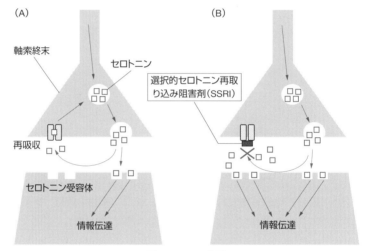

図2　SSRIの作用

参考：厚生労働省ホームページ（2019年7月現在）　患者調査 https://www.mhlw.go.jp/toukei/list/10-20.html

練習問題

1) 運動の抗ストレス効果としておもなものを2つあげよ．

2) なぜ運動はストレスに対して効果的なのか，考えられている仮説の名称を2つあげよ．

3) ストレスに対処するときに重要な，自分自身に対する感情を何というか．

4) ストレスに対する周囲の人々からの支援のことを何というか．

5) 心臓性突然死の患者に共通してよくみられる性格特性を何というか．

参考図書

W.P. モーガン編，竹中晃二，征矢英昭監訳，身体活動とメンタルヘルス，大修館書店，1999
J.W. カラット著，中溝幸夫，木藤恒夫他訳，バイオサイコロジー I，サイエンス社，1987
J.W. カラット著，中溝幸夫，木藤恒夫他訳，バイオサイコロジー II，サイエンス社，1987
J.W. カラット著，中溝幸夫，木藤恒夫他訳，バイオサイコロジー III，サイエンス社，1987
脳を鍛えるには運動しかない，ジョン・J・レイティ，野中香方子訳，NHK出版，2009

16章 栄養とスポーツ

私たちは，栄養素の集合体である食品を食べ，それらを消化・吸収することで生命を保っている．栄養とは，栄養素を体内へ取り込み，それをもとに生命を維持するためのすべての現象をいう．ここでは，栄養の基礎とスポーツとのかかわりについて説明する．

16.1 五大栄養素の役割

生命の維持や身体活動を行うためには，食品からエネルギーや栄養素を摂取する必要がある．三大栄養素とは，糖質(炭水化物)，脂質，タンパク質をいい，主にエネルギー源になる栄養素である．また，五大栄養素とは，三大栄養素にビタミンとミネラルが加わる．

A. 糖質(炭水化物)

a. 糖質の種類と代謝，および役割

炭水化物は，糖質と食物繊維に大別される．

糖質は，最小単位である単糖，2〜10個の単糖からなる少糖類，多数の単糖からなる多糖類に分類される(表16.1)．単糖には，炭素数6の骨格からなるグルコース(ブドウ糖)や炭素数5のリボースなどがある．少糖類には，2個の単糖からなる二糖類やデキストリンなどがある．多糖類には，穀類に含まれるデンプンやおもに動物の肝臓や筋肉に含まれる高次多糖類のグリコーゲンなどがある．

デンプンは，口腔内から消化が始まり，胃と小腸で単糖まで消化されてから小

単糖類	グルコース（ブドウ糖），フルクトース（果糖），ガラクトース，リボースなど	
少糖類	二糖類	マルトース（麦芽糖）：グルコース＋グルコース
		スクロース（ショ糖）：グルコース＋フルクトース
		ラクトース（乳糖）：グルコース＋ガラクトース
	デキストリン	
多糖類	デンプン，グリコーゲンなど	

表16.1
糖質の種類

腸で毛細血管中に吸収される．吸収された単糖は，門脈を通り肝臓に運ばれる．

　糖質は，エネルギー源として最も使われやすい栄養素であり，1 g あたり4 kcal のエネルギー源となる（代謝のしくみについては，p.75 図 5.11 または p.90 図 7.3 を参照）．

　糖質はグリコーゲンとして体内に貯蔵され，血糖の維持などに利用される．また，グルコースからは核酸の成分であるリボースが生成される．

b. 糖質はどのくらい体内に貯められるのか？

＊運動をしている骨格筋量の多い人では，350 〜 400 g と推定される．
p.78「ラット骨格筋の電子顕微鏡写真」参照．

　体内では，糖質をグリコーゲンとして肝臓と筋肉に貯蔵している．貯蔵できるグリコーゲン量は，肝臓で約 100 g，筋肉で約 250 g＊程度がある．筋肉に貯蔵できるグリコーゲン量は，筋肉の絶対量に依存するため，筋量が多い人ほどグリコーゲン貯蔵量も多い．もし糖質を過剰に摂取した場合，使われやすい糖質の利用割合が増加した分，同時に摂取した脂肪の利用が低下して，その分脂肪は貯蔵されやすくなる．また，過剰な糖質の一部は中性脂肪に合成され，脂肪組織に貯蔵される．体内の脂肪酸が糖質（グルコース）に変換されることはない．

c. 食物繊維

　食物繊維は，「ヒトの消化酵素では消化されない食品中の難消化性成分の総称である」と定義され，それらのエネルギーは低いのでエネルギー源としての役割は小さい．食物繊維の効果は，大腸がんの予防，便秘の解消，血清コレステロール値の是正などがある．

B. 脂質

a. 脂質の種類と代謝，および役割

　脂質は，単純脂質，複合脂質，誘導脂質に分類することができる（表 16.2）．単純脂質の中性脂肪は，脂肪酸とグリセロールから構成されている．中性脂肪の構成成分である脂肪酸には，常温で液体の不飽和脂肪酸（植物性の油や魚油に多く含む）と常温で固体の飽和脂肪酸（動物性の脂に多く含む）がある．また，体内で生合成できない脂肪酸（リノール酸，リノレン酸，アラキドン酸）を必須脂肪酸という．

　脂質（中性脂肪）は，口腔で咀嚼による機械的作用と胃の蠕動運動などにより脂肪滴（ミセル）となり，さらに小腸で胆汁やリパーゼによりグリセロールと脂肪酸にまで消化され，吸収される．吸収された後，再度中性脂肪に合成され，コレステロールやその他の脂質，脂溶性ビタミンとともにキロミクロンを形成し，リンパへ取り込まれ，胸管リンパを経て血中に運ばれる．

　脂質の役割は，エネルギーを脂肪として貯蔵することと，1 g あたり 9 kcal のエネルギーを産生することである．また，コレステロールは，細胞膜の構成成分や性ホルモン，副腎皮質ホルモンなどを合成する材料になる．

表 16.2 脂質の種類

単純脂質	中性脂肪（トリグリセリド）
複合脂質	リン脂質，糖脂質，リポタンパク質
誘導脂質	ステロイド，脂溶性ビタミン類

表 16.3 不可欠アミノ酸とそれ以外のアミノ酸

不可欠アミノ酸	バリン，ロイシン，イソロイシン，スレオニン，リジン，メチオニン，フェニルアラニン，トリプトファン，ヒスチジン
それ以外のアミノ酸	グリシン，アラニン，セリン，アスパラギン酸，グルタミン酸，アスパラギン，グルタミン，アルギニン，システィン，チロシン，プロリン

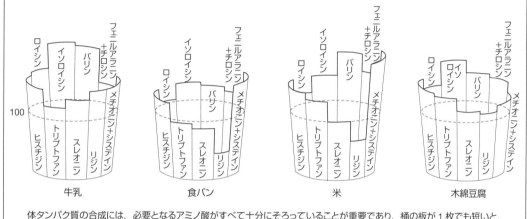

体タンパク質の合成には，必要となるアミノ酸がすべて十分にそろっていることが重要であり，桶の板が1枚でも短いと，くみ取れる水の量（栄養価）が少なくなってしまう．

図 16.1
食品中タンパク質のアミノ酸スコア
（1985 年 FAO/WHO/UNU 合同特別専門委員会報告より作成）

C. タンパク質

a. 不可欠アミノ酸（必須アミノ酸）とアミノ酸スコア

タンパク質は，20種類のアミノ酸が多数，複雑に重合した（つらなった）ものである．20種類のアミノ酸のうち，体内で合成することができない，あるいは，合成されてもそれが必要量に達しないため，必ず食物から摂取しなければならないアミノ酸を不可欠アミノ酸という（表 16.3）.

食品のタンパク質の栄養価を評価する指標としてアミノ酸スコア（ヒトが必要とするアミノ酸の理想的な比率と食品アミノ酸との相対比）が使われる．アミノ酸スコアは，一般に植物性タンパク質に比べ，動物性タンパク質のほうが高い（図16.1）．しかし，食事におけるタンパク質の栄養価を考える場合，単一の食品のアミノ酸スコアのみを問題にするのではなく，タンパク質の含有量が多いかどうかや，他の食品のタンパク質との組み合わせでアミノ酸スコアが高くなるかどうかを考えるべきである．

b. タンパク質の代謝と役割

タンパク質は，胃で酸と消化酵素によりペプチドにまで消化され，小腸では消化酵素によりアミノ酸に消化されて吸収される．吸収されたアミノ酸は，門脈を経て肝臓に運ばれる．

タンパク質の役割は，骨，筋肉，結合組織などの支持物質であり，生体の構造

や形態を形成する構造的役割と，酵素，物質運搬タンパク質（ヘモグロビン，トランスフェリンなど），免疫グロブリン，ペプチド性のホルモンなどの機能的役割がある．

D.　ビタミン

ビタミンは，微量で生命の維持を支配する不可欠な有機物であり，体内でほとんど合成されないか，合成されても必要量に満たないため，必ず外界から摂取しなければならない微量栄養素と定義される．

ビタミンは，通常，脂質とともに存在する脂溶性ビタミンと，水に溶解する水溶性ビタミンに分類される．ビタミンの種類と化学名，作用，そのビタミンを多く含む食品，欠乏症を表 16.4 に示した．

表 16.4　ビタミンの種類と化学名，おもな作用，そのビタミンを多く含む食品，欠乏症

	ビタミン名	化学名	おもな作用	多く含む食品	欠乏症
脂溶性ビタミン	ビタミン A	レチノール	明暗順応，成長促進	うなぎ，レバー，卵黄，バター．カロテンでの摂取では緑黄色野菜	夜盲症，角膜軟化症
	ビタミン D	カルシフェロール	骨形成，カルシウムの恒常性の維持	魚，きのこ類，酵母など	くる病，テタニー
	ビタミン E	トコフェロール	抗酸化作用	小麦胚芽，大豆油，椿油，綿実油など	動物の不妊症
	ビタミン K	フィロキノン	止血，血液凝固	カリフラワー，ほうれん草，トマト，イチゴ，納豆，海藻など	出血傾向，血液凝固低下
水溶性ビタミン	ビタミン B_1	チアミン	【補酵素として作用する代謝過程】糖質代謝	胚芽（米，小麦），ごま，落花生，のり，酵母，レバーなどの臓器，豚肉など	脚気，ウエルニッケ脳症
	ビタミン B_2	リボフラビン	【補酵素として作用する代謝過程】糖質代謝と脂質代謝	レバー，乳，卵，肉，魚，胚芽，アーモンド，酵母，のり，乾椎茸，果物など	口角炎，舌炎，角膜炎
	ナイアシン	ニコチン酸	【補酵素として作用する代謝過程】エネルギー代謝（酸化還元反応）	かつお節，魚，乾椎茸，レバー，肉，酵母など	ペラグラ
	ビタミン B_6	ピリドキシン	【補酵素として作用する代謝過程】アミノ酸代謝と脂質代謝	ひらめ，いわしなどの魚，レバー，肉，クルミなど	皮膚炎
	ビタミン B_{12}	コバラミン	【補酵素として作用する代謝過程】アミノ酸代謝と脂質代謝	にしん，さばなどの魚，レバー，肉，かきなど	悪性貧血
	葉酸	－	【補酵素として作用する代謝過程】アミノ酸代謝と核酸代謝	レバー，そら豆，落花生，さけ，卵など	巨赤芽球性貧血
	パントテン酸	－	【補酵素として作用する代謝過程】糖質代謝と脂質代謝	レバー，新鮮な緑黄色野菜，豆類など	通常の食生活では欠乏症は起こらない
	ビオチン	－	【補酵素として作用する代謝過程】糖質代謝と脂質代謝	レバー，卵黄，えんどう，かき，にしん，ひらめなど	
	ビタミン C	アスコルビン酸	抗酸化作用，鉄の吸収促進，抗凝固因子，コラーゲン合成	新鮮な野菜や果物など	壊血病

脂溶性ビタミンは，そのビタミンが持つ生理作用を発揮することにより生命維持に不可欠な働きをする．また，ビタミン C 以外の水溶性ビタミンは，体内でさまざまな補酵素として働く．

E. ミネラル

ミネラルは，体内含有量が 4%であるが，表 16.5 に示すように栄養学的に多く摂取しなければならないマクロミネラル（多量元素）とそれよりも摂取量が少なくてもよいミクロミネラル（微量元素）に分けられる．

カルシウムは，骨と歯の成分，血液凝固，血液の pH の維持，筋肉の収縮，神経の興奮性を高める，酵素の活性化などの作用を持つ．

鉄は，ヘモグロビン鉄として血中での酸素運搬，ミオグロビン鉄として筋肉での酸素利用に関与する．また，カタラーゼ，過酸化水素，チトクロームなどの成分となり，細胞の生理機能に関与している．

ナトリウムと塩素は，塩化ナトリウム（NaCl）として，浸透圧の調節，グロブリンなどのタンパク質の溶解，塩酸生成，筋肉や神経の刺激反応性を調節，グルコースやアミノ酸の腸管吸収に関与するなどの働きがある．

マクロミネラル（多量元素）	カルシウム（Ca），リン（P），カリウム（K），硫黄（S），ナトリウム（Na），塩素（Cl），マグネシウム（Mg）	ミクロミネラル（微量元素）	鉄（Fe），モリブデン（Mo），マンガン（Mn），ケイ素（Si），銅（Cu），スズ（Sn），ヨウ素（I），バナジウム（V），セレン（Se），ヒ素（As），亜鉛（Zn），コバルト（Co），クロム（Cr），フッ素（F）

表 16.5
マクロミネラルと
ミクロミネラル

16.2 エネルギーや栄養素の摂取量

私たちが日常生活で必要とするエネルギーあるいは栄養素の量を正確に知ることは容易ではない．なぜならば，エネルギーと栄養素の消費量を正確に推定することができないからである．また，食物中に含まれるエネルギーや栄養素の含有量，あるいはそれを食べた時の体内での消化・吸収の効率（吸収率）など，日々の食事をすべて調べることは困難である．しかし，おおまかではあってもエネルギーや栄養素の必要量を知っておくことは重要であると考えられる．

A. エネルギー必要量

日常の身体活動量が増加すると，消費とするエネルギー量は高くなり，当然，食物から摂取すべきエネルギーの必要量も多くなる．

日本人の食事摂取基準（2020 年版）*では，推定エネルギー必要量を以下の式で算出している．0〜17 歳までは，成長に伴う組織増加分のエネルギー量（エネルギー蓄積量）が加算される．

推定エネルギー必要量（kcal／日）＝基礎代謝量（kcal／日）×身体活動レベル

＊ 「日本人の食事摂取基準」とは，健康な個人または集団を対象として，国民の健康の維持・増進，生活習慣病の予防を目的とし，エネルギー及び各栄養素の摂取量の基準を示すもの．5 年に一度改定されている．厚生労働省のホームページに掲載されている．

基礎代謝量は，基礎代謝基準値（kcal/kg 体重/日）×体重（kg）で推定でき，基礎代謝基準値は，体重 1 kg あたりの基礎代謝量であり，性，年齢別に示されている（表 16.6）．ただし，肥満者については，脂肪組織におけるエネルギー必要量が少ないことから，その人の身長から標準体重（BMI を 22 として算出）を求め，標準体重に基礎代謝基準値に乗じて算出するとよい．

身体活動レベルは，レベル I（低い），レベル II（ふつう），レベル III（高い）の 3 つに分類され（表 16.7），身体活動レベル別にみたおもな活動内容は，レベル I（低い）では生活の大部分が座位で，静的な活動が中心の生活である．レベル II（ふつう）では座位中心の仕事だが，職場内での移動や立位での作業・接客等，あるいは通勤・買物・家事，軽いスポーツ等のいずれかを含む場合である．レベル III（高い）では移動や立位が多い仕事への従事者，あるいは，スポーツなど余暇における活発な運動習慣をもっている場合である．

たとえば，身長 175 cm，体重 67 kg の標準的体位の 25 歳の男性で，身体活動レベルが II の場合には，

基礎代謝量＝ 23.7（kcal/kg /日）× 67（kg）＝ 1588（kcal /日），推定エネルギー必要量＝ 1588（kcal /日）× 1.75 ＝ 2779（kcal /日）となる．

推定エネルギー必要量は，あくまで推定なので，毎日，同じ条件（朝起床時排尿後を推奨する）で体重と体脂肪率の測定を行い，エネルギーの摂取量と消費量のバランスを確認することが健康管理には重要になる*．

B．タンパク質の摂取量

a．身体活動量が多くなると，タンパク質の必要量も多くなる

一般の人のタンパク質の 1 日あたりの摂取量の目安は，体重 1 kg あたり 1 g

* 日本人の食事摂取基準（2020 年版）では，エネルギーの摂取量と消費量のバランスの維持を示す指標として体格（BMI）を採用し，目標とする BMI の範囲を提示している（18 歳以上）．18 〜 49 歳は 18.5 〜 24.9（kg/m²），50 〜 64 歳は 20.0 〜 24.9（kg/m²），65 歳以上は 21.5 〜 24.9（kg/m²）．

表 16.6　基礎代謝基準値（kcal/kg 体重/日）
（日本人の食事摂取基準（2020 年版）より）

性　別	男　性	女　性
年　齢	基礎代謝基準値	基礎代謝基準値
1 〜 2（歳）	61.0	59.7
3 〜 5（歳）	54.8	52.2
6 〜 7（歳）	44.3	41.9
8 〜 9（歳）	40.8	38.3
10 〜 11（歳）	37.4	34.8
12 〜 14（歳）	31.0	29.6
15 〜 17（歳）	27.0	25.3
18 〜 29（歳）	23.7	22.1
30 〜 49（歳）	22.5	21.9
50 〜 64（歳）	21.8	20.7
65 〜 74（歳）	21.6	20.7
75 以上（歳）	21.5	20.7

表 16.7　年齢階級別にみた身体活動レベルの群分け（男女共通）（日本人の食事摂取基準（2020 年版）より）

身体活動レベル	レベル I（低い）	レベル II（ふつう）	レベル III（高い）
1 〜 2（歳）	−	1.35	−
3 〜 5（歳）	−	1.45	−
6 〜 7（歳）	1.35	1.55	1.75
8 〜 9（歳）	1.40	1.60	1.80
10 〜 11（歳）	1.45	1.65	1.85
12 〜 14（歳）	1.50	1.70	1.90
15 〜 17（歳）	1.55	1.75	1.95
18 〜 29（歳）	1.50	1.75	2.00
30 〜 49（歳）	1.50	1.75	2.00
50 〜 64（歳）	1.50	1.75	2.00
65 〜 74（歳）	1.45	1.70	1.95
75 以上（歳）	1.40	1.65	−

といわれている．たとえば，体重 70 kg の人の場合，70 g のタンパク質が必要となる．身体活動量が多くなると，タンパク質の必要量も多くなる．その目安は，筋力トレーニングの維持期は 1.2 ～ 1.4（g/kg），増強期 1.6 ～ 1.7（g/kg），持久性トレーニング 1.2 ～ 1.4（g/kg）である．ここで，注目してほしい点は，体重 1 kg あたり 2 g を超えないようにすることである．

b．タンパク質を摂りすぎるとどうなるのか

　タンパク質を過剰に摂取すると，体内で利用されなかったアミノ酸は分解され，一部分が脂肪に合成される．分解の際に生じた窒素化合物は肝臓の尿素回路で処理され，腎臓から排泄されるため，肝臓や腎臓に負担がかかる．そのため，先天的に腎臓が弱い場合には，腎疾患にかかるリスクが高まり，腎疾患を悪化させる可能性がある．また，筋力トレーニングの効果を高める目的で過剰摂取しても，筋のタンパク合成は過剰摂取に見合う程まで上昇することはない．

　動物性タンパク質（肉，魚など）を大量に摂取すると，アミノ酸の分解により，尿中のリン酸塩，硫酸塩が増加し，尿が酸性化するため，カルシウム再吸収が抑制され，尿中カルシウムが増加し，尿路結石や骨粗鬆症などのリスクも高まる．

　このように，タンパク質の摂取量は，低すぎたときには体内のタンパク合成に影響し，逆に過剰摂取の場合にも身体に悪影響を及ぼす．したがって，トレーニング内容（強度，量，時間）を考慮して摂取量を決定する必要がある．

c．どういう食品からタンパク質を摂取すればいいのか

　タンパク質の摂取量を把握するには，食品に含まれている含有量を知ることが必要である．動物性の食品のタンパク質含有量は 15 ～ 20% である．しかし，脂質の含有量も多く，タンパク質の摂取を動物性食品だけに頼るとエネルギー過剰になる恐れがある．そこで，植物性食品も同時に取り入れることが望まれる．穀類のアミノ酸スコアは低いが，アミノ酸スコア 100 の食品を組み合わせて食べることにより，穀類の中の欠けているアミノ酸が補充され，穀類のタンパク質を体内で有効に使うことができるようになる．

d．サプリメント

　タンパク質のサプリメントには，プロテイン，ペプチド，アミノ酸がある．これらの違いは，アミノ酸の種類を選んで，アミノ酸の状態での摂取か，アミノ酸とアミノ酸が結合した状態で摂取するか，あるいは，結合しているアミノ酸の数がさらに多い状態か（消化しやすいかどうか）である．サプリメント利用の原則は，過剰摂取を防止するために食事から得られるタンパク質量を把握し，必要量が満たされない場合には不足分を補充することである．

C．脂質の摂取量

　脂質の摂取量は，1 日のエネルギー摂取量に対する割合で示され，日本人の食事摂取基準（2020 年版）では，一般人の場合，20 ～ 30% が目標量である．エネルギー摂取量が多くなれば脂質の摂取量も増加する傾向になる．

D. 炭水化物の摂取量

通常の 1 日の食事に含まれる糖質の量は，一般成人で約 300 g であり，1 日の
エネルギー摂取量の約 60%を占める．日本人の食事摂取基準（2020 年版）では，
炭水化物は 1 日のエネルギー摂取量の 50 〜 65%が目標量である．しかし，身体
活動で筋グリコーゲンを多く利用した場合には，摂取量を増やす必要がある．

E. ビタミンの摂取量

エネルギー代謝に関与するビタミン B_1 と B_2 の日本人の食事摂取基準（2020 年
版）における推奨量は，エネルギー摂取量 1000 kcal あたりそれぞれ 0.54 mg,
0.60 mg である．その他，ナイアシンなども，エネルギーの摂取量が多くなると
必要量も増える．また，ビタミン C は，12 歳以上で推奨量を 100 mg／日とし，
身体活動量が多い場合には，2 倍程度を目安とする．

脂溶性ビタミンは，脂質とともに摂取すると吸収率が上がる．ビタミン A や E
には抗酸化作用があり，身体活動量が多い場合には，多めに摂取するとよい．し
かし，過剰摂取による悪影響の報告もあり，サプリメント等による摂取には注意
が必要である．

F. ミネラルの摂取量

ミネラルの中で，「国民健康・栄養調査」で摂取量の基準を満たしておらず問題
となる栄養素は，鉄とカルシウムである．日本人の食事摂取基準（2020 年版）では，
鉄の推奨量を 18 〜 29 歳の男性で 7.5 mg／日，女性で 10.5 mg／日としている．
身体活動量の多い人は，一般人の 1.3 〜 1.5 倍摂取するとよい．しかし，鉄を食
品から十分に摂取することは難しく，摂取不足の場合には，鉄欠乏性貧血を発症
することもある．

カルシウムの推奨量は，15 〜 29 歳の男性で 800 mg／日，女性で 650 mg／日
としている．カルシウムは吸収されにくい栄養素のため，食品からしっかりと摂
取する必要がある．

16.3 バランスのよい食事

私たちは，生きていくために食べなくてはいけない．その理由は，私たちのか
らだは化学反応の連続で維持されており，化学反応に必要な材料（栄養素）を補給
しなくては生きていけないからである．化学反応に必要な栄養素を，過剰や不足
にならないように補給するための方法として「バランスよく食べる」がある．

具体的には，なるべく一回の食事ごとに主食，主菜，副菜（2 皿），乳製品，果
物を揃え，必要量を食べるように心がける．

さらに献立を立てるときは，1 食 1 食ごとに考えるのではなく，1 日を通して

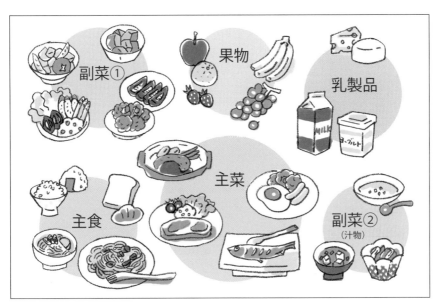

図 16.2
バランスのよい食事のイメージ：主食，主菜，副菜 2 皿，乳製品，果物を揃えよう。
（「小学生を対象としたスポーツ食育プログラム開発に関する調査研究，日本体育協会・スポーツ食育プロジェクト」より一部改変）

考えることで，栄養素の偏りを防ぐことができる。食品は，さまざまな栄養素の集合体であり，栄養素が 1 つだけの食品はない。したがって，多くの種類の食品を食べることで，たくさんの種類の栄養素をからだに吸収できるため，食品の選び方がわかれば，過不足を少なくした栄養素の補給が可能になる。そこで，献立を立てるときの考え方について，食品をもとに説明していく。

1. **タンパク質源**となる食品は，以下の①〜⑤に大きく分類することができる。

①肉類（肉以外にもソーセージやハムなどの加工食品も含む），②魚類（お魚以外にもかまぼこやツナ缶などの加工食品も含む），③豆・豆製品（納豆，豆腐等），④卵類，⑤乳・乳製品

朝・昼・晩，それぞれ 1 食に，これら①〜⑤分類から 3 つ以上選び，また，3 食（1 日）ですべての分類から食品が摂取できるようにする*。タンパク質を多く含む食品には，タンパク質以外のビタミンやミネラルが豊富に含まれている。

2. **脂肪**（油）は，体重減少の必要がなければ，あまり気にする必要はない。しかし，揚げ物を毎食食べるような場合は脂質の摂取過剰となるので，避けたほうがよい。また，疲労している時に油物を大量に摂取することは注意が必要である。

3. **炭水化物**は，主食（ご飯，パン，うどん，そば）に多く含まれる。エネルギー源の中で最も必要とされる栄養素なので，毎食必ず食べる。食べる量が少ない場合には，肝臓と筋のグリコーゲン減少や血糖値の調節に影響する場合もある。

4. **野菜**は，色の淡い野菜（きゃべつ，レタス，キュウリなど）と，色の濃い野菜（ほうれん草，にんじん，ピーマンなど）に分類できる。1 日で食べる目安量として，色の淡い野菜は，5 種類以上を合わせて生の状態で両手に 1 杯以上，色の濃い野菜は，3 種類以上で加熱した状態で片手に 1 杯以上がよい。また，毎食必ず，色の淡い野菜と色の濃い野菜の両方とも食べるようにする。

*注意：生活習慣病が気になる年齢になったら，ベーコンなどの脂を多く含む肉類は，肉類ではなく，脂として考えたほうがよい。卵も 1 日 1 個程度にしておくとよい。

5. **海草・きのこ類・こんにゃく類・いも類**は，1 日それぞれ 1 種類以上は必ず食べる．

6. **果物**は，競技選手の場合，毎食，食べることを勧める．しかし，食べ過ぎには注意が必要である．特に夕食後のような活動量が少なくなる前には食べないほうが肥満を防止できる．

16.4 アスリートにおけるスポーツ栄養の意義

スポーツ栄養の知識をもとに，アスリートの栄養管理を行う意義は，2 つある．

1. パフォーマンスの向上を目的に，試合や練習を合わせたエネルギーや栄養素等の摂取を行うため.

具体的には，アスリートは試合や練習の開始時刻や継続時間，強度等を考慮したエネルギーや栄養素等の摂取を効率よく効果的に実施する必要がある．実施にあたり，スポーツ栄養学のエビデンスをアスリート個人にアレンジした栄養管理をする必要がある．

2. 身体活動量の増加に伴うエネルギーや栄養素の摂取量に対応した栄養管理の必要があるため.

具体的には，身体活動量の増加に伴い，食べる量もそれに比例して増やし，そして効率よく消化吸収ができるようにして，栄養状態を良好に維持しようとする．その際，下記の 3 つの問題点については食事内容やサプリメントの活用を考慮する必要がある．

　・食べることができる量には限界があるため，補いきれない状況になる．
　・身体活動（骨格筋の収縮）によって交感神経が優位な状態となり，身体活動中は効率よく消化吸収ができない．
　・1 日のうちで身体活動の時間が長くなれば，副交感神経が優位な効率よく消化吸収ができる時間が短くなる．

アスリートは，これ以上食べることができないくらいの量をバランスよく食べていても，エネルギー不足や低栄養になることがある．アスリートにとって栄養管理は，競技力向上を目指すうえで必須である．

練習問題
1) 栄養素の種類と役割について説明しなさい．
2) 推定エネルギー必要量の算出方法を説明しなさい．
3) タンパク質の摂取量が過剰な場合に，からだでどのようなことが起こるか説明しなさい．
4) バランスのよい食事について説明しなさい．

索引

編者紹介

安部　孝

1985 年	日本体育大学大学院修士課程修了
1986 年	東京大学教養学部 助手
2000 年	東京都立大学大学院理学研究科 教授
2006 年	東京大学大学院新領域創成科学研究科 特任教授
2015 年	鹿屋体育大学体育学部 教授
2017 年	ミシシッピ大学応用科学部 客員教授
現　在	順天堂大学大学院スポーツ健康科学研究科 客員教授, 博士 (医学)

琉子友男

1975 年	大阪体育大学体育学部卒業
1977 年	順天堂大学大学院体育学研究科修士課程修了
1977 年	東京大学教養学部 助手
1987 年	フィンランド・ユバスキュラ大学 文部省在外研究員
1992 年	東京都立大学理学部 助教授
現　在	大東文化大学スポーツ・健康科学部 名誉教授, 医学博士

NDC 780　　207 p　　26 cm

これからの健康とスポーツの科学　第5版

2020 年 2 月 26 日　第 1 刷発行
2023 年 1 月 20 日　第 5 刷発行

編　者	安部 孝・琉子友男
発行者	髙橋明男
発行所	株式会社　講談社　KODANSHA
	〒112-8001 東京都文京区音羽 2-12-21
	販　売　(03)5395-4415
	業　務　(03)5395-3615
編　集	株式会社　講談社サイエンティフィク
	代表　堀越俊一
	〒162-0825 東京都新宿区神楽坂 2-14　ノービィビル
	編　集　(03)3235-3701
印刷所	株式会社双文社印刷
製本所	株式会社国宝社

ISBN978-4-06-518095-2